JJNブックス

絵でみる
指圧・マッサージ

［執筆］
寺澤捷年
前・千葉大学大学院医学研究院和漢診療学教授
千葉中央メディカルセンター和漢診療科顧問
富山大学名誉教授

津田昌樹
夢恵堂鍼灸院院長

医学書院

JJNブックス

絵でみる指圧・マッサージ

- 発　行　2002年6月30日　第1版第1刷Ⓒ
　　　　　2022年5月15日　第1版第13刷
- 編　集　寺澤捷年・津田昌樹
- 発行者　株式会社 医学書院　代表取締役　金原　俊
　　　　　〒113-8719　東京都文京区本郷1-28-23
　　　　　　　　　　　TEL03-3817-5600（社内案内）

表紙イラスト：加藤由美子
本文イラスト：中野朋彦・加藤由美子
デザイン・レイアウト：貫太郎事務所（AD：菅谷貫太郎）
印刷・製本：大日本印刷

本書の複製権・翻訳権・上映権・譲渡権・貸与権・公衆送信権（送信可能化権を含む）は株式会社医学書院が保有します．

ISBN 978-4-260-33205-7

本書を無断で複製する行為（複写，スキャン，デジタルデータ化など）は，「私的使用のための複製」など著作権法上の限られた例外を除き禁じられています．大学，病院，診療所，企業などにおいて，業務上使用する目的（診療，研究活動を含む）で上記の行為を行うことは，その使用範囲が内部的であっても，私的使用には該当せず，違法です．また私的使用に該当する場合であっても，代行業者等の第三者に依頼して上記の行為を行うことは違法となります．

JCOPY 〈出版者著作権管理機構　委託出版物〉
本書の無断複製は著作権法上での例外を除き禁じられています．複製される場合は，そのつど事前に，出版者著作権管理機構（電話03-5244-5088，FAX 03-5244-5089，info@jcopy.or.jp）の許諾を得てください．

＊「JJNブックス」は株式会社医学書院の登録商標です．

本書を読まれるみなさんへ

　私のいる富山医科薬科大学医学部付属病院は1979年に開院しました．開院と同時に全国で初めての「和漢診療部」がオープンしました．和漢診療部では，わが国の伝統医学である「東洋医学」と西洋医学を用いて様々な難病に立ち向かっています．開院以来15年，私たちは外来や病棟で看護職の皆さんと手を携えて患者さんの治療，看護に当たってきました．

　今，当時を振り返ってみますと，看護職の皆さんにはずいぶんご迷惑をお掛けしたと思います．なにしろ「東洋医学」は看護学校のカリキュラムには入っておりません．突然「烏頭湯」(うずとう)などという漢方薬の名前を見たら，「えっ！カラスの頭を飲ませるんですか？」と，びっくりされても仕方がありません．また，回診に付いていただいても診察の仕方も随分違いますし，医者同士の会話もエイリアンの会話のようで，内容がなかなか理解できなかったようです．

　そこで，私たちの病棟では，看護職の皆さんと漢方基礎講座を開き，勉強をしてきました．その教材をまとめて，JJNスペシャル『絵でみる和漢診療学』を1993年出版しました．幸いにしてこれは大好評でした．

　これに気をよくして，和漢診療の第2弾として本書を出版しました．東洋医学の知恵をもっと看護に生かすにはどうしたらよいだろうかと考えている時に，医学書院から本書の企画が提案されたのです．

　キュアやケアのことを日本では古来「手あて」と言います．医療の原点はまず患者さんの身体に触れることなのです．しかし，ただむやみに身体に触れるのではなく，できるだけ効率よく患者さんの苦痛を取り除いてあげなければなりません．その知恵が東洋医学にはあります．

　東洋医学の優れた点は心と身体を分離せずに，一体のものとして認識することです．生命の根源的なエネルギーを「気」と呼んでいますが，この「気」を滞りなくめぐらせば，心身の健康が維持できると考えます．「気」のめぐるルートを経絡(けいらく)と言い，経絡の中で治療するのに効果的なスポットを経穴(けいけつ)と言います．

　これがいわゆるツボです．このツボを利用した指圧やマッサージ法は実に効果があります．本書ではその実際とともに，東洋医学の物の見方，考え方も解説されています．読者のみなさんには，この東洋医学的な考え方についても勉強していただきたいのです．

　私はもっぱら漢方薬による治療を専門としておりますので，本書の執筆は私の最も信頼する仲間の1人である津田昌樹君にお願いしました．もちろん構成や文章については2人で十分に議論を重ねました．

　執筆者の津田君は鍼灸(はりきゅう)の専門家で，私とは10年以上一緒に仕事をしてきた仲間です．とても腕の良い鍼灸師で，しかも研究熱心で，いつも学会に研究成果を発表しています．津田君は数年前から自分の鍼灸クリニックを開設していますが，それ以前は市立砺波総合病院の東洋医学科のスタッフでした．

　ここで彼は「ツボ研究会」なるものを開き，看護職の皆さんに東洋医学的な指圧などを広めておりました．その実践の様子は十数年前に『看護学雑誌』のグラビアで紹介されたことがありますので，読者の皆さんの中にはご記憶の方もおられると思います．

　「ツボ研究会」での彼の指導がきっと素晴らしかったのでしょう，彼は砺波総合病院で，この会のメンバーの1人だった看護婦さんを奥さんにしてしまいました．

　このように本書は日常の看護業務をよく知っている著者が精魂を込めて執筆したものです．本書の内容をしっかりマスターしていただくことで，きっと今までより以上に心の通ったケアが実践できるものと確信しています．

2002年6月　　寺澤捷年

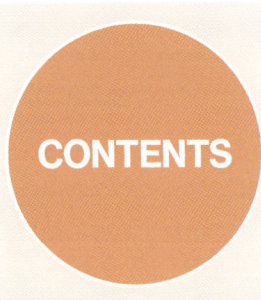

本書を読まれるみなさんへ——3

まずやってみよう

手の温もりを生かして(6)/タッチングから指圧・マッサージへ(7)/忙しいあなたにもできる(8)

指圧・マッサージの基本

ツボ(10)/指圧・マッサージの概要(13)/指圧・マッサージの基本手技(17)/指圧・マッサージのコツ(28)

全身の重要なツボと効用

全身のツボと経絡(32)/上肢のツボ(40)/顔面部のツボ(44)/頭部のツボ(46)/肩背部のツボ(48)/背部のツボ(50)/腰部のツボ(52)/胸部のツボ(54)/腹部のツボ(56)/下肢のツボ(58)

症状・状態別 指圧・マッサージの実際

腰痛(64)/肩の凝り(68)/背部痛(73)/不眠(75)/倦怠感(78)/便秘(81)/頭痛(84)/目の疲れ(88)/のぼせ(90)/足の冷え(93)/食欲不振(95)/めまい(97)/つわり(100)/吐き気(103)/乳汁分泌不全(108)/こむらがえり(110)/イライラ(112)/生理痛(115)/鼻づまり(118)/不安感(120)/手・足のマッサージ(122)/小児へのアプローチ(124)

セルフマッサージ

患者さんが自分で,そしてあなた自身のリフレッシュのために(127)/不眠(128)/便秘(130)/足腰の倦怠感(132)/肩の凝り(136)/目の疲れ(138)/頭痛(142)/めまい(144)/足の冷え(145)/生理痛(146)

東洋医学と看護

東洋医学の心は看護の心に通じる(148)/心身一如(149)/タッチングに東洋医学の知恵を応用しよう(152)/「気」とは(153)/看護師の「気」が患者を癒す(155)/看護は「気」のキャッチボール(156)

資料 効能別ツボ一覧——157
事項索引——160

知っておきたい東洋医学

体質のとらえ方(106)/WHOのコード表:すべてのツボをアルファベットと数字で表示(125)/生体は刺激に都合よく反応する:「足三里」が何回も出てくるわけ(125)/東洋医学の身体観(150)/「未病治」(150)/東洋医学の診察法(151)

まずやってみよう

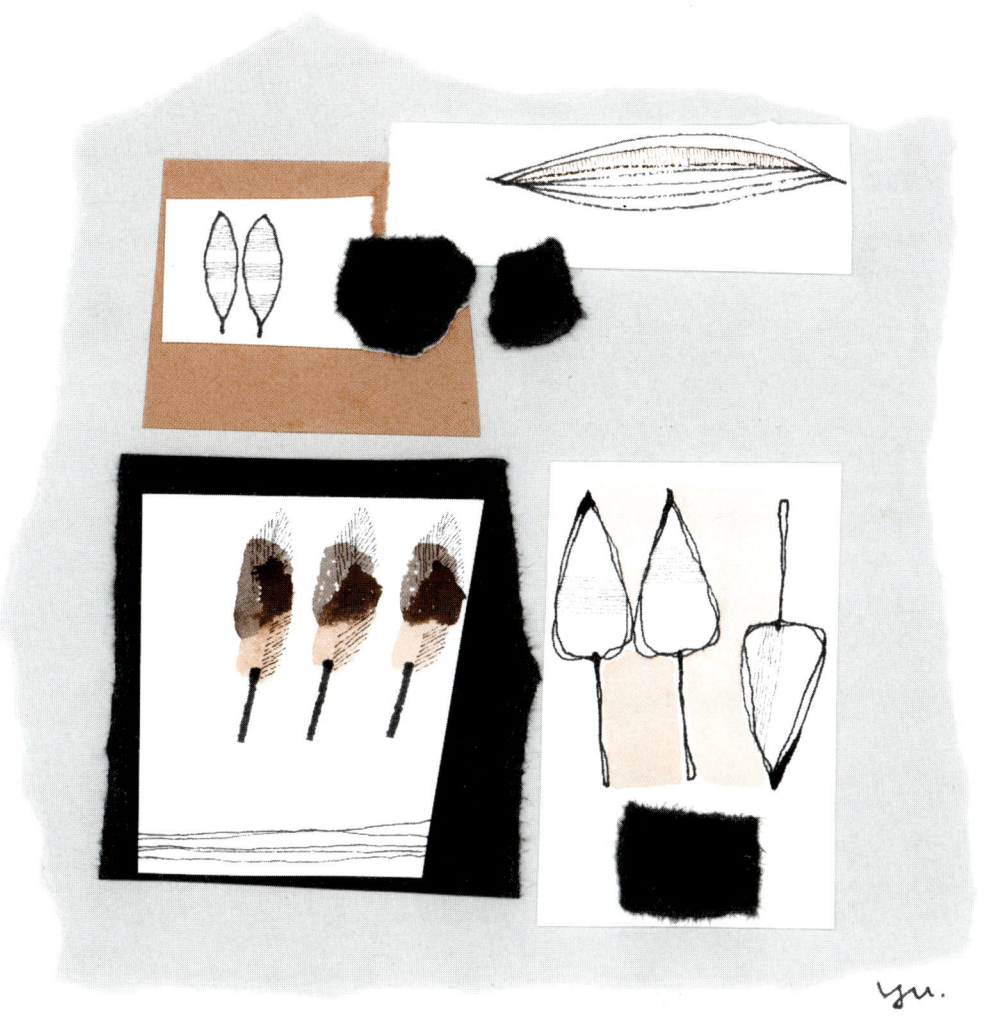

手の温もりを生かして

自然治癒力を引き出す

　痛みのある患者さんの多くは，痛むところに手を当て，なでたり，さすったりしてほしいと思っているでしょう．長期臥床や熱のために倦怠感のある患者さんは，痛む腰やだるい足をなんとかしてほしいと思っているに違いありません．もちろん中には触ってほしくないという患者さんもいますから，看護師の「さすってほしいはずだ」という一方的な思いこみは禁物で，この点は十分に注意しなければなりませんが．

　なでてほしい，さすってほしいと思っている患者さんに対して，皆さんが心をこめてタッチングや指圧・マッサージを行なえば，患者さんは精神的にも肉体的にも癒されていることを強く感じ，患者さん自身の持っている自然治癒力が大きな力を発揮することにもなるのです．

　皆さんは，このことを十分に認識しているはずです．しかし，毎日の看護業務の中では，忙しさや業務の煩雑さに紛れてしまって，患者さんに触れる，手の温もりを伝えるという行為がおろそかになってしまっているのではないかと思えるのですが，いかがでしょうか．

信頼関係を築くために

　処置のために，あるいは状態把握，情報収集のためだけで患者さんの体に触れるのではなく，患者さんの苦痛を癒すため，また精神的な励ましや共感を伝えるために，皆さんはもっともっと患者さんに触れ，手の温もりを伝えるべきだと思うのです．

　手の温もりにはたくさんの可能性が秘められています．タッチング，手の温もりは，苦痛を和らげるだけではなく，患者さんとの信頼関係を確立し，看護師と患者という関係を越えて，人間と人間の関係を築くもとになるはずです．

　看護の心ともいえる手の温もりのすばらしさを再確認し，どんどん活用しようではありませんか．

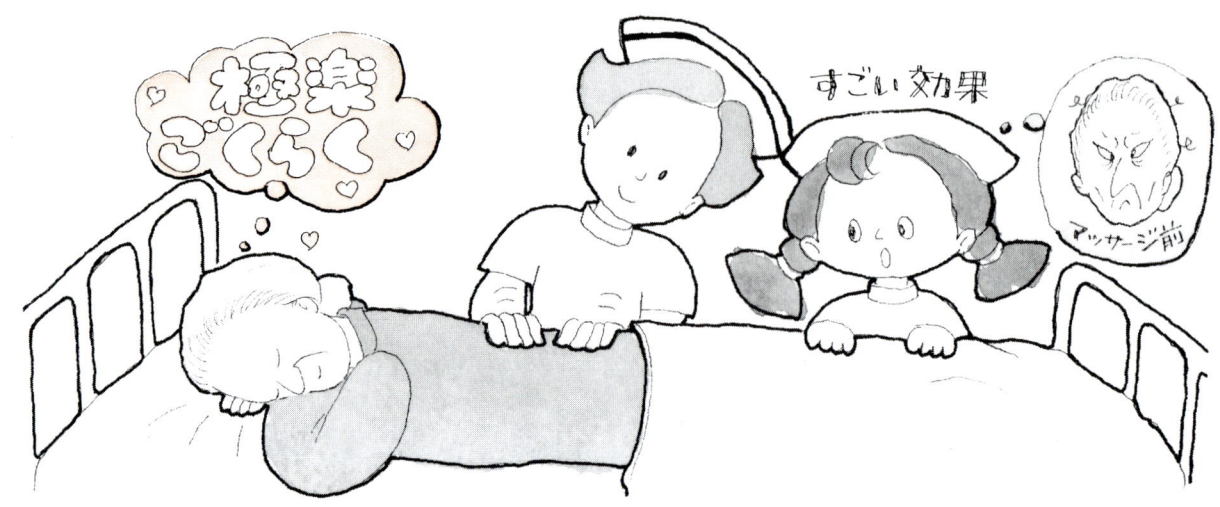

タッチングから指圧・マッサージへ

まず手を当てることから

　自分の体に痛いところがあれば，そこに自然に手がいき，手を当てる．また，身近に苦痛を訴える人がいれば，手を差しのべる．これは人間の本能的ともいえる行動です．

　「手当て」という治療を意味する日本語も，この痛いところや傷口に手を当てることが語源だと言われています．一見，気休めのようにみえるこの手を当てる行為，タッチングは，病む人にとっては，その苦痛を癒し，精神的な支えとなっているのです．実際，多くの患者さんが，ひどい苦痛があるときはタッチングを求めてきますし，皆さんも無意識のうちに，患者さんの背中や腰をさすっているはずです．

　東洋医学の指圧・マッサージといった手技も，まさにそのためのものとして，古来より先人たちが，人々のさまざまな苦痛に対して行なってきた方法です．そして，その最も効果的な治療部位が「ツボ」というわけです．

患者さんに「快」の感覚を

　苦痛でゆがんでいた患者さんの顔が，「気持ちいい」という言葉とともに和んでゆくときに感じる喜びこそ，まさに看護の醍醐味といえるのではないでしょうか．そして最近では，この「快」の感覚を感じているときの自然治癒力の高まりが，科学的にも立証されつつあります．

　皆さんの心のこもったタッチングに加えて，東洋に古来より伝わる「ツボ」や「気」の知恵を毎日の看護場面に応用すれば，より効果的な心の通った看護ができるのではないでしょうか．

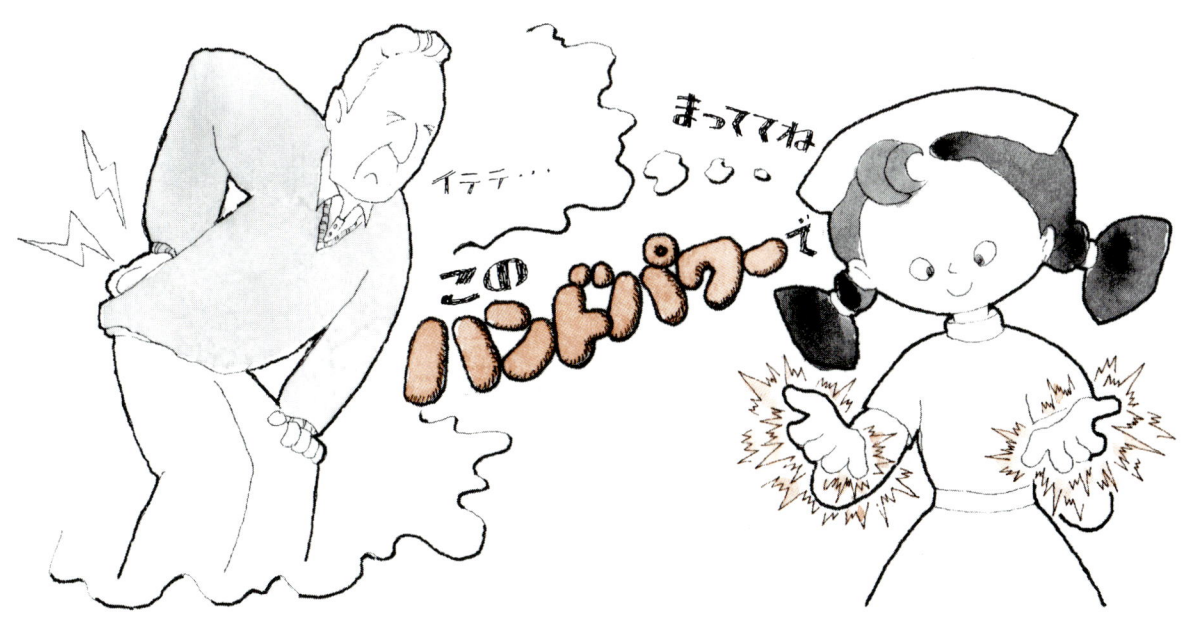

忙しいあなたにもできる

「指圧やマッサージはやってみたいけど時間がないのよね」「人手不足でとてもできそうにないわ」といった皆さんの声が聞こえてきそうです．新しい医療技術の導入で，看護業務はますます増加し煩雑になってきています．1日の限りある勤務時間の中で患者さんのベッドサイドにいられる時間は，そう長くはありません．

この本で解説している指圧・マッサージは，ごくごく短時間でできるものばかりです．所要時間は5分，長くても10分です．この数分間の患者さんとの触れ合いが，あなたの温かな心を患者さんに伝え，確かな信頼関係を築いてゆくことになるのです．

とにかくまずやってみてください．そこから多くの新しい発見やこれまでに経験したことのない喜びが生まれてくるはずです．あなた自身がこの喜びを感じることが，指圧・マッサージ上達のコツです．

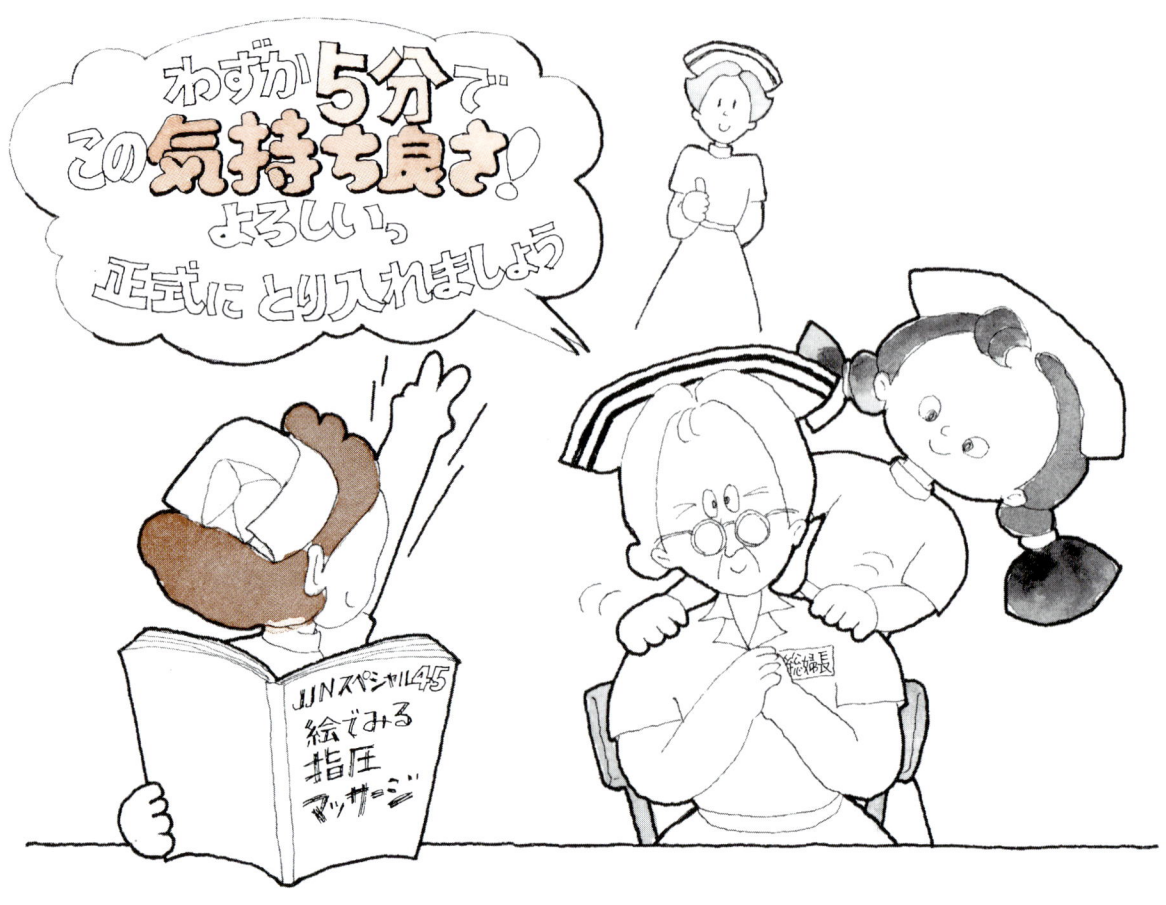

指圧・マッサージの基本

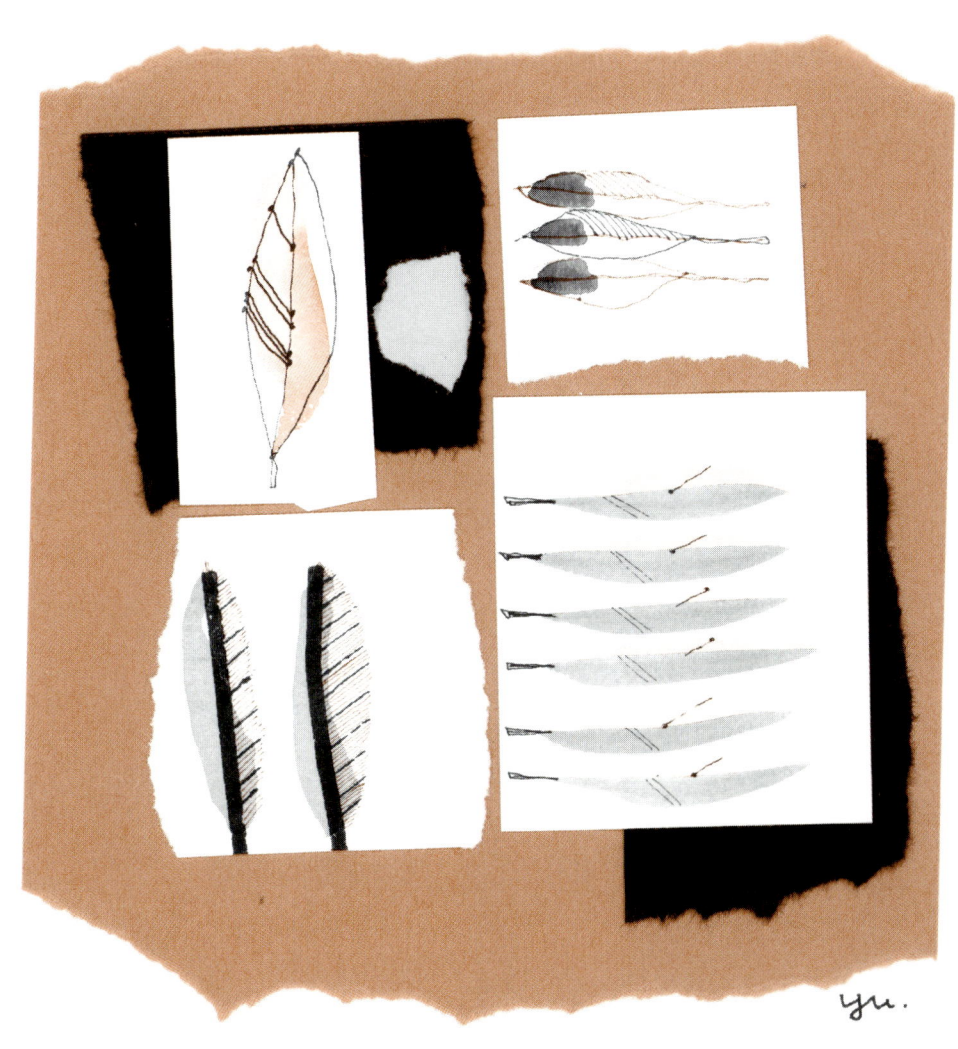

ツボ

ツボとは

　ツボは一般には凝りや痛みの治療のポイント，あるいは急所と考えられていますが，そもそもツボとは何なのでしょうか．東洋医学では人間の身体の内部には全身に「気」がめぐっていて，それは外部の「気」と交流していると考えています．そしてどのような病気や不調も体内の「気」の流れが滞ったり，失調することによって引き起こされると考えています．体内の「気」が滞ったり，失調するとその「気」の状態が，ある特定の部位の皮膚表面にさまざまな反応として現われます．ですから，その反応の現われた部分の皮膚を刺激することで，「気」の変調によって起きた症状や状態を効果的に治療できるわけです．この皮膚上の特定のポイントを専門的には「経穴」と称し，俗に「ツボ」とよんでいるのです．

さまざまなツボの種類

　ツボは専門用語では「経穴」とよびますが，その数は現在WHOで取り上げられているもので半身で400あまりを数えます．

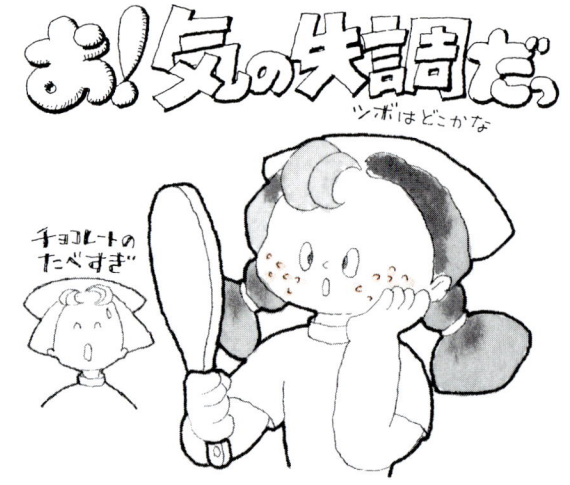

　ツボはその成り立ちから大きく分けて「正穴」「奇穴」「新穴」「阿是穴」の4種類に区別できます．

●正穴

　まず「正穴」ですが，これは古くから用いられてきたツボで半身に360あまりあります．ツボのほとんどがこれに属し，「気」の流れるルートである経絡（32ページ参照）の線上にあるものをいい，最もオーソドックスであるため「正穴」とよばれています．

●奇穴

　次に「奇穴」とよばれているものですが，これは経絡の線上を外れたところにあり，オーソドックスな正穴に対して「奇穴」とよばれています．奇穴は経絡上になくても経験的に古くからその効用が知られているツボです．

　この正穴と奇穴はともに古くから使われており，WHOではこれらをツボとして認めていて，それらの合計が半身に400あまりあるわけです．本書では主に正穴と奇穴の中からツボを選んでいます．

●新穴

　このほか「新穴」とよばれるツボは，近年主に中国においてその存在が提唱されているものです．しかし，使われ始めてからの時間が短いため，その効果の評価が定まっていないものも多くあります．これもゆくゆくは自然淘汰され効果のあるものだけが奇穴の仲間入りをしていくものと思われます．

●阿是穴

　最後に「阿是穴」ですが，「阿是」というのは「ああ，そこ」という意味です．つまり痛いところや圧して気持ちのいいところを経絡や既存のツボにこだわらずにツボとして使う場合に，その部を阿是穴とよびます．

図1 ツボのとり方

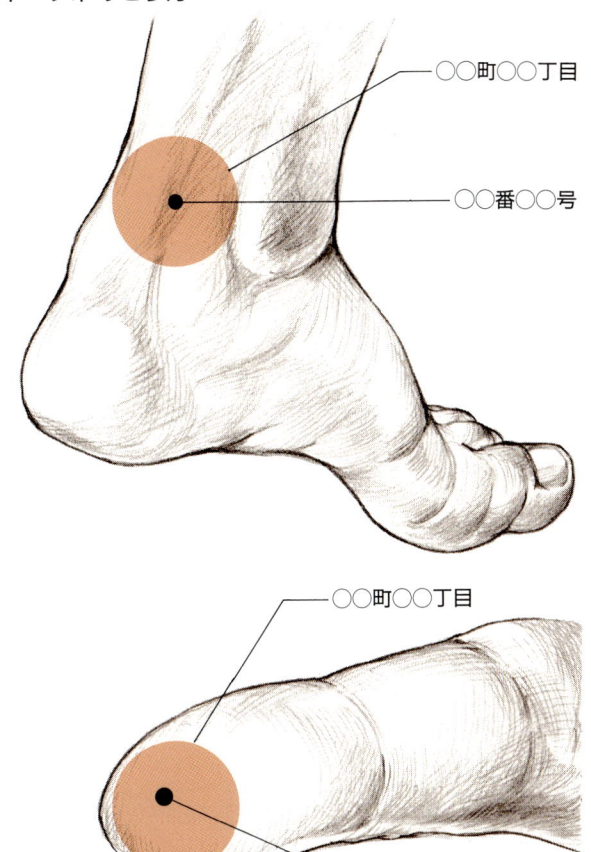

○○町○○丁目
○○番○○号

たことのある人はわかると思いますが、うまい人とへたな人の差は力の強さではありません．うまい人にもんでもらうと「そこそこ」という言葉が思わず口をついて出るほど気持ちがよく、肩の凝りも軽くなります．このうまいへたの差は、きちんとツボをとらえているかどうかなのです．

ツボの位置は、人体の骨格の突起や関節を動かすとできるシワなど、見たり触ったりして容易にわかる場所を基準にして示されています．これはあくまでも大まかなツボの位置で、人の顔つきが千差万別であるように、ツボの位置も人によって微妙に違っています．住所にたとえると○○町○○丁目くらいまでが文字で示すことのできる範囲で、その先の○番地○号は手の感触で探し出さなければなりません（図1）．

実際にツボをとるにあたっては、まず最初にツボの位置表示にしたがって部位を大まかに決めます．次にゆっくり、そしてそっとその周囲に触れてみてください．そこで微妙なツボの表情を感じ取って、ここがツボかなという場所があれば、さらに少し強めに圧し、圧痛や「心地よい感じ」があるかどうか、どこかに響くような感じがしないかなど、患者さんの反応をみながらツボを探してみてください．

はじめはわかりにくいかもしれませんが、回数を重ねるうちに自然にうまくなり、おのずとツボに手がいくようになります．

■ 1つ1つのツボの作用や性質をよく知ろう

ツボはその1つ1つによって作用や性質が異なります．皆さんが指圧・マッサージを初めて行なう場合には、それほどこだわる必要はありませんが、ある程度上達し、より効果をあげるためにはツボの作用や性質をよく知る必要があります．それを知る一番の早道は患者さんに実際に触れ1つ1つのツボを使いこなしていくことです．

ツボのとり方

マッサージあるいは指圧の効果を高めるためには、正確なツボの位置を決めることが必要です．これを"ツボをとる"といいます．肩が凝っているときに肩をもんでもらっ

さまざまなツボの状態

身体の異常は皮膚上のツボにさまざまな形で反映されます．ツボの反応は狭い一点である場合もあり、またある程度の面積をもって現われる場合もあります．比較的多く認められる状態は次のようなものです（図2）．

● 凹み

皮膚の上をそっとなでていくと他の部分より空虚な感じがして、指が皮膚にズボッという感じで入るところがある．

● 硬結

硬いしこりのようになっており、索状になっている場合

指圧・マッサージの基本 ● ツボ

図2　さまざまなツボの状態

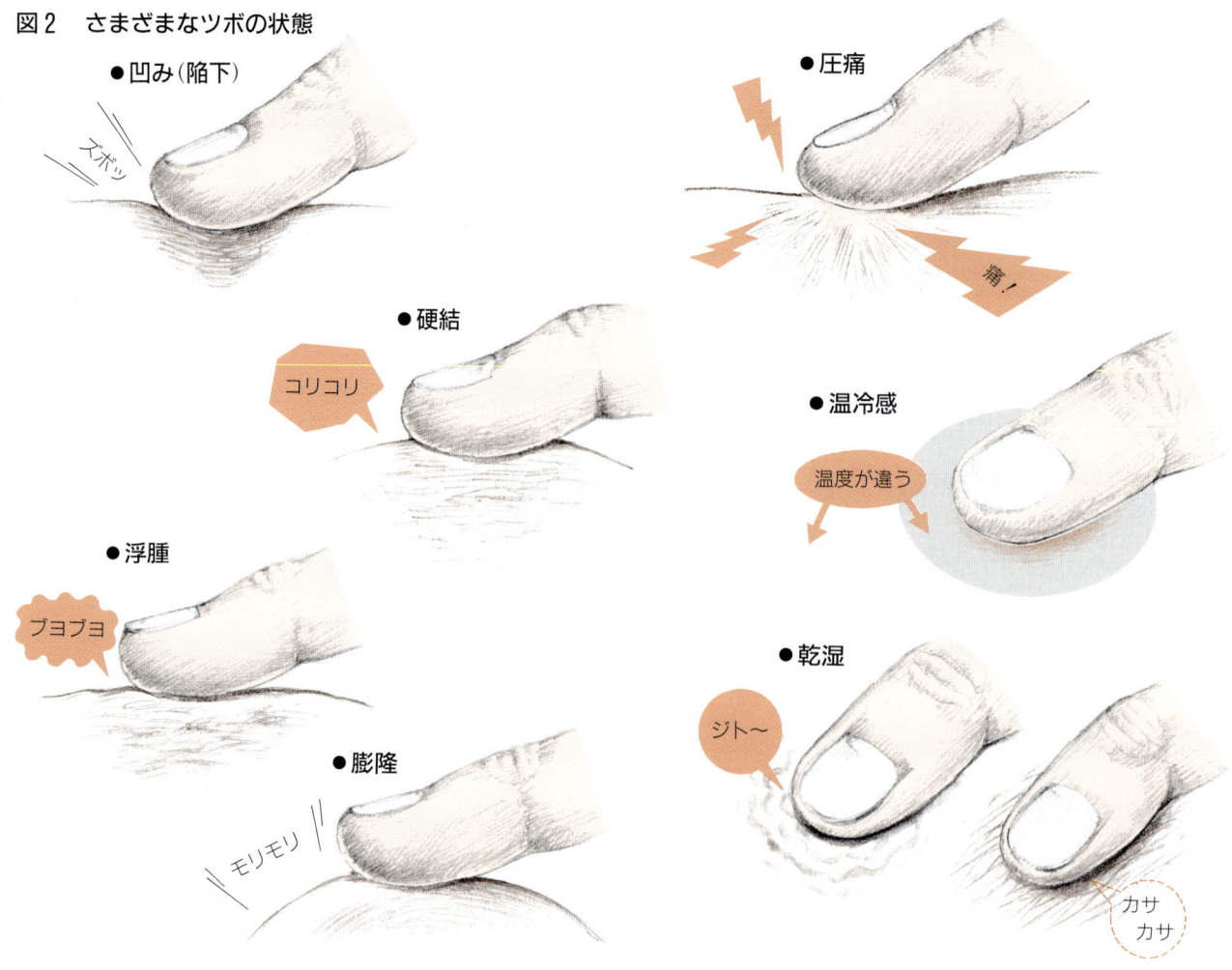

もある．

● 浮腫
皮膚の上を指先でなでたり圧迫すると，皮下にブヨブヨとして水分がたまっているようになっていることがある．頭部に現われることが多い．

● 膨隆
目で見て盛り上がっているような状態で，背部では割合広い面積をもって現われることがある．

● 圧痛
軽く圧しただけで痛みを認める．圧して心地よい痛み（虚痛）と，圧して思わず「痛い」といって体を避けるような痛み（実痛）がある．圧して心地よいことが多い．

● 温冷感
周囲と明らかに皮膚温が違って感じられるもの．

● 乾湿
皮膚の一部が汗ばんでいたり逆にカサカサしていたりする．

　これらの状態は1か所に一種類のみ認められることもありますし，複数の状態が同時に認められることもあります．例えば硬結に圧痛を伴っていたり，膨隆している皮下に硬結があったりします．いずれにせよツボの周囲を丹念に指先の感覚を頼りに探すことです．

指圧・マッサージの概要

温かい「気」の感触

　温かい「気」の感触を感じるために，実際に患者さんに触れる前に同僚同士で一度試してみてください．

　まず触る人と触られる人を決めてください．触られる人は椅子に座り，触る人はその人の背後に立ちます．触る人は触られる人の背中に，服の上から両手を当ててください．このとき手は背中の凹凸にぴったりとなじませるようにして，腕や手に力を入れず，手で全身を支えるようにして相手にもたれ掛かるようにします．強く押す必要はありません．強く押すと「気」の感触は弱まってしまいます．そのまま1～2分じっとしています．

　触られている方は，しばらくすると背中に相手の温かい「気」の感触がしみ込んでくるように感じられ，何とも心地よくなります．一方，触る方も自分の「気」が相手の背中にしみ込んでいく感じがわかればしめたものです．

　これは実際に触れ合って「気」の交流を行ない，「気」の感触を確かめる方法です（図1）．

　このような「気」の感触が，指圧・マッサージの基礎となります．この感触を大切にしながら指圧・マッサージを行なうと，患者さんに手の温もりが伝わり，非常に効果的になります．

図1　温かい「気」の感触を感じてみよう

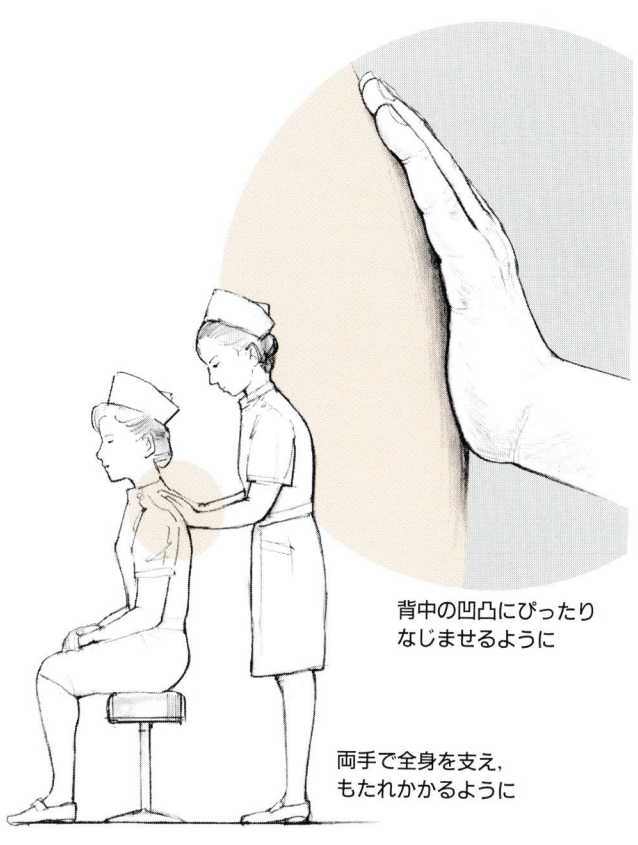

背中の凹凸にぴったりなじませるように

両手で全身を支え，もたれかかるように

指圧・マッサージとは

■マッサージ

　わが国では明治以降，外国の文化を取り入れるのと同時にさまざまな医療技術も取り入れられました．当時フランス流のマッサージが持ち込まれ，医療マッサージとして広く行なわれるようになりました．

　「マッサージ(Massage)」という言葉はフランス語ですが，この言葉の語源もまた，アラビア語の「おす」(Mass)，ギリシア語の「こねる」という意味の言葉からきたものといわれ，またラテン語の「手」(Manus)と同一語源であるとされています．ですから「マッサージ」は，厳密には西洋に起源を持つ手技療法を指しています．

■按摩

　日本には古来より中国をルーツとする「按摩(あんま)」とよばれる手技療法があります．「按」は「おす」ことを意味し，「摩」は「なでる」ことを意味する言葉です．その手技は厳密にはマッサージの手技とは異なります．しかし，マッ

指圧・マッサージの基本 ● 指圧・マッサージの概要

図2　神経系への刺激と受容器

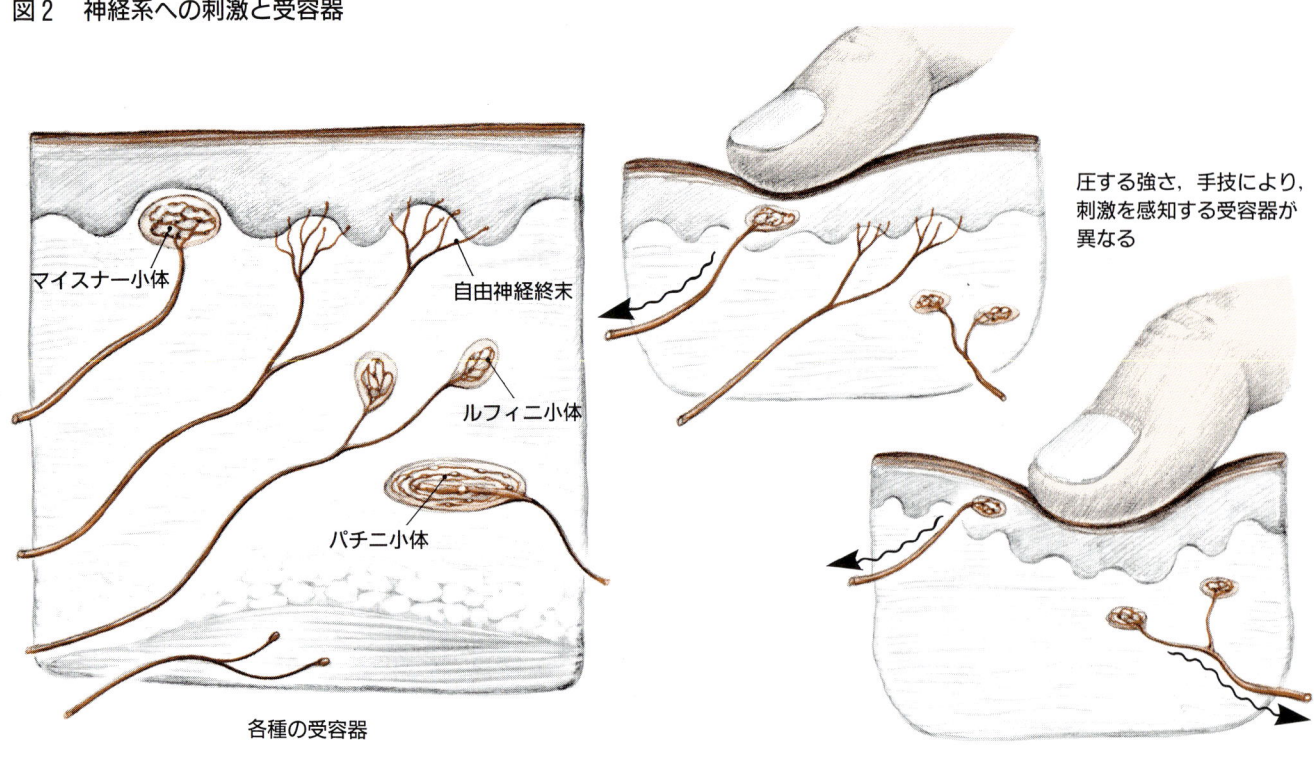

マイスナー小体
自由神経終末
ルフィニ小体
パチニ小体
各種の受容器

圧する強さ，手技により，刺激を感知する受容器が異なる

サージの手技と「按摩」の手技に類似点が非常に多いため，これらが渾然一体となり，現在ではこのような手技療法を総じて「マッサージ」もしくは「按摩」（現在ではあまり使われなくなってしまいましたが）とよばれるようになっています．

■指圧

一方，「指圧」という呼称は比較的新しいもので，大正初期ごろより用いられるようになりました．「指圧」の手技は元来，日本古来の按摩などの手技療法に含まれていましたが，主に指頭の垂直圧をツボに用いる手技を「指圧」とよぶようになり，現在にいたっています．

■「気」を基本とする指圧・マッサージの定義

西洋流のマッサージが導入されて以来，指圧・マッサージは単なる物理的な刺激としてのみ考えられることが多々ありますが，人の手以外で行なわれる物理的な圧刺激や温熱刺激にはない心地よさや安心感，そして効果があります．人の手をもって行なわれる指圧・マッサージの効果発現には，物理的な刺激以外の，人間に備わっている「気」が大きな役割を果たしていることは明らかです．このような観点から，指圧・マッサージを次のように定義します．

● **指圧とは**

指圧とは，「気」の概念を基礎として，疾病の治療および予防を目的として，主に指を用いて体表面の一点を垂直に圧することで，自然治癒力の働きを促進させる手技療法である．

● **マッサージとは**

マッサージとは，「気」の概念を基礎に術者の手や指を使い，身体の表面に「さする」「もむ」「圧する」などの刺激を与えることで生体の変調を整え，病気を予防し，治癒を促進し，健康を増進する施術である．

効果発現の機序

現在，指圧・マッサージの現代医学的な効果発現の機序

図3　受容器で感知された刺激を指圧・マッサージの感覚として認知するルート

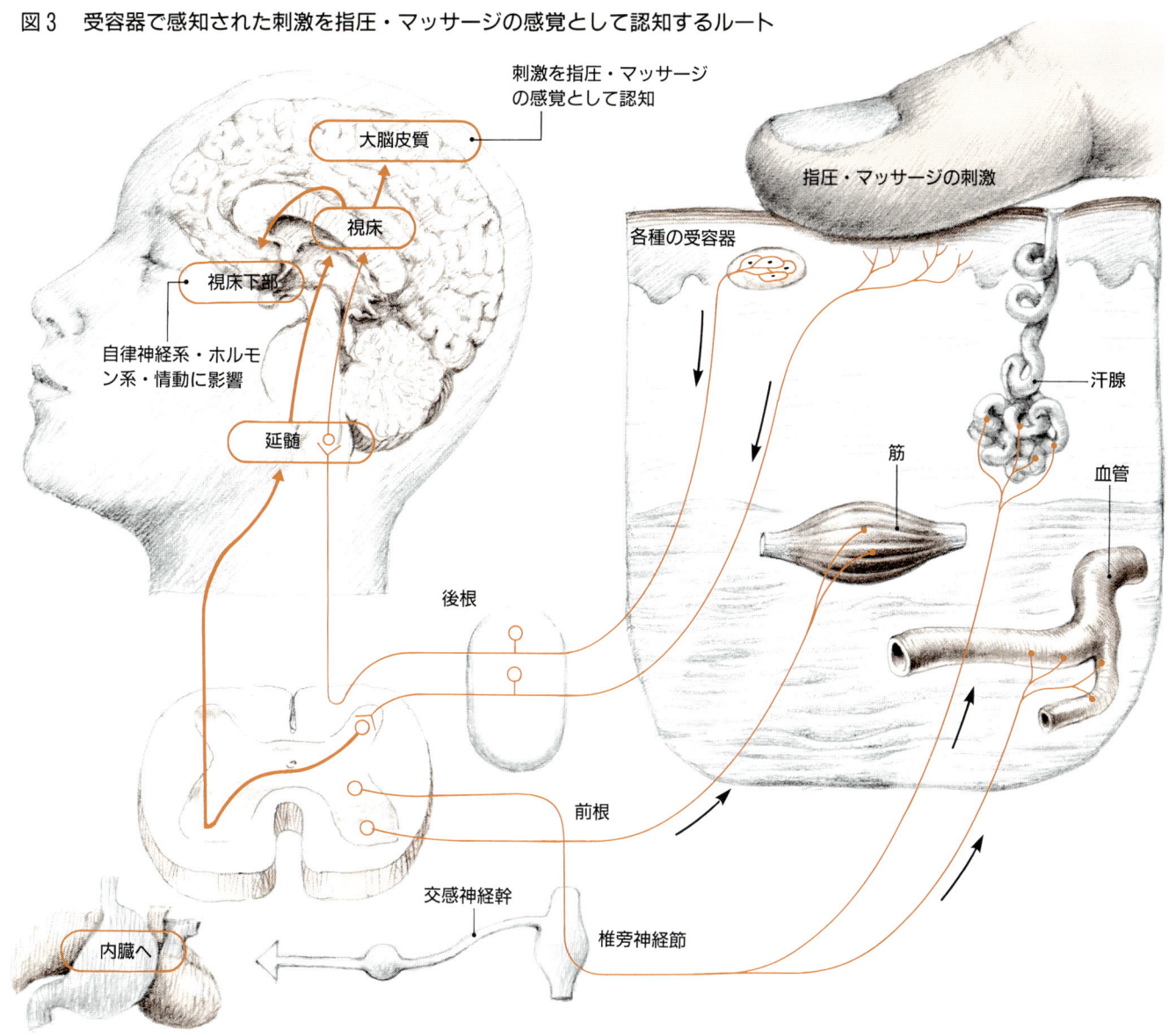

は，大きく2つ考えられています．
　1つは神経系に作用し神経の反射機転により各種の効果を現わすもの，もう1つは直接的に血管，リンパ管などの循環系に作用するものです．

■神経系への刺激

　指圧・マッサージの刺激は，皮膚や筋などの組織にある知覚神経末端の各種の受容器に作用します．受容器には圧感覚を感知するもの，触覚を感知するものなど，その刺激の種類により感知する受容器は異なりますが，さらにその中でも感知する部位により受容器は異なります(図2)．
　いろいろな受容器によって感知された信号は，求心性の神経を介して中枢に至ります．脊髄から間脳を経て大脳皮質に至り，ここで指圧・マッサージの感覚(圧感覚や温感覚，快感覚)が認知されます．
　末梢から大脳皮質に至るまでの段階で，神経末端部の軸索反射や脊髄反射，さらに高位中枢で起こる複雑な反射機転が作用し，さまざまな効果を発現すると考えられていま

指圧・マッサージの基本 ● 指圧・マッサージの概要

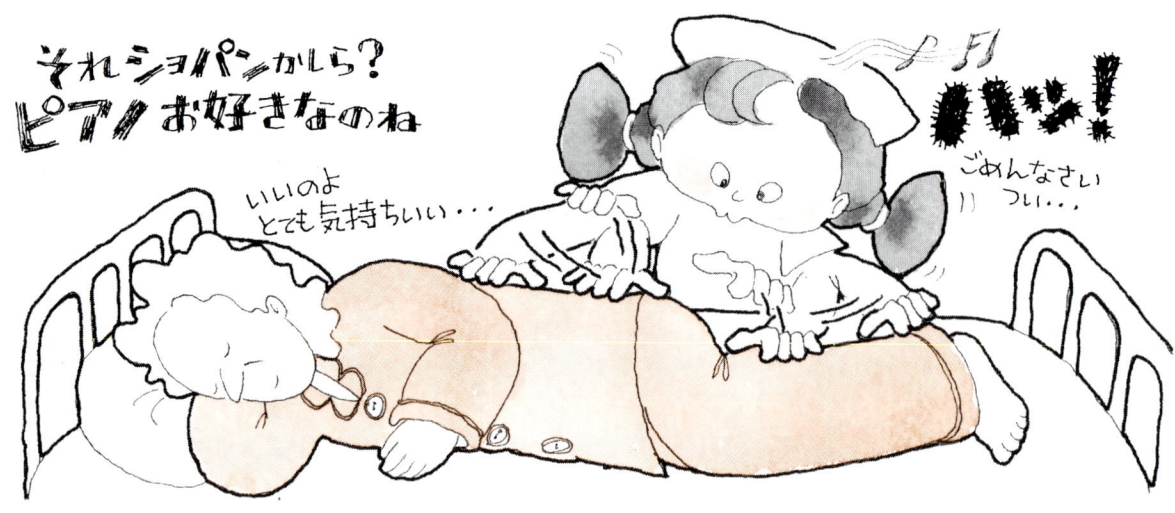

図4　循環系への刺激

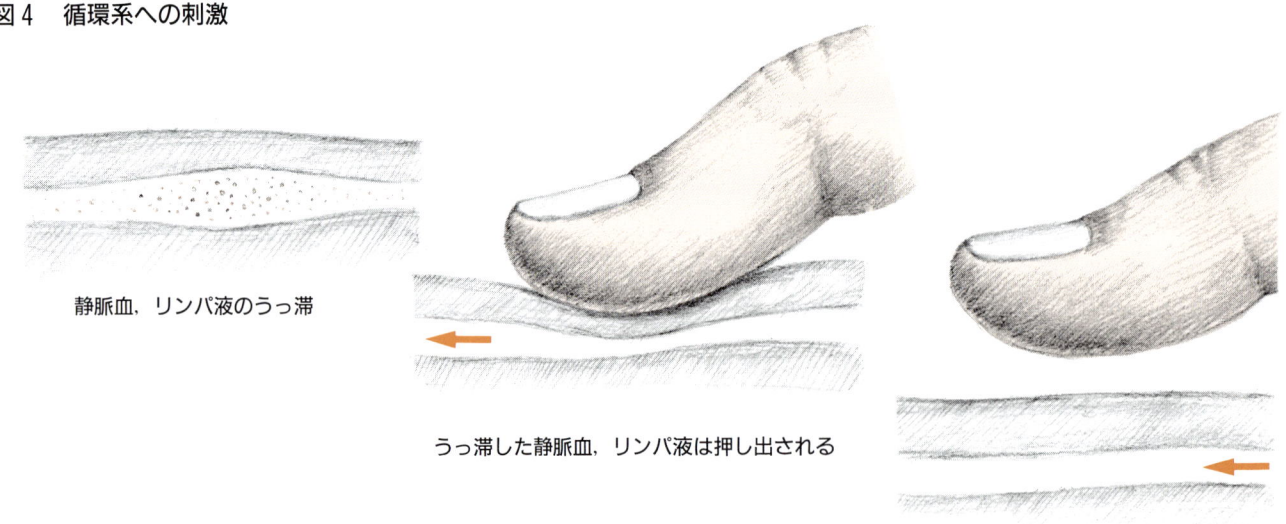

静脈血，リンパ液のうっ滞

うっ滞した静脈血，リンパ液は押し出される

静脈血，リンパ液が流入

す(図3)．

■ 循環系への刺激

　一方，直接的に血管やリンパ管などに作用する効果もあります．物理的な圧力によりうっ滞した血液，リンパ液は押し出され，圧がゆるめられるとともに血液，リンパ液が流入します．この繰り返しにより局所の循環状態が改善されます(図4)．

　このような作用に加え，上述した神経を介したさまざまな反射機転により，神経系，血管系，内分泌系などにも影響し，相互の作用が複雑に絡み合って，効果を発現していると考えられます．しかし，現代の神経学では説明のできない効果を現わす場合もあり，今後の研究が期待されています．

指圧・マッサージの基本手技

軽擦法(けいさつほう)

施術者の手，指などを，施術部位に適当な圧力をもって密着させ，なで，さする方法で，主に手のひらを用います．

■方法

手のひらを施術部にピッタリと当て，やや圧を加えてゆっくりとさすります．あまり速くさすると落ち着きなく違和感を与えます(図1，2)．

■効用と対象

最も常用されるのは背腰部で，そのほか四肢や頭部，胸腹部に用いられます．

この方法の最も特徴的なことは，手のひら全体を皮膚に密着させるため，最も手の温もりを伝えられることです．

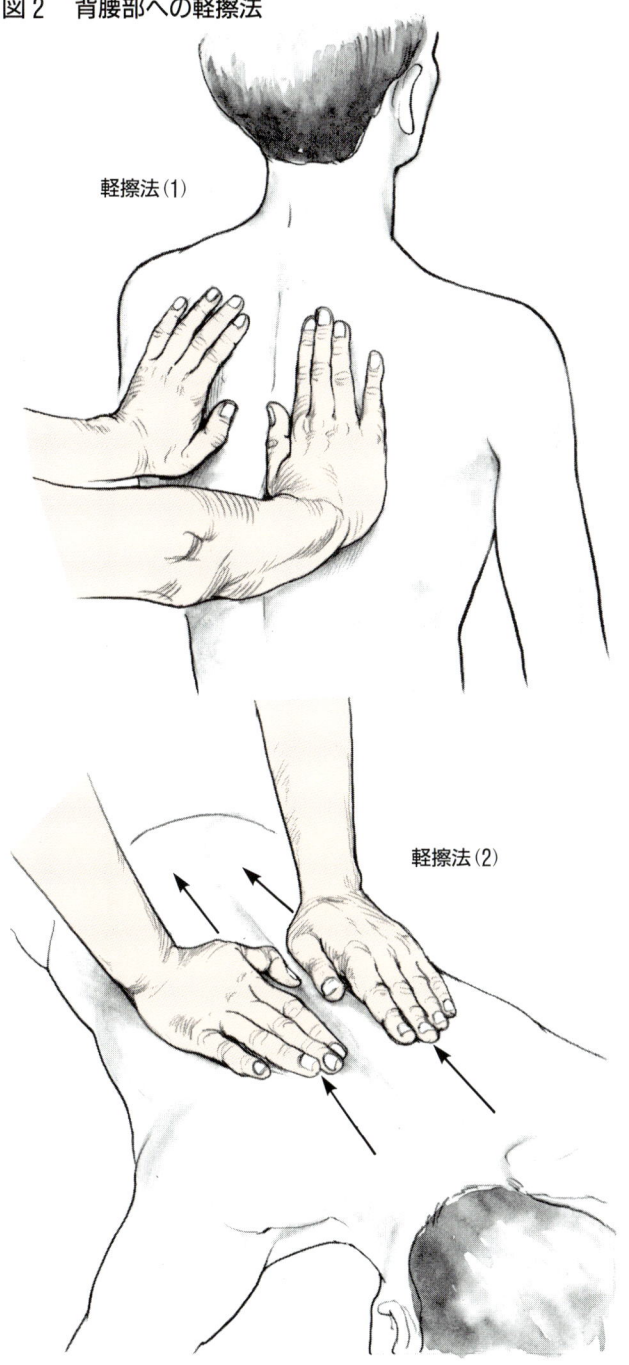

図2　背腰部への軽擦法

軽擦法(1)

軽擦法(2)

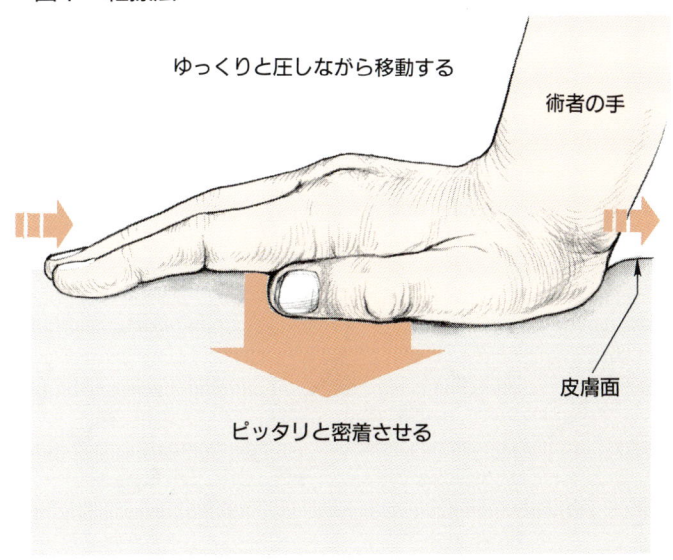

図1　軽擦法

ゆっくりと圧しながら移動する

術者の手

皮膚面

ピッタリと密着させる

指圧・マッサージの基本 ● 指圧・マッサージの基本手技

図3　母指揉捏法（じゅうねつ）

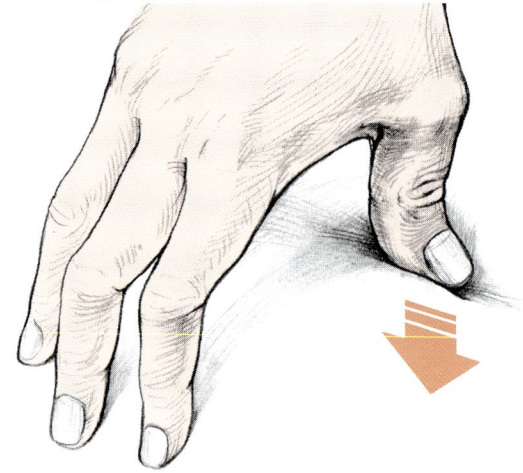

図4　四指揉捏法

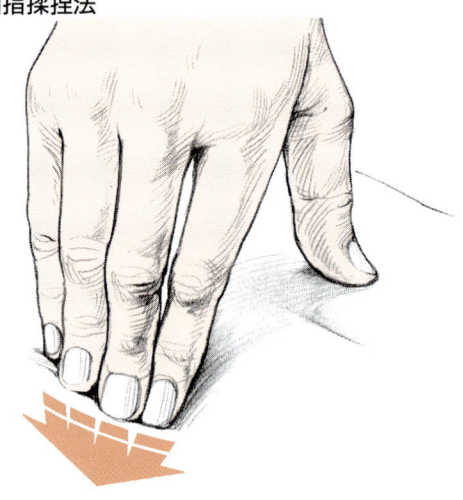

図5　手根揉捏法

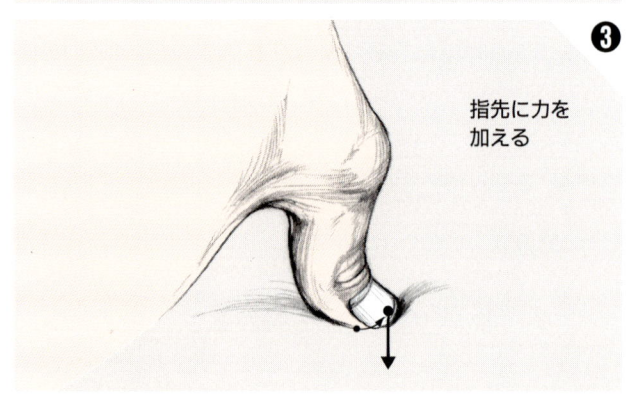

図6　母指揉捏法

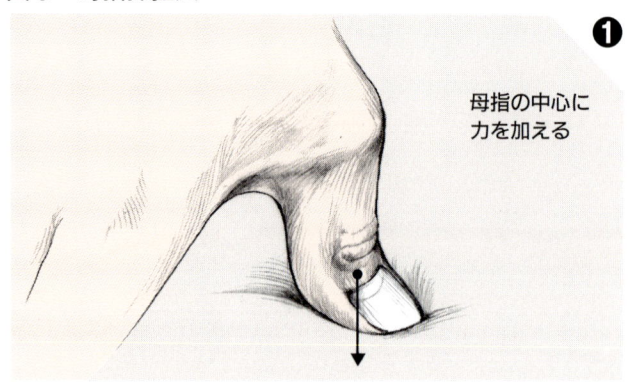

❶ 母指の中心に力を加える

❷ 母指の外側に力を加える

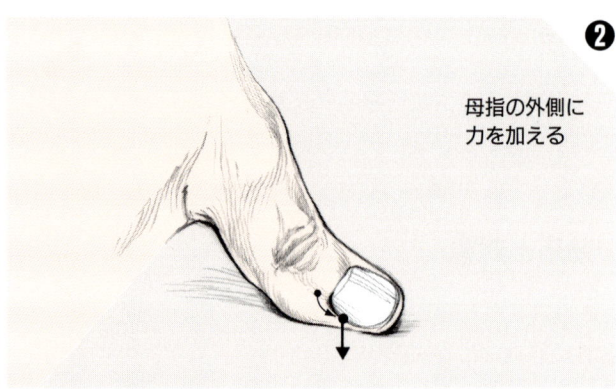

❸ 指先に力を加える

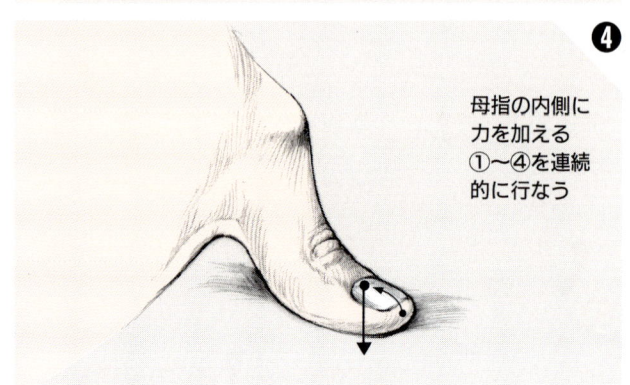

❹ 母指の内側に力を加える
①〜④を連続的に行なう

図7　母指揉捏法

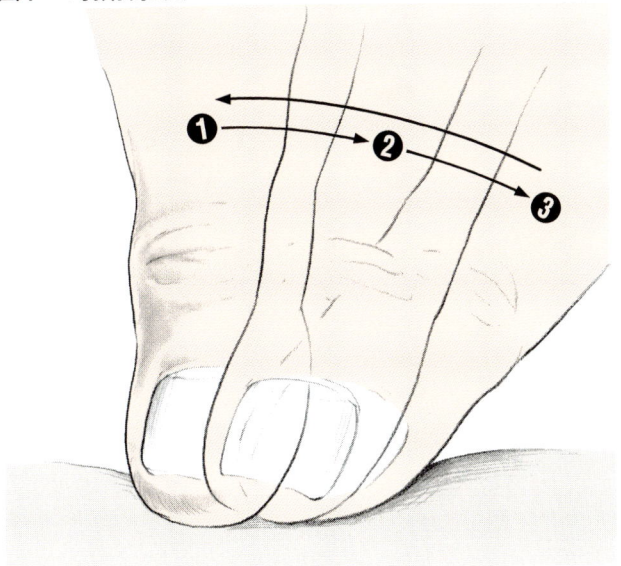

したがって手の温もりを必要としている患者，つまりすべての患者に応用可能な方法です．

この方法は快適感や落ち着きをもたらします．また末梢の循環を改善する作用があるので末梢の循環障害や浮腫にも用いられます．

疼痛部位に行なうことにより，鎮痛効果も期待できます．

具体的には循環障害など四肢の冷えを認めるケースや患者が自覚的に冷えを訴える場合，感冒などで背部に悪寒を感じる場合にも効果的です．そのほか緊張感の強い患者や内向的でコミュニケーションの取りにくいケースなどにも応用できるでしょう．

揉捏法
じゅうねつほう

揉捏法はもみほぐす動作を主とした方法です．主なものに母指を使った母指揉捏法（図3），示指から小指までを用いた四指揉捏法（図4），手根部を用いる手根揉捏法（図5）があります．

■方法

母指揉捏法は母指腹，母指頭などを皮膚に密着させて，適度な力を加えて，前後，左右あるいは輪を描くようにも

図8　母指揉捏法

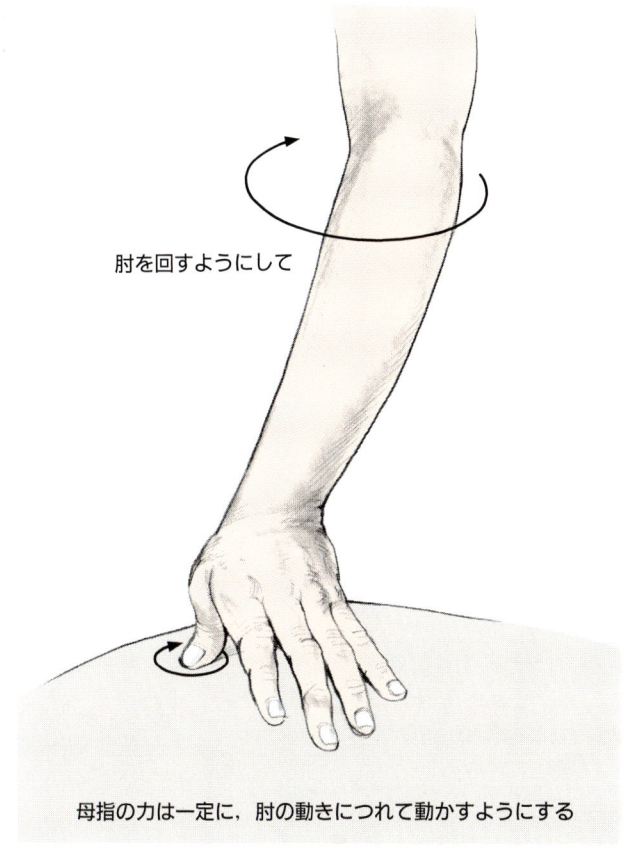

肘を回すようにして

母指の力は一定に，肘の動きにつれて動かすようにする

む方法です（図6，7）．母指に軽く体重をかけ他の四本の指で軽く支え，肘と手首を動かしてもみほぐします（図8）．

四指揉捏法は四指（主として示指，中指，環指）の指腹で行ない，手根揉捏法は手根部を用いて行ないます（図9）．

■効用と対象

身体のほとんどの部位に用いられますが，もみほぐそうとする部位の面積により，小さい面積の場合は母指揉捏法，やや広い面積に行なう場合は四指揉捏法，広い面積の場合は手根揉捏法とそれぞれの方法が使い分けられます．

特に母指揉捏法はある特定の一点（つまりツボ）をもみほぐすためにも用いられます．

これらの手技は筋肉の血行をよくし，筋緊張を改善します．一般的には肩の凝りや腰の痛み，下肢の疲れ，だるさなど筋肉の凝りや疲労に用いられます．

指圧・マッサージの基本 ● 指圧・マッサージの基本手技

図9　手根揉捏法

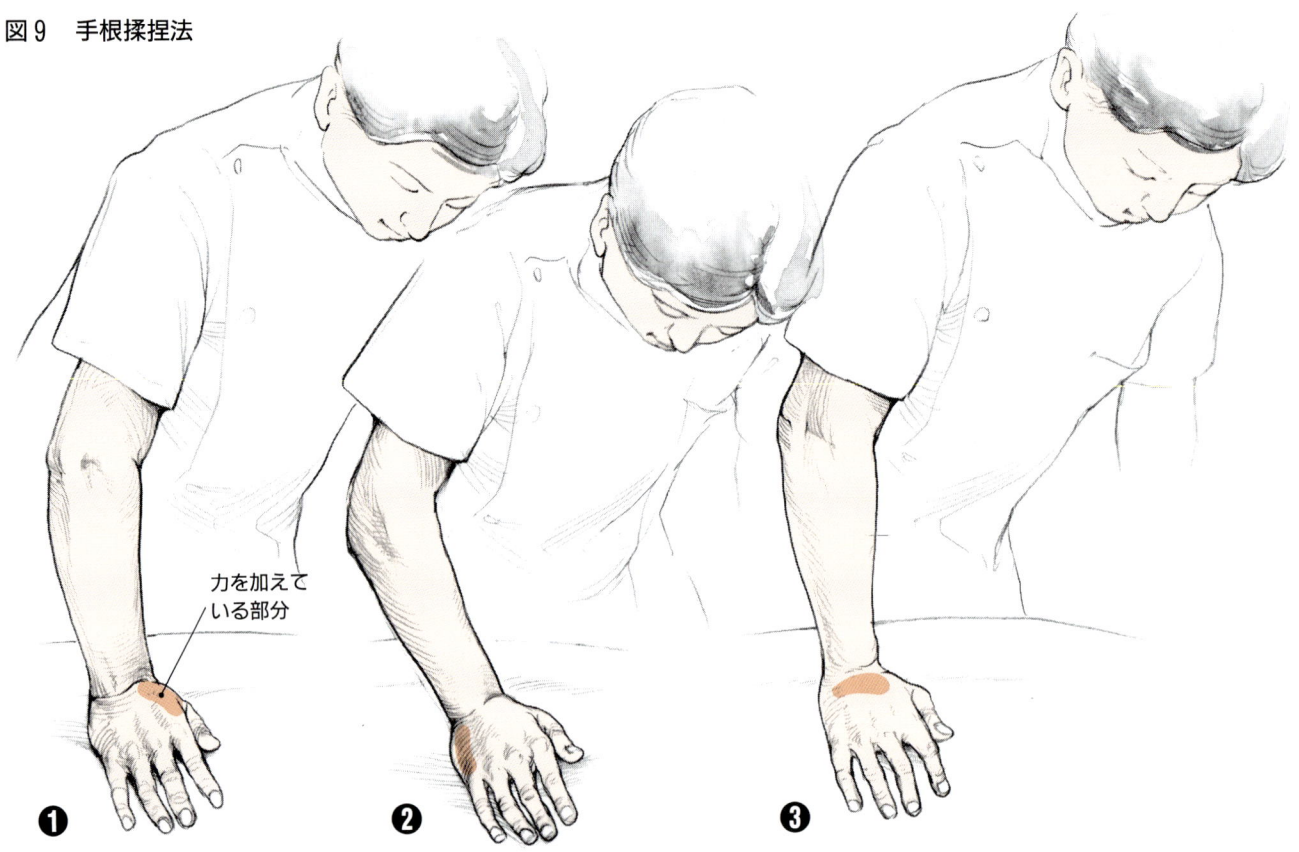

力を加えている部分

❶　❷　❸

　臨床看護的な使い方として長期の臥床を強いられ，全身の倦怠感や腰痛を訴えるケースに対して，背部，腰部に施術したり，全身のリラクゼーションが必要なケースに活用できます．

圧迫法

　マッサージの中で手掌や指頭を用いて圧迫する方法を圧迫法とよびます．手掌を用いた手掌圧迫法(図10)，四指を用いた四指圧迫法，母指を用いた母指圧迫法(図11)などがあります．
　この中で母指圧迫法，示指圧迫法などの一点に圧を加えるものが「指圧」とよばれています．

■方法

　手掌圧迫法は手掌を，四指圧迫法は四指を，母指圧迫法は母指を用いて圧迫しますが，いずれも徐々に加圧し，3〜7秒間ほど同一の圧で持続圧迫します．
　施術部位をずらしながら連続して行なう場合や反復して行なう場合は，患者の呼吸に合わせた施術が必要です．呼気時に圧迫し，吸気時に力をゆるめます．
　持続的に圧迫するか，反復して行なうかは，体力のあるなしによって決めます．体力のある人の場合は持続圧迫が適応します．体力のない人には呼吸に合わせ，少し弱く反復して行なうとよいでしょう．

■効用と対象

　母指圧迫法は主に「ツボ」が対象となります．四指圧迫法は腹部を，手掌圧迫法は全身各部の広い面積を対象として施術されます．
　圧迫法は主に指圧の方法として用いられるため，どの「ツボ」を対象に行なうかによってその効用は異なります．しかし基本的には鎮静的な作用を持っているため，鎮痛，和痛によく用いられます．

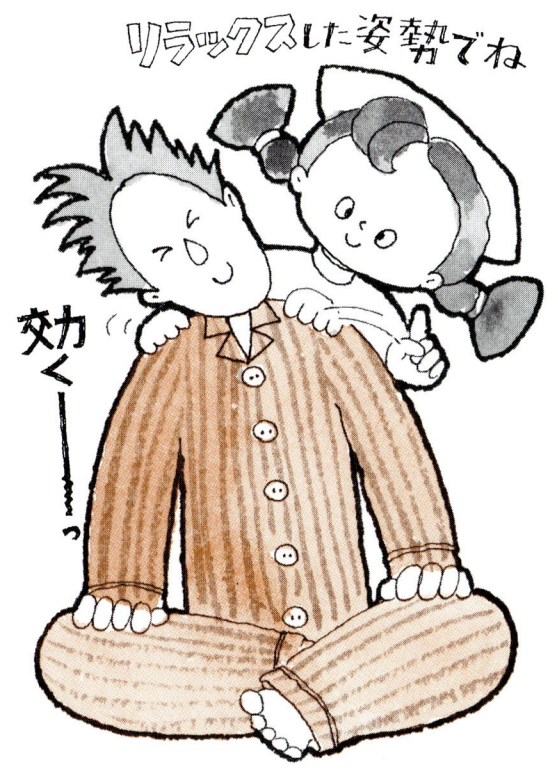

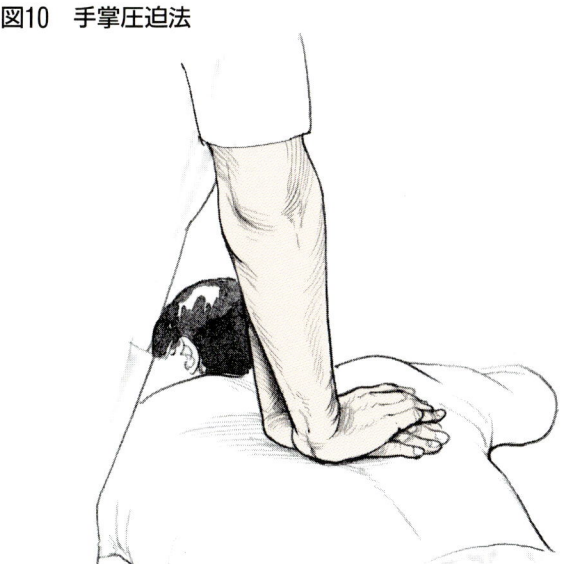

図10　手掌圧迫法

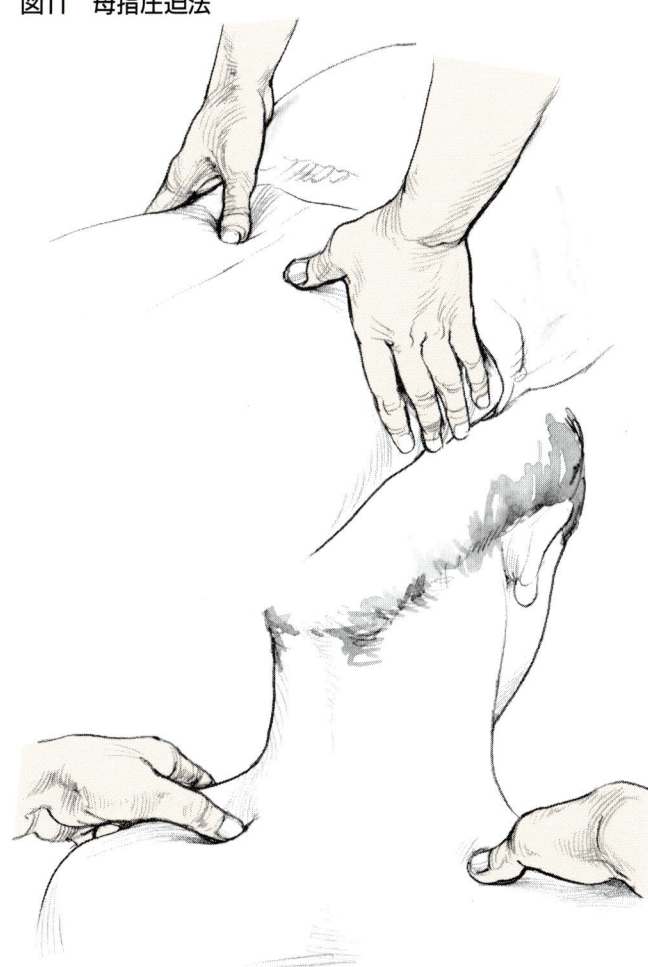

図11　母指圧迫法

術者の姿勢

　一生懸命にツボを探したり施術したりしようとすると，気づかないうちに顔が施術部位に近づき，不自然な姿勢になっていることがあります（図12）．また，施術部位を移動するときには必ず術者も移動し，施術部位が術者の身体の正中付近にくるように心がけます（図13）．

　術者はなるべく自然な姿勢で，術者自身がリラックスできる姿勢で行なうことが大切です．不自然な姿勢で行なうと術者がその姿勢を保持することに力を注いでしまい，手に伝わる感触を感じることができません．余計なところに力が入り効果的な施術ができないばかりか，術者が疲れてしまいます．

患者さんの体位

　基本的な体位として座位，仰臥位，腹臥位，側臥位の4つがあります．

指圧・マッサージの基本 ● 指圧・マッサージの基本手技

図12　術者の姿勢（1）

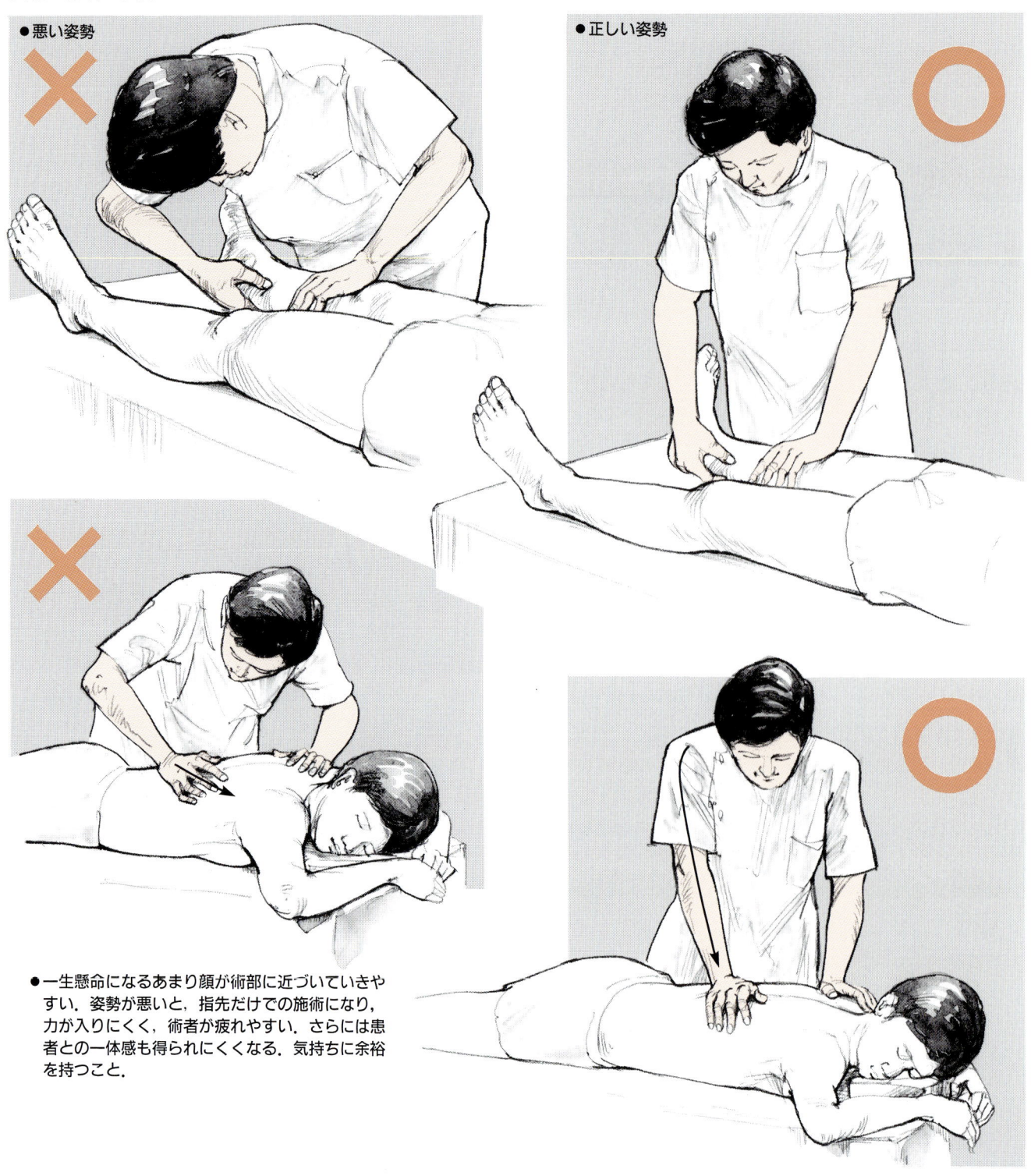

- 一生懸命になるあまり顔が術部に近づいていきやすい．姿勢が悪いと，指先だけでの施術になり，力が入りにくく，術者が疲れやすい．さらには患者との一体感も得られにくくなる．気持ちに余裕を持つこと．

- 姿勢が良いと力を入れやすく，術者が疲れにくいばかりか，患者の体の状態も把握しやすい．

図13　術者の姿勢（2）

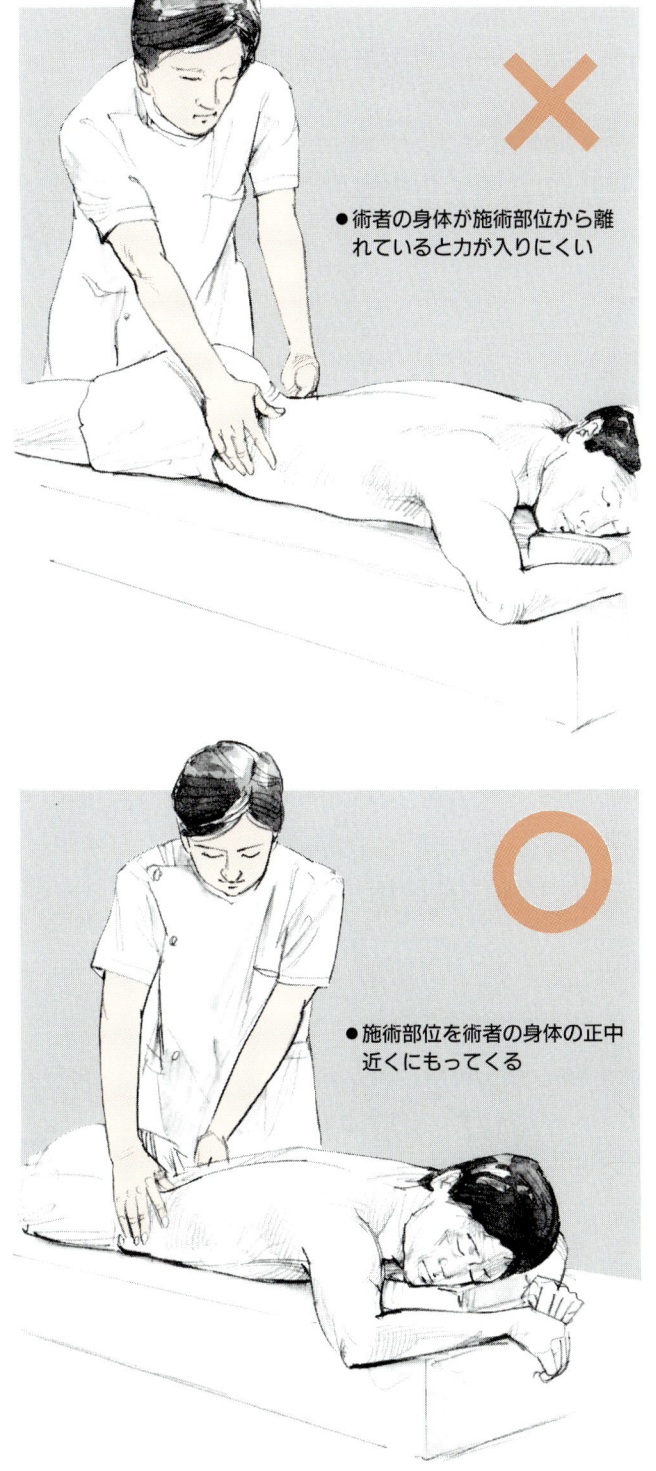

● 術者の身体が施術部位から離れていると力が入りにくい

● 施術部位を術者の身体の正中近くにもってくる

■座位

　座位は頭部，顔面部，頸部，肩背部，上肢の施術に適します（図14）．

　座位は椅子に座るか，ベッドに腰掛けるまたは正座します．ベッド上で行なう際で患者さんの座高が高い場合やベッドが高い場合は，施術位置が高すぎてうまく施術できないことがあります．また一般病室のベッドは幅が広く手が届きにくいことがあります．このような場合は術者がベッドに乗り，立て膝をして行なうとうまくできます（図15）．

■仰臥位

　仰臥位は頭部，顔面部，前頸部，胸腹部，上下肢の施術に適します（図16）．

　仰臥位をとる際は足を肩幅と同じくらいに軽く開き，上肢は軽く体幹に添えます．枕は用いないか，低いものを用います．

■腹臥位

　腹臥位は後頭部，後頸部，肩背部，背腰部，上下肢の後

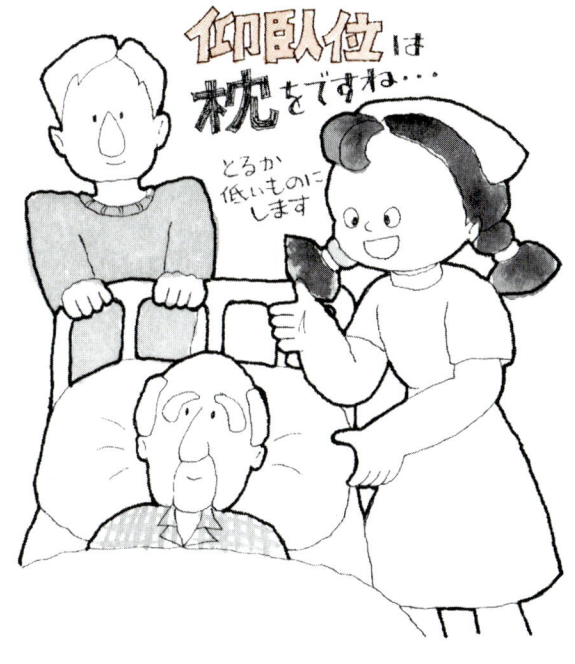

指圧・マッサージの基本 ● 指圧・マッサージの基本手技

図14　患者の体位：座位（1）

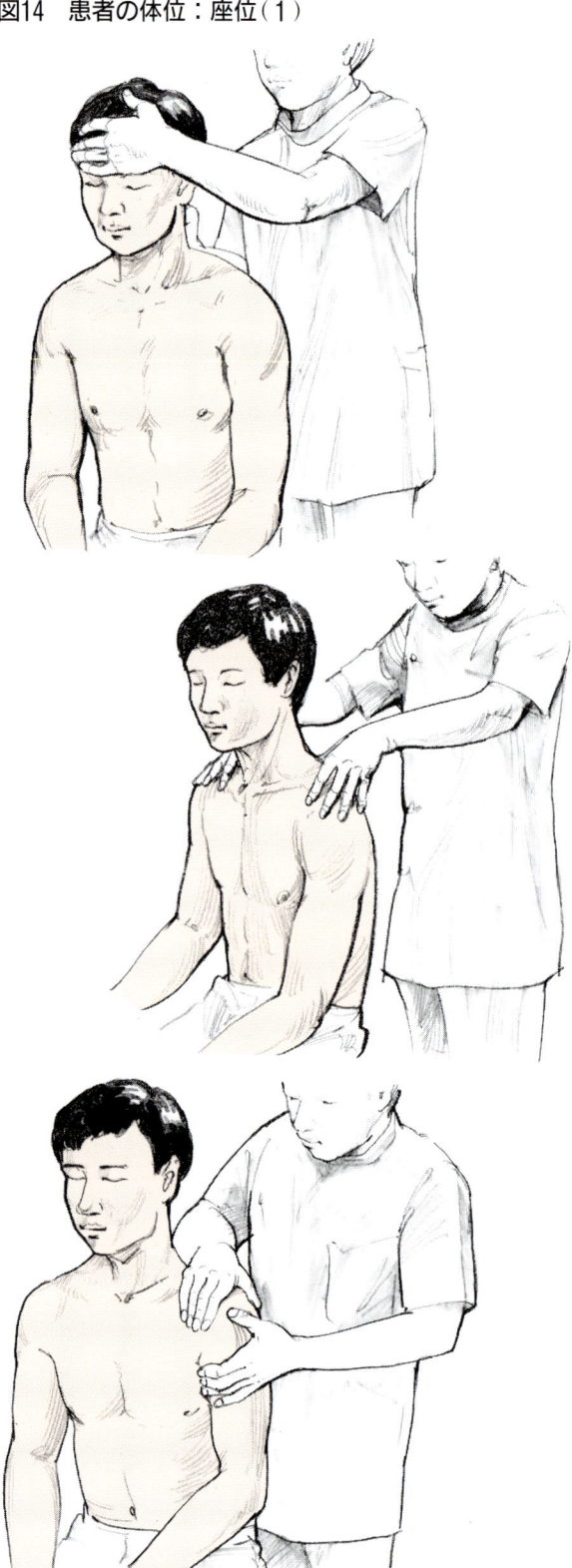

図15　患者の体位：座位（2）

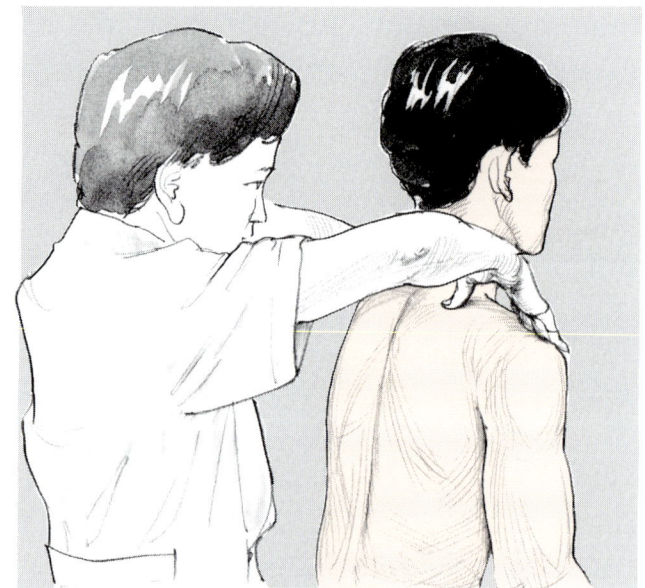

● 施術位置が高すぎるとうまく施術できない

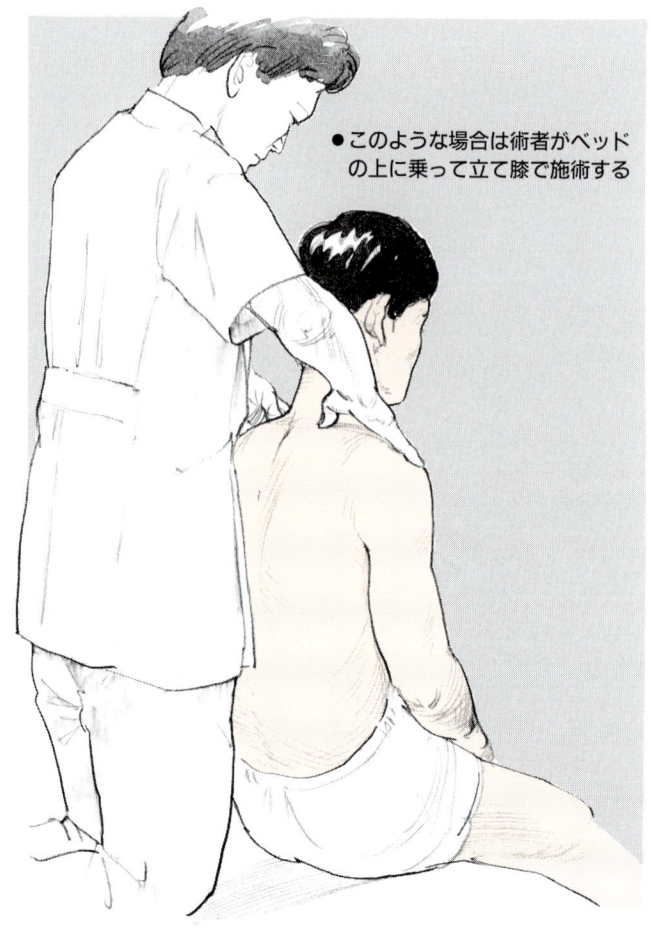

● このような場合は術者がベッドの上に乗って立て膝で施術する

図16　患者の体位：仰臥位

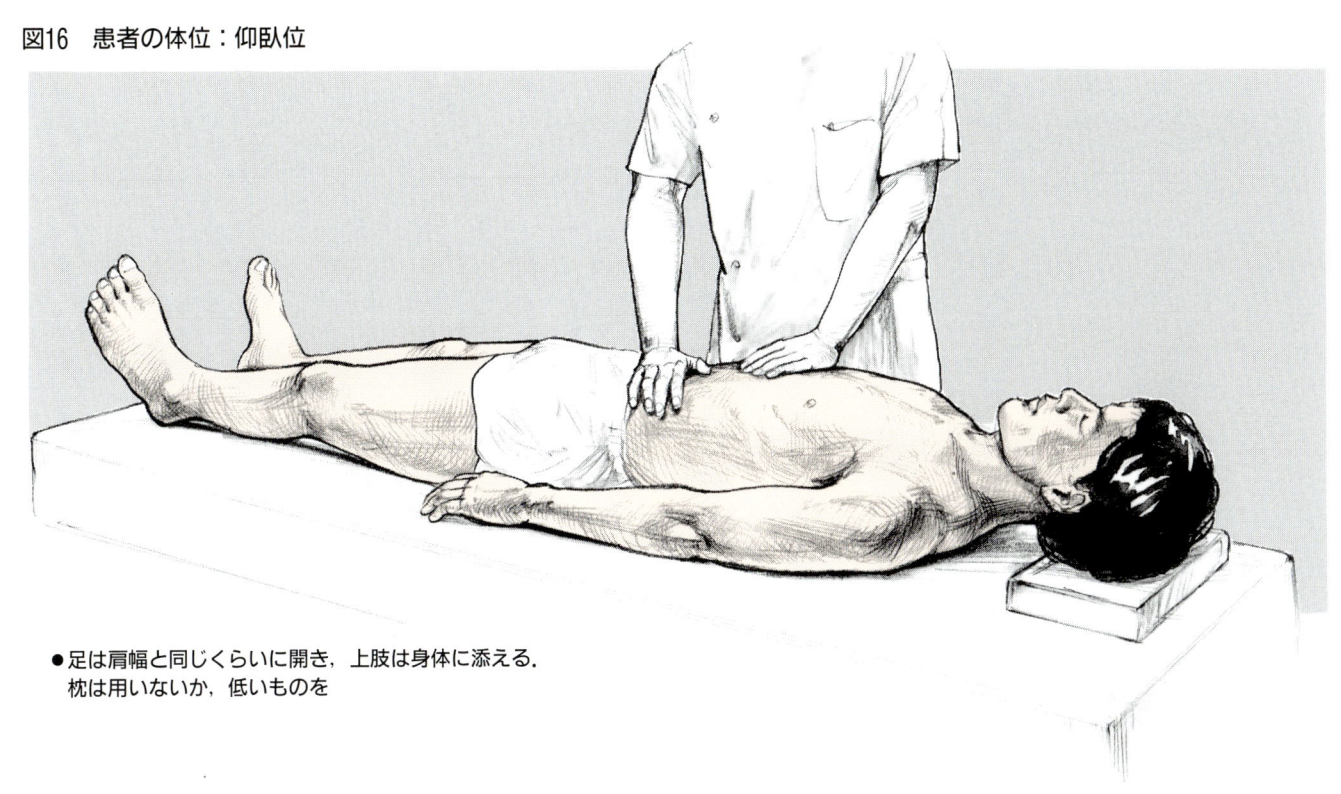

- 足は肩幅と同じくらいに開き，上肢は身体に添える．
  枕は用いないか，低いものを

図17　患者の体位：腹臥位（1）

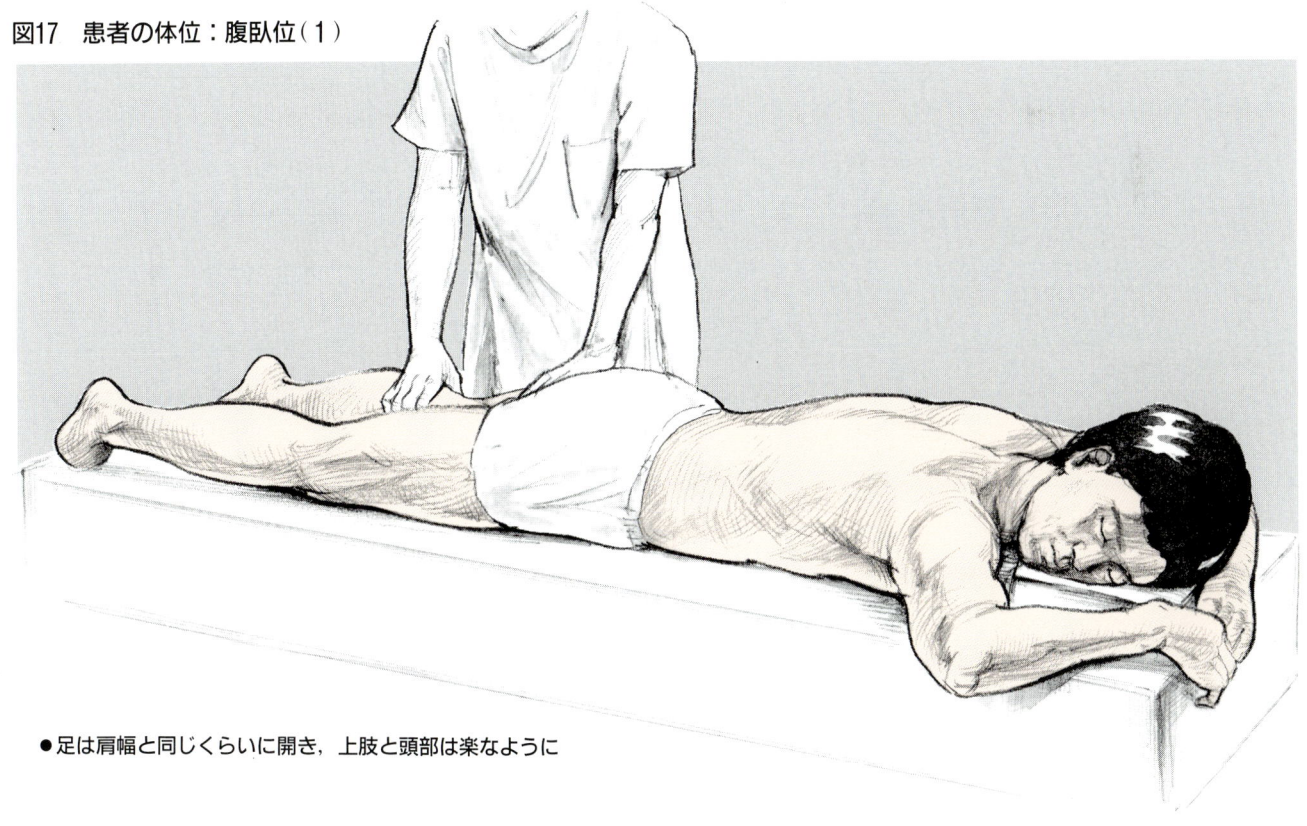

- 足は肩幅と同じくらいに開き，上肢と頭部は楽なように

指圧・マッサージの基本 ● 指圧・マッサージの基本手技

図18　患者の体位：腹臥位（2）

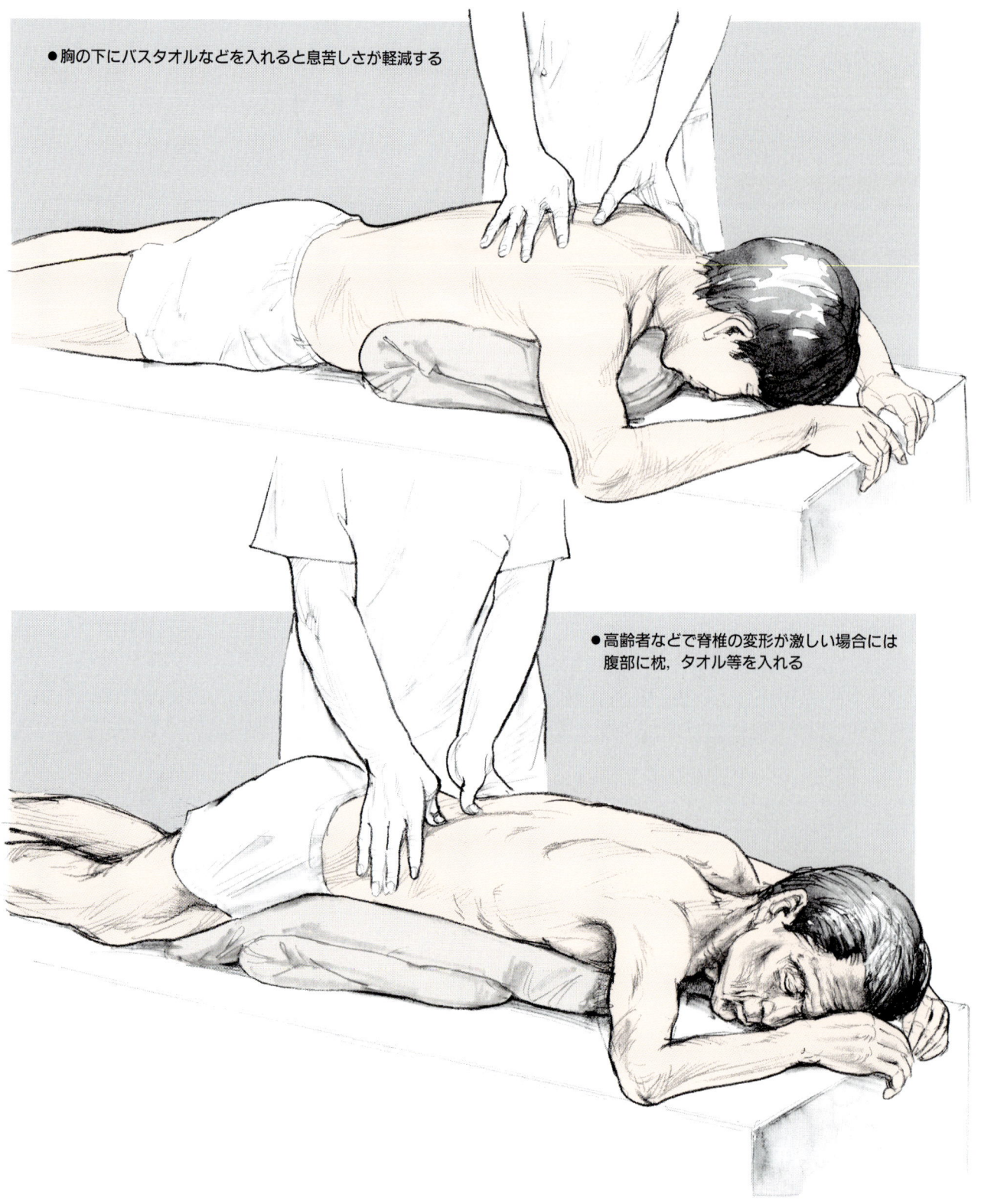

- 胸の下にバスタオルなどを入れると息苦しさが軽減する

- 高齢者などで脊椎の変形が激しい場合には腹部に枕，タオル等を入れる

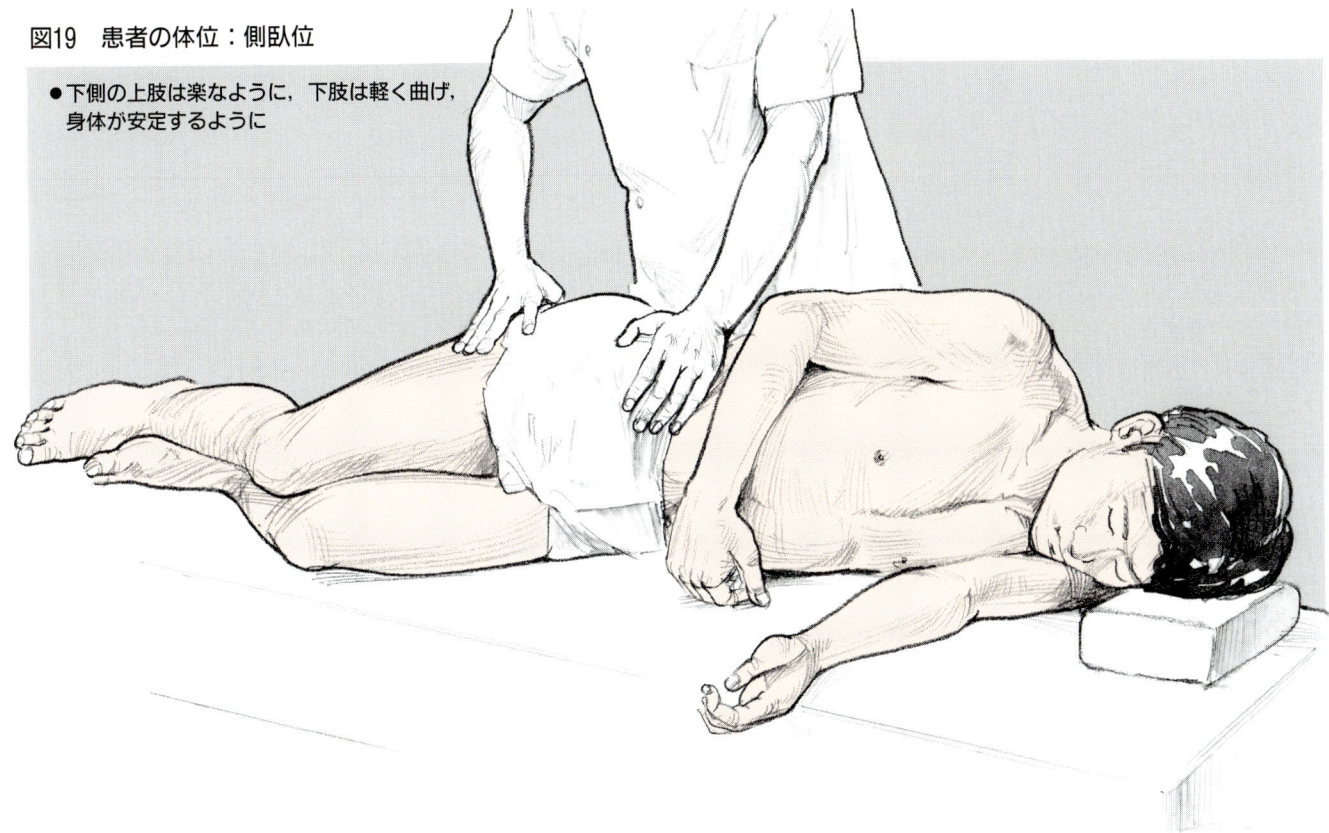

図19　患者の体位：側臥位
- 下側の上肢は楽なように，下肢は軽く曲げ，身体が安定するように

面の施術に適します(図17)．

腹臥位の際は足を肩幅と同じくらいに軽く開き，上肢と頭部は患者さんの楽なようにするのが基本です．ただし後頸部や後頭部に施術する際には，顔は横向きにせず真下を向けて頭部と頸部が真っすぐにすることが必要です．この場合，息苦しくならないように，胸の下にバスタオルなどを入れて少し高くします(図18)．

高齢者で脊椎の変形が激しい場合は，腹部などに枕やタオルなどを入れ，無理のない体位をとるようにします．

■側臥位

側臥位は側頭部，側頸部，上肢，殿部，下肢側面の施術に適します(図19)．

下側になる上肢は患者さんの楽なようにし，下肢は軽く曲げ，身体が安定するようにします．

■無理なく安定させることが肝心

いずれの体位も患者さんの体が安定していて，指圧やマッサージで力が加わった際にグラグラ動かないことが大切です．

患者さんの状態によってはとれない体位があったり，苦痛を伴うこともあります．また術創があるため思うような体位がとれないこともあります．このような場合には枕やバスタオルなどを用いて無理のない姿勢にしたり，他の体位で代用したりする工夫が必要です．

とにかく患者さんが無理なくリラックスできる体位で行なうことが効果をあげるコツです．

禁忌と注意

- 出血傾向のあるケース，急性炎症のある部位，皮膚の状態が悪い部位，骨折，創傷などの外傷部は禁忌です．
- 妊娠の可能性のあるケースや妊娠中のケースには，腹部への施術や腹臥位での強い圧迫法は禁忌です．
- 指圧・マッサージを行なうことで苦痛が生じた場合にはすぐに中止してください．
- 骨粗鬆症のケースには，強い力のかかる施術は避けてください．

指圧・マッサージのコツ

　指圧・マッサージを実際に行なってみるとわかるのですが，ちょっとしたコツでより効果的にそして施術者が楽に行なえるようになります．ここではそのコツをいくつかあげました．コツをつかんでまさに「ツボを得た」指圧・マッサージを行なってください．

ゆったりとした心持ちで患者さんに接すること

　何よりも施術者の心持ちが大切です．時間がないのに面倒臭いと思いながらだったり，次の仕事のことを考えながらだったり，イライラしながらでは，患者さんにその気持ちが伝わってしまって，良い効果が期待できません．患者さんに臨む前に自分の心の状態を振り返ってみましょう．何よりもまず，自分の心をリラックスさせましょう．落ち着いて，のびのびと元気よく，そして患者さんのことを考えましょう．それが何よりも大切なことです．

　これは指圧・マッサージに限らず，どんな看護場面でも大切なことだと思うのですが……．

手を当てることから

　患者さんは痛いところに触れてもらうことを望んでいます．もちろん触れてもらいたくないと思っている患者さんもいますから，そこのところは十分注意しなければなりませんが，多くの患者さんは痛いところをなでてもらいたい，なでてもらうことで相手に自分の痛みを少しでもわかってもらいたいと思っているのです．そして痛いところに触れることから共感が生まれ，信頼関係が深まっていきます．

　そっと手を当て，痛みの部位を確認することから始めてください．触れられない部位ならば言葉で確認してください．

八分目の刺激が理想

　本来，指圧・マッサージを行なう際には患者さんの顔色や局所の凝りの具合をみながら，施術の時間や強さを決めていくもので，どこにどのような刺激を何分というように，時間と方法を決めて施術するものではありません．しかし，皆さんが実際にやる場合には適当な方法と施術時間が判断しにくく，具体的な時間と方法が指示されていないとやりようがないかもしれません．

　そこで，当初は1回につき5分から10分位の時間を目安に行なってください．回数は1日1回，多くても1日2回を限度に行ないます．圧のかけ具合は患者さんが気持ちがいいと感じる程度に加減し，それ以上強くすることは禁物です．

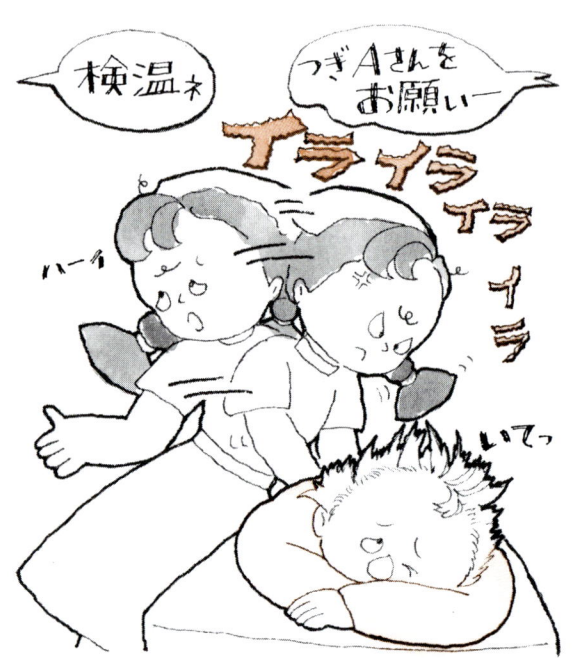

図1 力の入れ具合と手の使い方

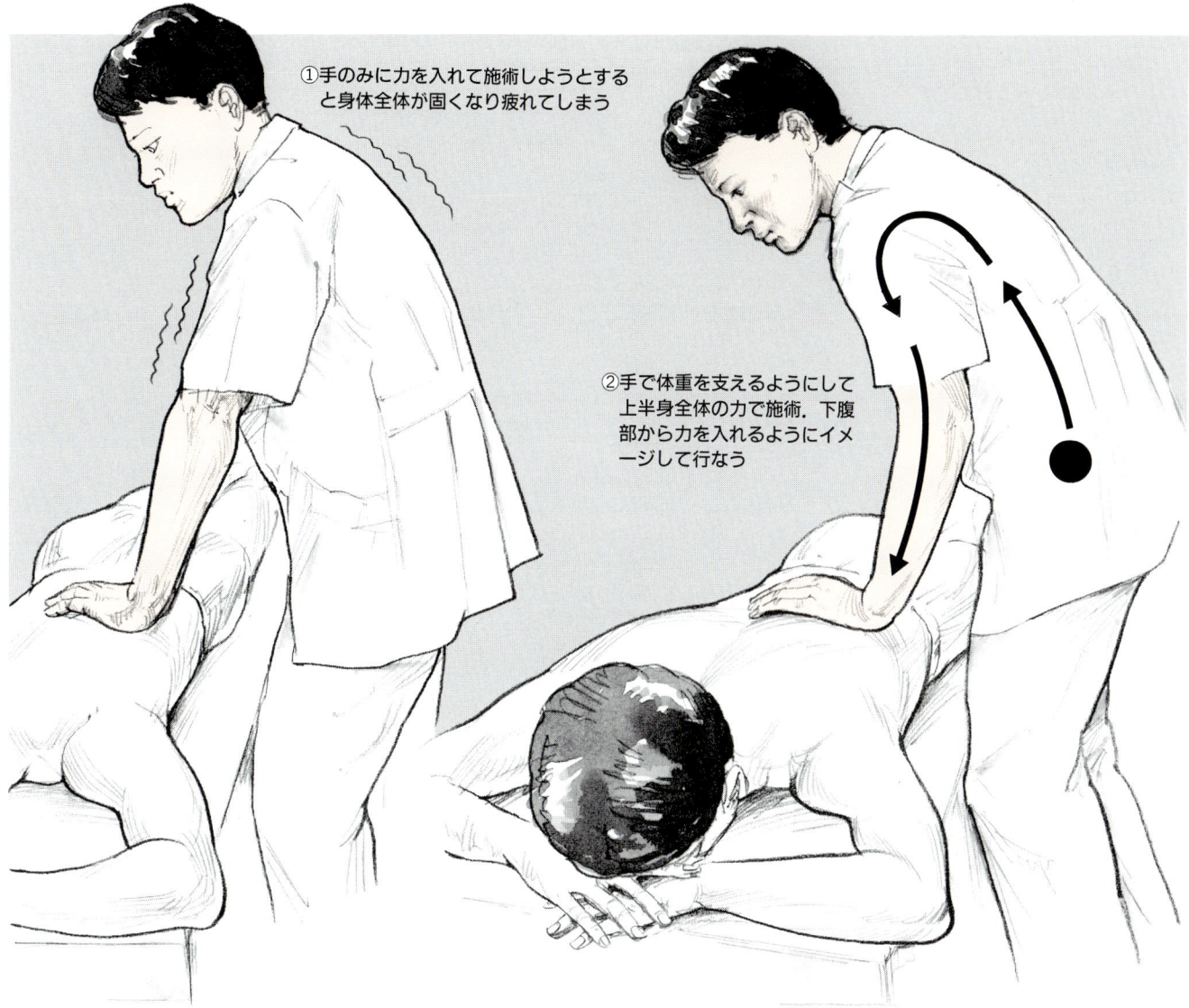

①手のみに力を入れて施術しようとすると身体全体が固くなり疲れてしまう

②手で体重を支えるようにして上半身全体の力で施術．下腹部から力を入れるようにイメージして行なう

　慣れてくれば自然に，どのくらいの時間と強さが適当かわかるようになってきますが，それでも少々控えめにすることが効果をあげる秘訣です．特に最初は相手が少しもの足りないくらいの刺激の量にすることを心がけてください．腹八分目が理想です．刺激の適量と時間は相手によって若干異なることを理解しておいてください．特に虚弱な人に対してはソフトな刺激と少なめの時間を心がけることが大切です．

　とかく気持ちがよくて有り難がられると，サービス精神を発揮して，ついついやり過ぎてしまうものです．しつこいようですが，長い時間やればやるだけ効果があがるということは絶対ありませんから，その点はくれぐれもお忘れなく．

力の入れ具合と手の使い方

　圧迫法，揉捏法は垂直に力がかかるようにするのが基本です．揉捏法は垂直に力をかけつつ，指先あるいは手根部

指圧・マッサージの基本 ● 指圧・マッサージのコツ

図2　呼吸にあわせて施術する

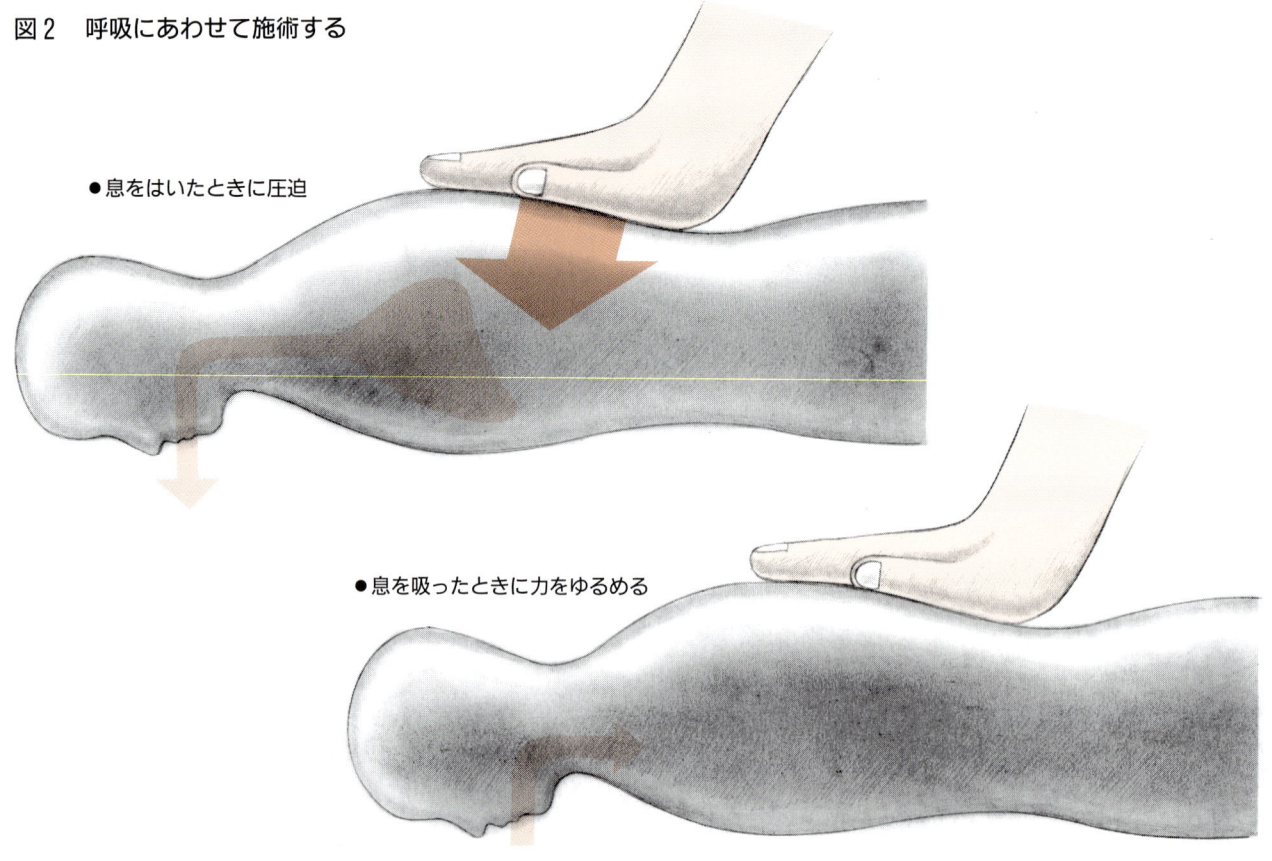

● 息をはいたときに圧迫

● 息を吸ったときに力をゆるめる

などの皮膚に接触している範囲で，その力のかかる点が移動するようにします．その際，指先，手のひらに力を入れてもみほぐそうとすると指先や手先のみに力が入り非常に疲れます．そればかりか微妙な手に伝わる感じがわからなくなってしまいます(図1-①)．

コツは手のひらや指を手先の力で押しつけるのではなく，体重を手掌，四指，母指で支えるように，肘から上で圧を加えます．下腹部から力を入れるような感じで，上半身全体の力と体重を利用した力のかけ方で施術するようにします(図1-②)．

圧のかけ具合は体重のかけ具合で調節します．指や手はあくまで相手の温もりを感じ，こちらの温もりを伝える触手として皮膚にしなやかに密着させます．

ツボの位置や施術部位によっては片手があいてしまう場合がありますが，その際はあいている手をそっと患者さんの身体に添えることが大切です．また患者さんの体位によって，特に座位では力を入れると身体がぐらつくことがあるので，あいている手で支えるようにします．

呼吸に合わせて

指圧では力を入れる場合は，3秒以上力をかけるようにします．101，102，103とゆっくり数えるくらいの時間です．あまり速いと落ち着きのない感じになり，せっかくの施術の効果も半減してしまいます．

反復して，あるいは連続して指圧を行なう場合，ただある一定の時間圧迫しているのではなく，患者さんの呼吸に合わせて圧迫します．患者さんが息をはいたときに圧迫し，息を吸ったときに力をゆるめます(図2)．呼吸に合わせることは，生体のリズムに合わせることにつながります．また呼吸の速さを感じとることにより，患者さんがリラックスできているか，指圧・マッサージが心地よく感じられているかがよくわかります．リラックスできていれば，呼吸はおのずとゆったりと深くなってきます．

全身の重要なツボと効用

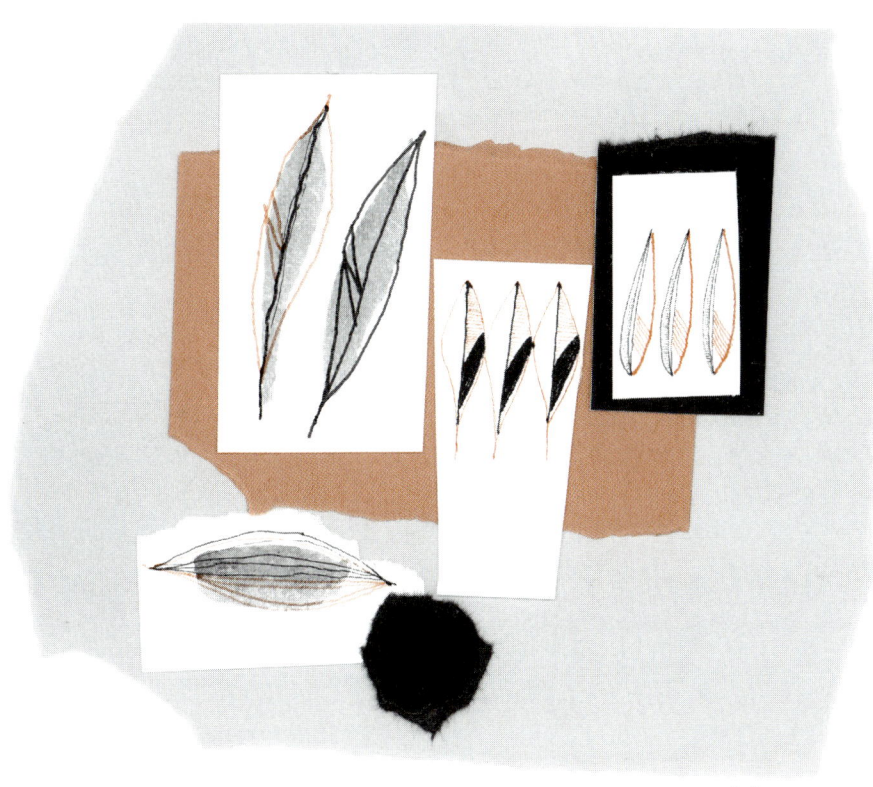

●この項のみかた
●まずツボの漢字表記を記載し（　）内に読み方，WHOによるコード名，ツボの所属経絡の順に記載しました．
〈例〉尺沢（しゃくたく，　LU-5，　手の太陰肺経）
　　　↑　　　　↑　　　　↑　　　　↑
　　漢字表記　読み方　コード名　所属経絡
●各部位ごとに所属経絡ごとにまとめて記載しました．
●ツボのとり方は日本経穴委員会のとり方を参考にし，古来よりとられている方法も併用しました．

●ツボのとり方は cm と指の幅（横指）により表示してあります．1横指は母指の1本の幅，2横指は示指と中指をそろえた幅，3横指は示指，中指と環指をそろえた幅，4横指は示指，中指，環指と小指をそろえた幅を意味します．
●主治は主に効果的と考えられているものを記載しました．おおむねよく用いられるものから順に記しました．
●ここでは重要と思われるツボを適宜選択しました．したがってこの他にも効果的なものもありますので，さらに学習したい方は指圧・ツボ療法の専門書を参照してください．

全身のツボと経絡

「気」の流れるルート 経絡

「気」は全身をめぐっていると述べましたが,「気」が全身をめぐる主な道筋を「経絡」とよびます.「経」という漢字は縦糸を意味し,「絡」という漢字は横糸を意味しています.「経」というのはメインルートで,道路にたとえると高速道路や国道にあたります.「絡」はそれらを結ぶ環状道路や県道,市道です.更にその他の小さな道路が縦横無尽に交通網として機能していますが,日本中どこでも道路がつながり車が流れているように,全身に「気」が流れているのをイメージするとわかりやすいと思います.

「気」が経絡を介して全身にめぐることで,全身の各器官は機能します.ここで何かの事故で道路が通行止めになった状態をイメージしてください.主たる道路が通行止めになると,その先の都市には車は入って行くことはできません.迂回路が作られ何とかその先の都市へ入り込むことはできますが,決してスムーズにはいきません.この状態が「気」を病んでいる状態だと考えてください.そして,この通行止めの原因を取り除くことが治療であり,その1つが指圧・マッサージなのです.

経絡の循環とその機能

経絡は半身に12本,正中線上に2本の計14本があるとされています.半身にある12本はそれぞれ特定の臓器(東洋医学でいう臓腑)にその源を発し,深くかかわっています.正中線上の2本は身体の正中線上の前後を循環し,他の12本の経絡を統括する役割を持っています.12本の経絡の両端は別の経絡につながり,12本すべてが連なり,広げると環状を形作り「気」が循環しています.

内部では臓器につながり,表面では多くのツボを有し,全身をめぐっています.そして,ある特定の臓器が病むと,最初はその経絡に病変を表わし,その経絡上のツボに変化が現われます.経絡は「気」をめぐらせるルートとしてだけではなく,身体の内部の臓器に病変が起きた場合の信号を発する機関としても機能し,また治療の際にはツボの刺激を病んでいる臓器に伝えるルートとしての役割も果たします.

指圧・マッサージが,その局所にだけ作用するのではなく全身的に作用するのも,経絡がこのような機能をもっているからなのです.

経絡の名称

経絡の名称は漢字ばかりが並び一見大変難しいものに感じられるかもしれませんが,その名称は規則的になってい

図1　経絡の名称：陰と陽

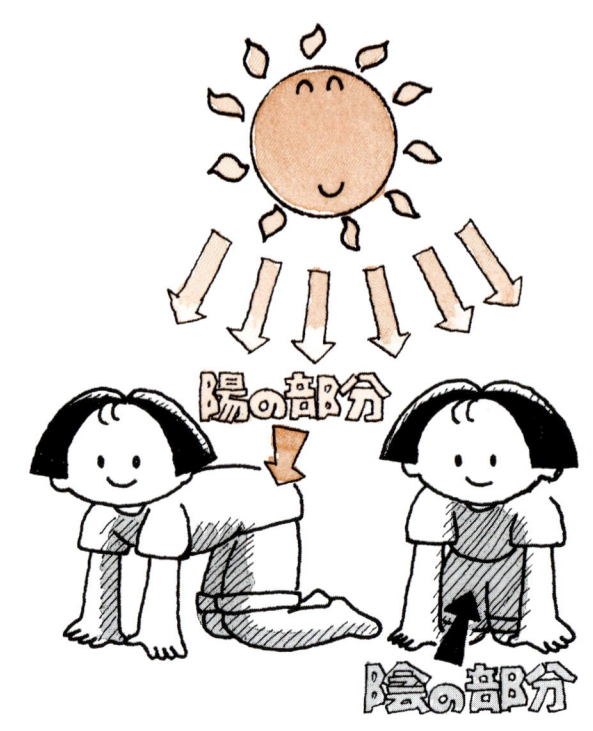

図2　経絡の名称：十二経絡

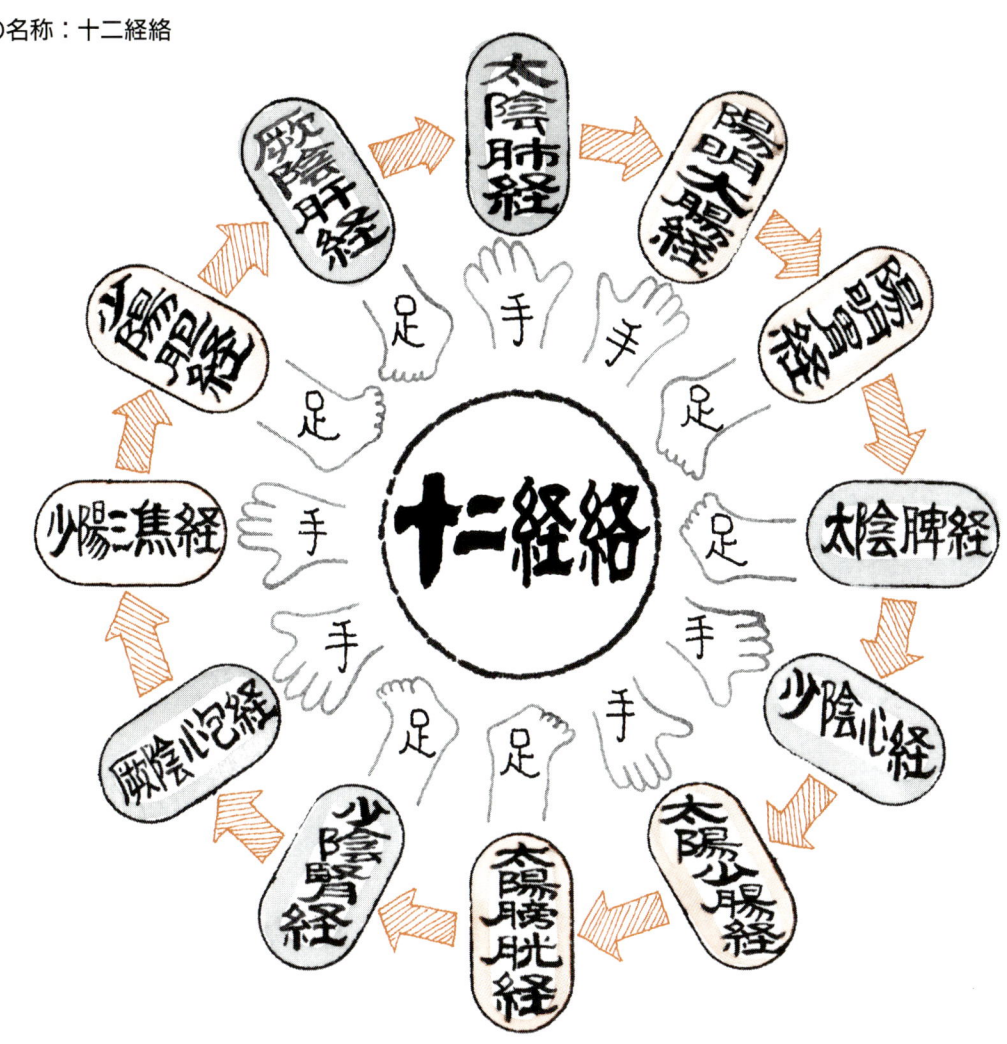

るので一旦覚えてしまえば案外簡単なものです．

　まずどの経絡も手か足にその主なルートがありますので，「手の」もしくは「足の」という言葉が頭に来ます．それから経絡は皮膚上の陰の部分もしくは陽の部分をめぐっているので，陰の部分をめぐっているのを陰経，陽の部分をめぐっているのを陽経とよびます．更に陰の部分は太陰，少陰，厥陰に分けられます．陽の部分は太陽，陽明，少陽に分けられます．

　ここでいう陰の部分，陽の部分とは，人間が四つん這いになって上から太陽の光が当たり影になる部分を陰，日の当たる部分を陽といっています(図1)．

　手と足の経絡各々に太陰，少陰，厥陰，太陽，陽明，少陽があります．つまり手の太陰，手の少陰，手の厥陰，手の太陽，手の陽明，手の少陽，足の太陰，足の少陰，足の厥陰，足の太陽，足の陽明，足の少陽の12本になります．

　これらの12本の経絡は，各々その源となっている臓腑があります．臓は肝，心，脾，肺，腎，心包の6つです．腑は胆，小腸，胃，大腸，膀胱，三焦の6つです．

　そして，その臓腑の名前をつけて，その後に経絡の「経」をつけて「〜経」と名づけています．例えば肝であれば「足の厥陰肝経」というふうになります．図2に経絡の名称を「気」のめぐる順番に列記しました．ちょっととっつきにくいかもしれませんがわかっていただけたでしょうか．

　図3〜14に全身の経絡と重要なツボを示しました．

全身の重要なツボと効用 ● 全身のツボと経絡

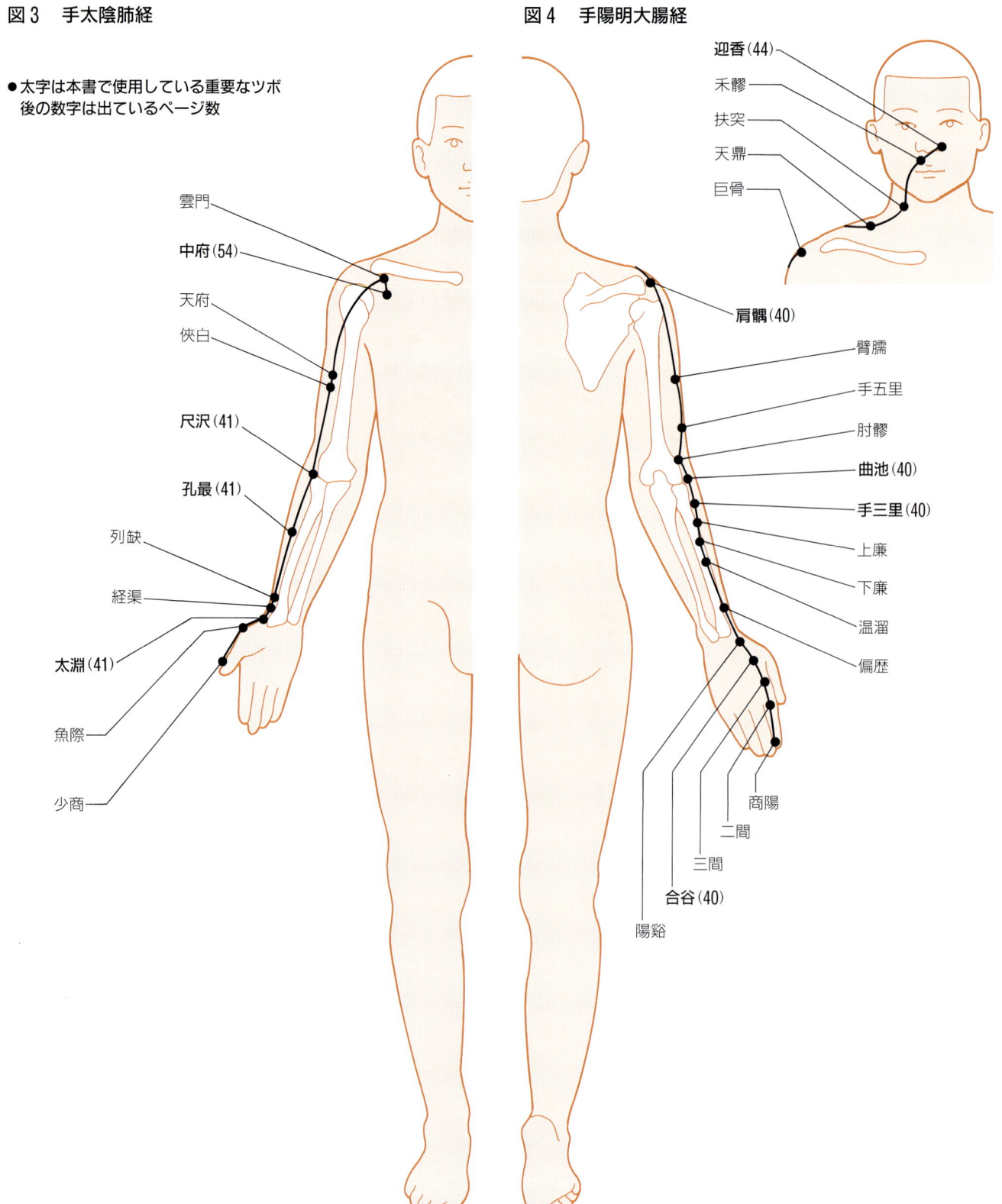

図3　手太陰肺経

● 太字は本書で使用している重要なツボ
　後の数字は出ているページ数

雲門
中府(54)
天府
俠白
尺沢(41)
孔最(41)
列缺
経渠
太淵(41)
魚際
少商

図4　手陽明大腸経

迎香(44)
禾髎
扶突
天鼎
巨骨
肩髃(40)
臂臑
手五里
肘髎
曲池(40)
手三里(40)
上廉
下廉
温溜
偏歴
商陽
二間
三間
合谷(40)
陽谿

図5　足陽明胃経

- 頭維(46)
- 承泣
- 四白(44)
- 下関(44)
- 巨髎
- 地倉
- 頬車(44)
- 大迎
- 人迎
- 水突
- 気舎
- 缺盆(54)
- 気戸
- 庫房
- 屋翳
- 膺窓
- 乳中
- 乳根(54)
- 不容(56)
- 承満
- 梁門
- 関門
- 太乙
- 滑肉門
- 天枢(56)
- 外陵
- 大巨
- 水道
- 帰来
- 気衝
- 髀関
- 伏兎
- 陰市
- 梁丘(58)
- 犢鼻
- 足三里(58)
- 上巨虚
- 条口
- 豊隆
- 下巨虚
- 解谿(58)
- 衝陽
- 陥谷
- 内庭(58)
- 厲兌

図6　足太陰脾経

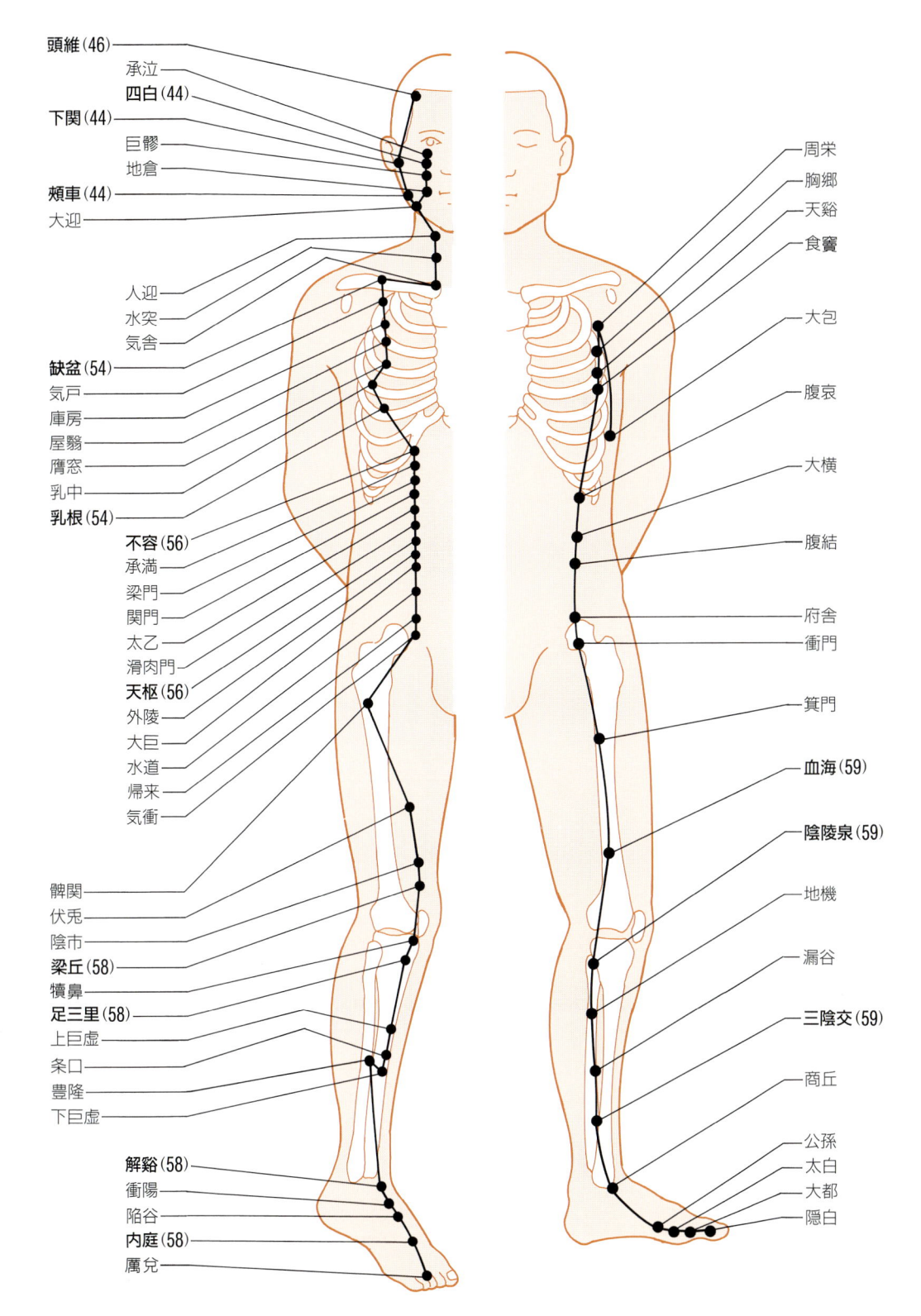

- 周栄
- 胸郷
- 天谿
- 食竇
- 大包
- 腹哀
- 大横
- 腹結
- 府舎
- 衝門
- 箕門
- 血海(59)
- 陰陵泉(59)
- 地機
- 漏谷
- 三陰交(59)
- 商丘
- 公孫
- 太白
- 大都
- 隠白

全身の重要なツボと効用 ● 全身のツボと経絡

図7　手少陰心経

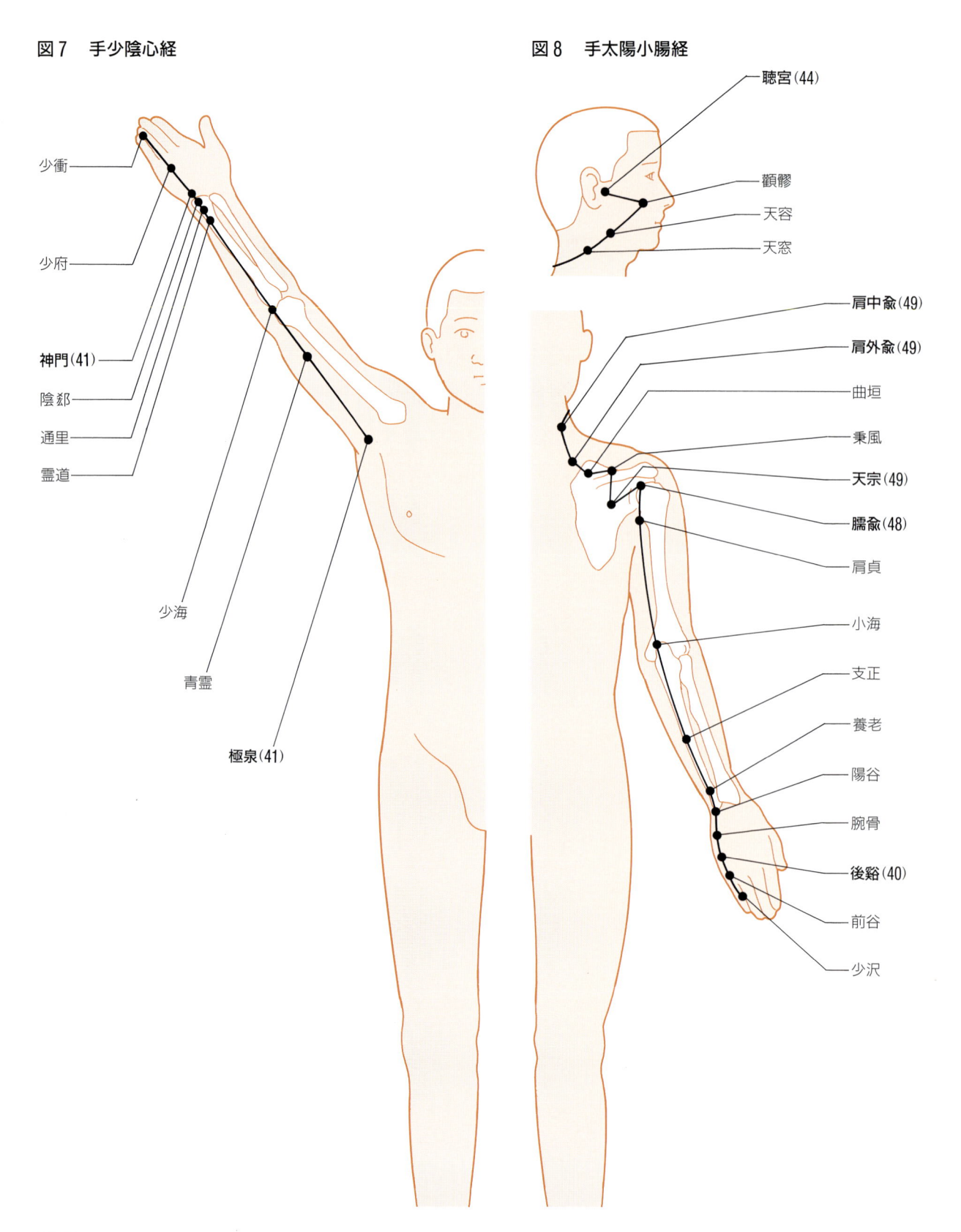

- 少衝
- 少府
- **神門(41)**
- 陰郄
- 通里
- 霊道
- 少海
- 青霊
- **極泉(41)**

図8　手太陽小腸経

- 聴宮(44)
- 顴髎
- 天容
- 天窓
- **肩中兪(49)**
- **肩外兪(49)**
- 曲垣
- 秉風
- **天宗(49)**
- **臑兪(48)**
- 肩貞
- 小海
- 支正
- 養老
- 陽谷
- 腕骨
- **後谿(40)**
- 前谷
- 少沢

図9　足太陽膀胱経

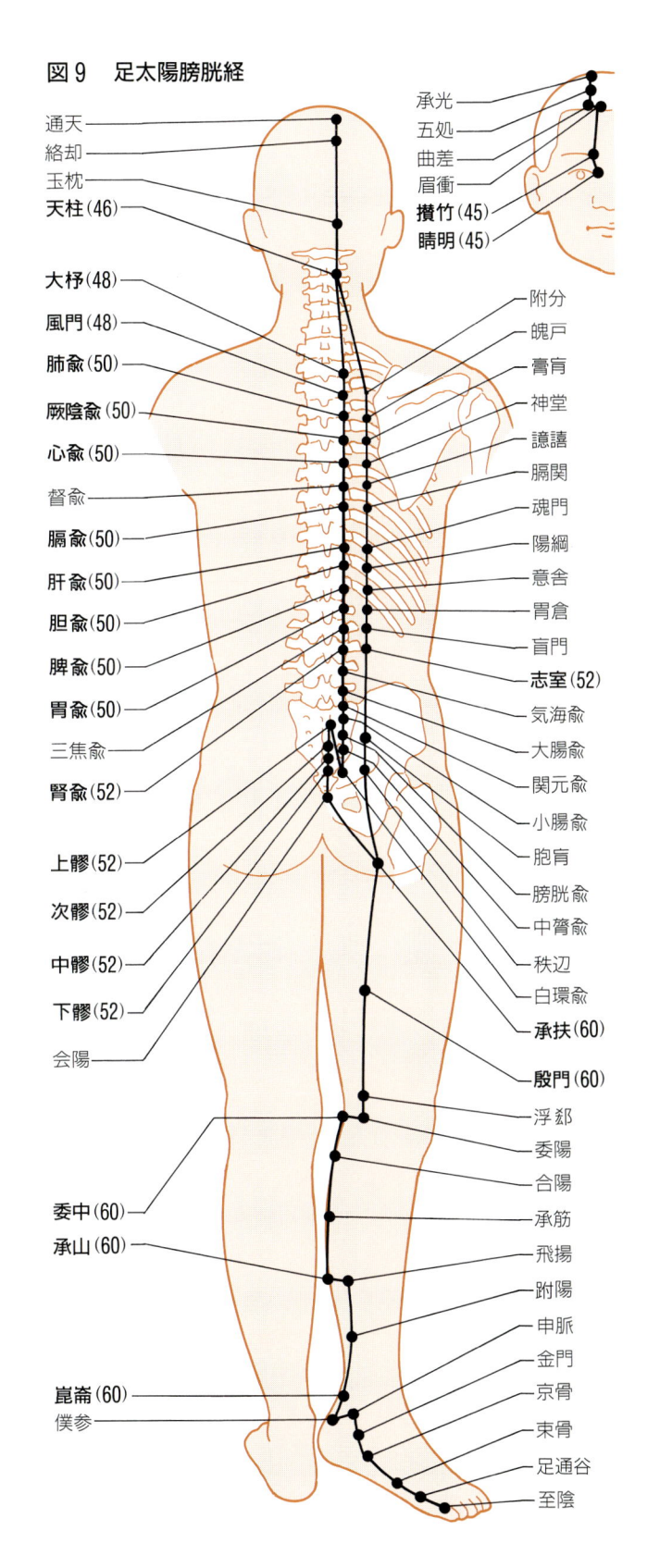

通天
絡却
玉枕
天柱(46)
大杼(48)
風門(48)
肺兪(50)
厥陰兪(50)
心兪(50)
督兪
膈兪(50)
肝兪(50)
胆兪(50)
脾兪(50)
胃兪(50)
三焦兪
腎兪(52)
上髎(52)
次髎(52)
中髎(52)
下髎(52)
会陽
委中(60)
承山(60)
崑崙(60)
僕参

承光
五処
曲差
眉衝
攅竹(45)
睛明(45)

附分
魄戸
膏肓
神堂
譩譆
膈関
魂門
陽綱
意舎
胃倉
肓門
志室(52)
気海兪
大腸兪
関元兪
小腸兪
胞肓
膀胱兪
中膂兪
秩辺
白環兪
承扶(60)
殷門(60)
浮郄
委陽
合陽
承筋
飛揚
跗陽
申脈
金門
京骨
束骨
足通谷
至陰

図10　足少陰腎経

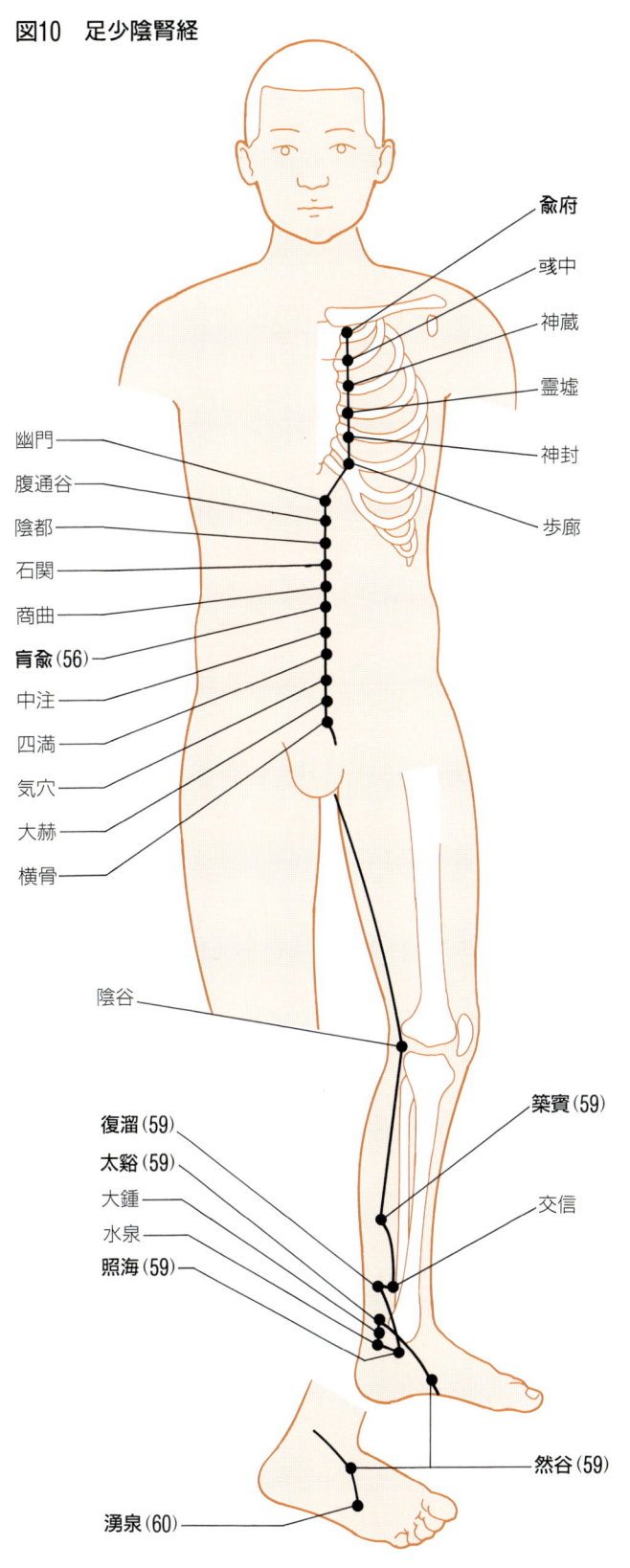

兪府
彧中
神蔵
霊墟
神封
歩廊

幽門
腹通谷
陰都
石関
商曲
肓兪(56)
中注
四満
気穴
大赫
横骨

陰谷

復溜(59)
太谿(59)
大鍾
水泉
照海(59)

築賓(59)
交信

然谷(59)

湧泉(60)

全身の重要なツボと効用 ● 全身のツボと経絡

図11　手厥陰心包経

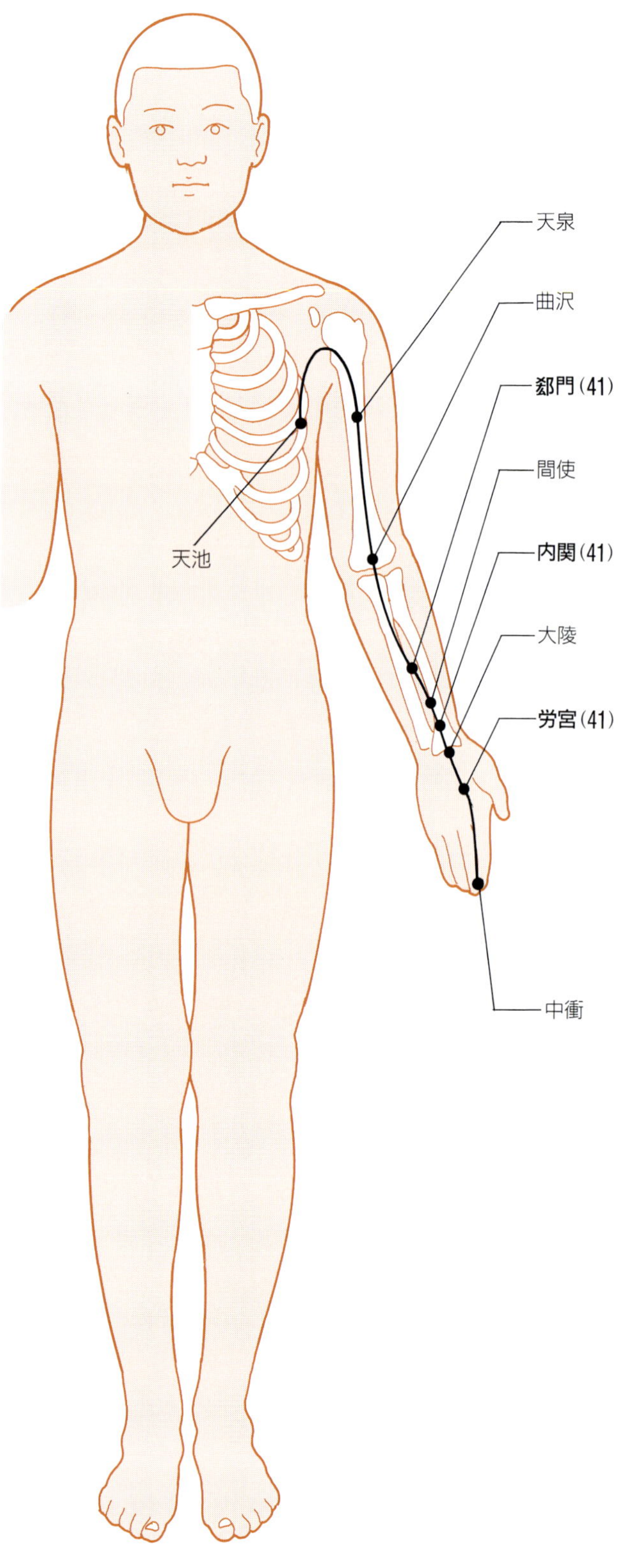

- 天泉
- 曲沢
- **郄門(41)**
- 間使
- **内関(41)**
- 大陵
- **労宮(41)**
- 天池
- 中衝

図12　手少陽三焦経

- **絲竹空(44)**
- 和髎
- 耳門
- **角孫(46)**
- 顱息
- 瘈脈
- 翳風
- 天牖
- 天髎
- 肩髎
- 臑会
- 消濼
- 清冷淵
- 天井
- **四瀆(40)**
- 三陽絡
- 会宗
- 支溝
- **外関(40)**
- **陽池(40)**
- 中渚
- 液門
- 関衝

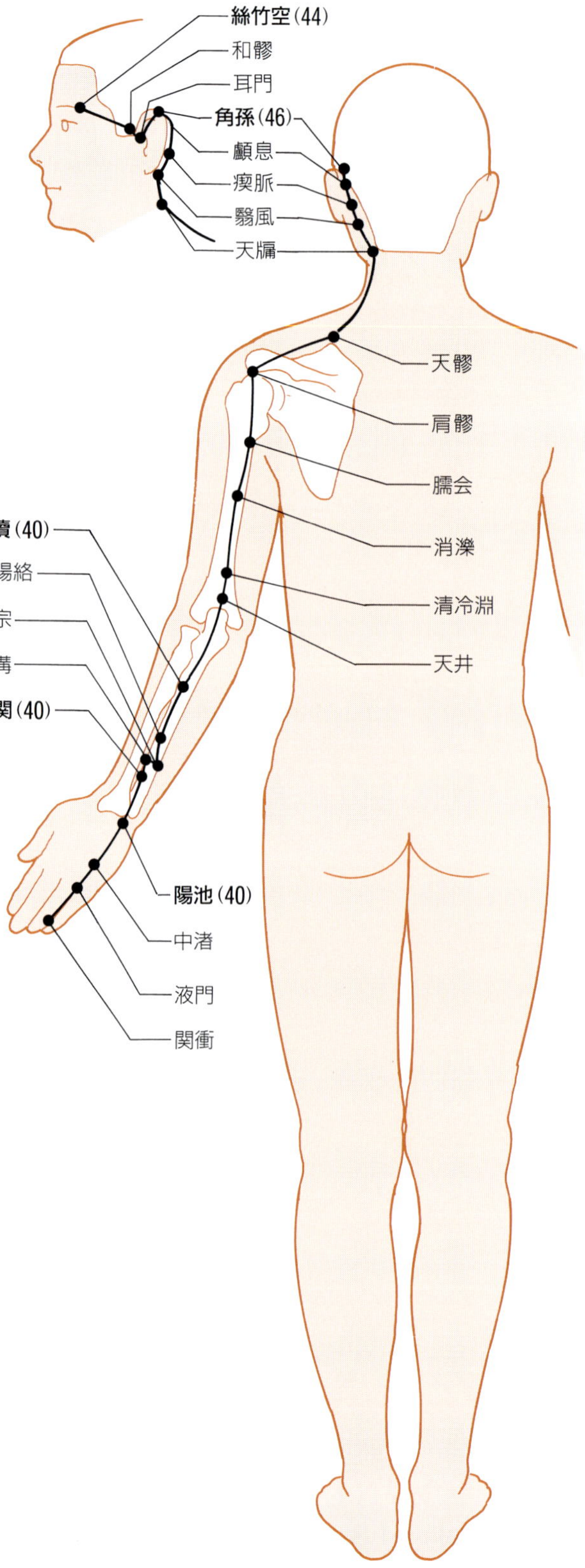

図13　足少陽胆経

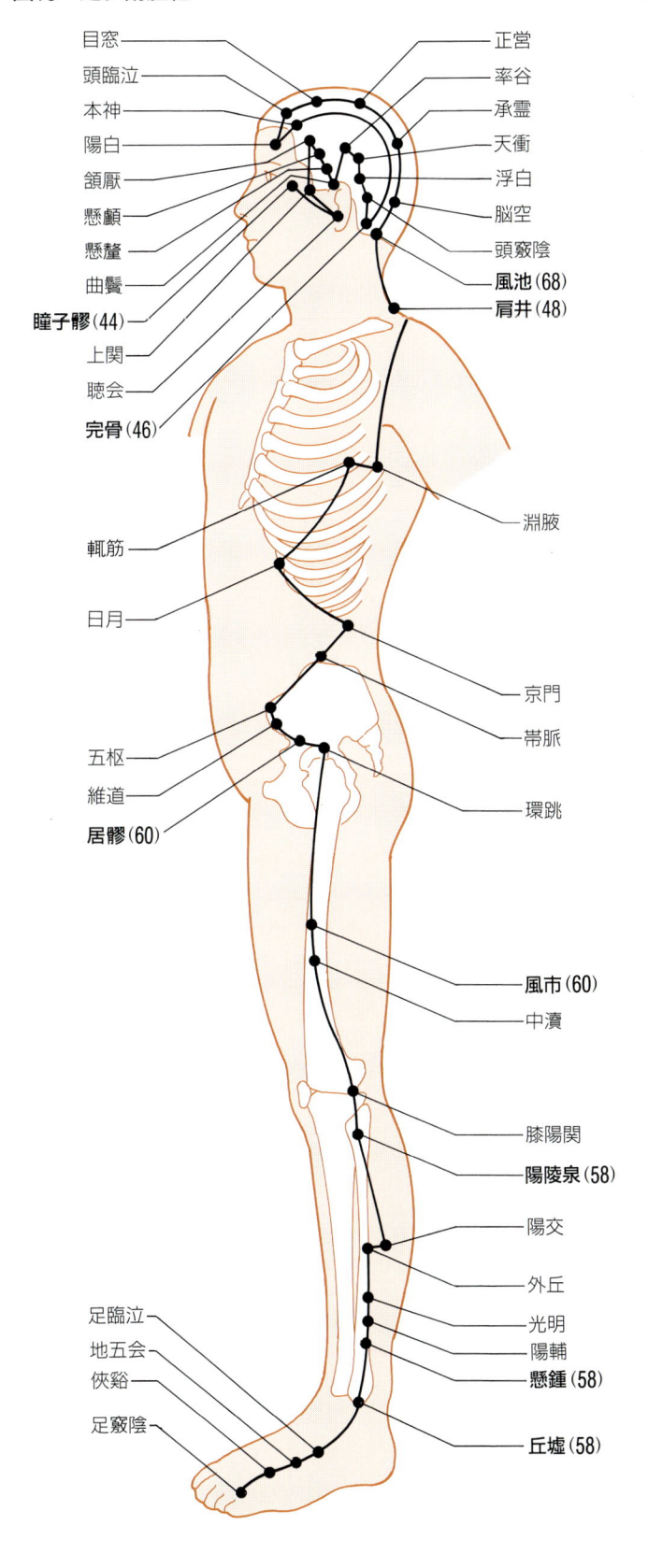

- 目窓
- 頭臨泣
- 本神
- 陽白
- 頷厭
- 懸顱
- 懸釐
- 曲鬢
- **瞳子髎(44)**
- 上関
- 聴会
- **完骨(46)**
- 正営
- 率谷
- 承霊
- 天衝
- 浮白
- 脳空
- 頭竅陰
- **風池(68)**
- **肩井(48)**
- 輒筋
- 日月
- 五枢
- 維道
- **居髎(60)**
- 淵腋
- 京門
- 帯脈
- 環跳
- **風市(60)**
- 中瀆
- 膝陽関
- **陽陵泉(58)**
- 陽交
- 外丘
- 光明
- 陽輔
- **懸鍾(58)**
- **丘墟(58)**
- 足臨泣
- 地五会
- 侠谿
- 足竅陰

図14　足厥陰肝経

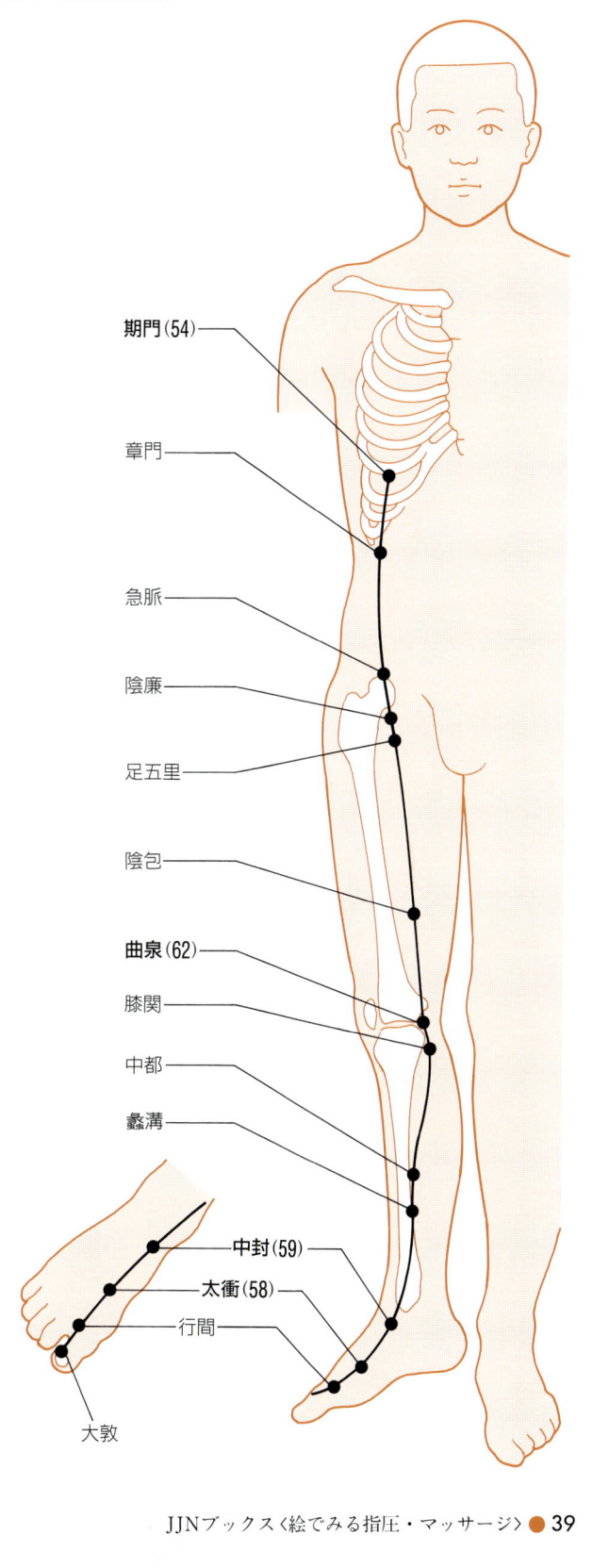

- **期門(54)**
- 章門
- 急脈
- 陰廉
- 足五里
- 陰包
- **曲泉(62)**
- 膝関
- 中都
- 蠡溝
- **中封(59)**
- **太衝(58)**
- 行間
- 大敦

上肢のツボ

■肩髃
(けんぐう，LI-15，手の陽明大腸経)
【ツボのとり方】
肩関節部上肢を水平に上げると肩関節部に2つのくぼみができる．その前方のくぼみ
【主治】
肩関節痛，皮膚病(特に痒み)，上肢の疼痛および麻痺

■手三里
(てさんり，LI-10，手の陽明大腸経)
【ツボのとり方】
肘関節横紋橈側の端から3横指下
【主治】
肘痛，鼻疾患，顔面，頭部の疼痛

■陽池
(ようち，TE-4，手の少陽三焦経)
【ツボのとり方】
手関節背側横紋の中央
【主治】
手首の疼痛，腱鞘炎，乳汁分泌不全

■合谷
(ごうこく，LI-4，手の陽明大腸経)
【ツボのとり方】
手背で第1，2中手骨の間，第2中手骨底寄りのところ
【主治】
眼疾患，顔面，頭部の疼痛疾患(頭痛，歯痛など)，顔面神経麻痺，咽痛，脳卒中後遺症

■曲池
(きょくち，LI-11，手の陽明大腸経)
【ツボのとり方】
肘関節横紋橈側の端
【主治】
眼疾患，顔，頭，肩，上肢の病，歯痛，脳卒中後遺症

■四瀆
(しとく，TE-9，手の少陽三焦経)
【ツボのとり方】
肘頭と手関節背側横紋の間で，肘頭から2/5の点
【主治】
肩凝り，頭頂部の頭痛，上肢痛，下歯痛

■外関
(がいかん，TE-5，手の少陽三焦経)
【ツボのとり方】
手関節背側横紋の中央から上へ3横指
【主治】
頭痛，腕関節痛，上肢痛，肩関節痛，耳鳴り

■後谿
(こうけい，SI-3，手の太陽小腸経)
【ツボのとり方】
第5中手骨頭上縁の尺側
【主治】
寝違い

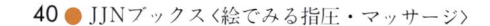

■極泉
(きょくせん，HT-1，手の少陰心経)
【ツボのとり方】
腋窩の中央
【主治】
肩関節痛，上肢の痛みおよび冷え

■尺沢
(しゃくたく，LU-5，手の太陰肺経)
【ツボのとり方】
肘関節横紋上の中央にある腱の橈側
【主治】
咳嗽，気管支喘息，咽痛，肘関節痛

■郄門
(げきもん，PC-4，手の厥陰心包経)
【ツボのとり方】
前腕部内側面の中央，肘関節と手関節の中点の下2cm
【主治】
心悸亢進，胸悶感，上肢痛

■神門
(しんもん，HT-7，手の少陰心経)
【ツボのとり方】
手関節掌面横紋の尺骨端
【主治】
中枢神経系の鎮静，便秘，前腕部尺側の痛みとしびれ

■孔最
(こうさい，LU-6，手の太陰肺経)
【ツボのとり方】
肘関節横紋上の中央にある腱の橈側と手関節横紋の橈骨動脈拍動部の中点から上方約2cm
【主治】
痔痛，呼吸器疾患，前腕痛

■内関
(ないかん，PC-6，手の厥陰心包経)
【ツボのとり方】
手関節掌側中央の上3横指
【主治】
吐き気，嘔吐，不眠，神経症，胸痛

■太淵
(たいえん，LU-9，手の太陰肺経)
【ツボのとり方】
手関節横紋の橈骨動脈拍動部
【主治】
感冒，悪寒，手関節痛，咳嗽，呼吸困難

■労宮
(ろうきゅう，PC-7，手の厥陰心包経)
【ツボのとり方】
手掌面の中央，第2，3中手骨間の中央
【主治】
弾発指，手の冷え

全身の重要なツボと効用 ● 上肢のツボ

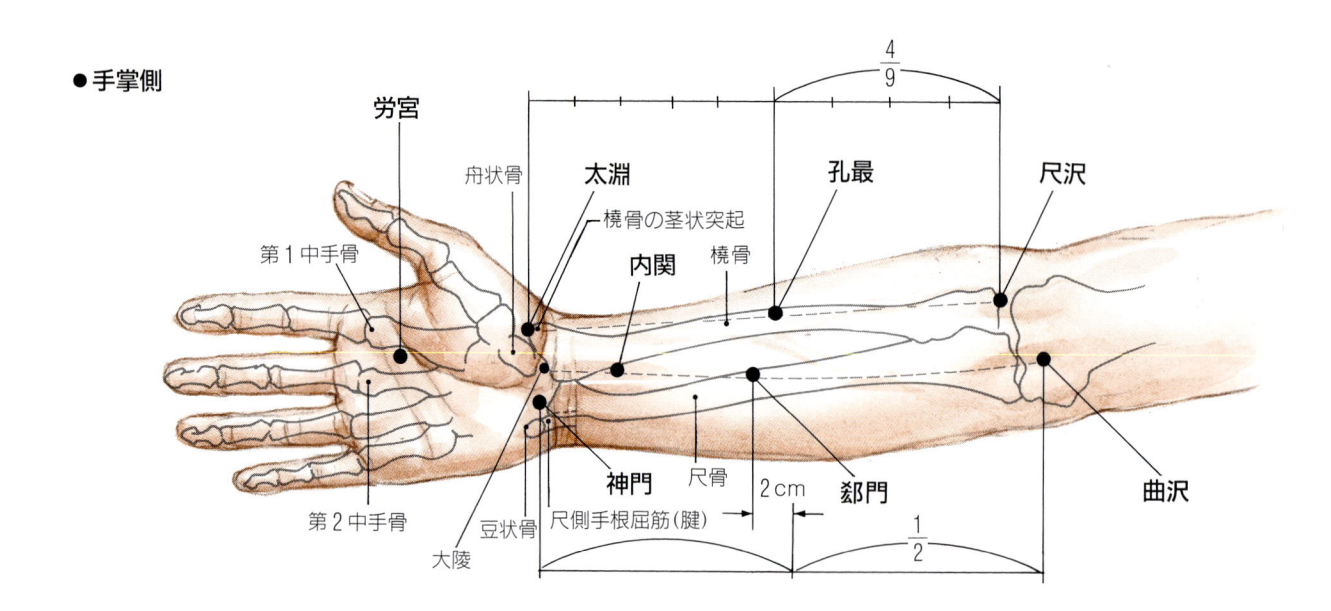

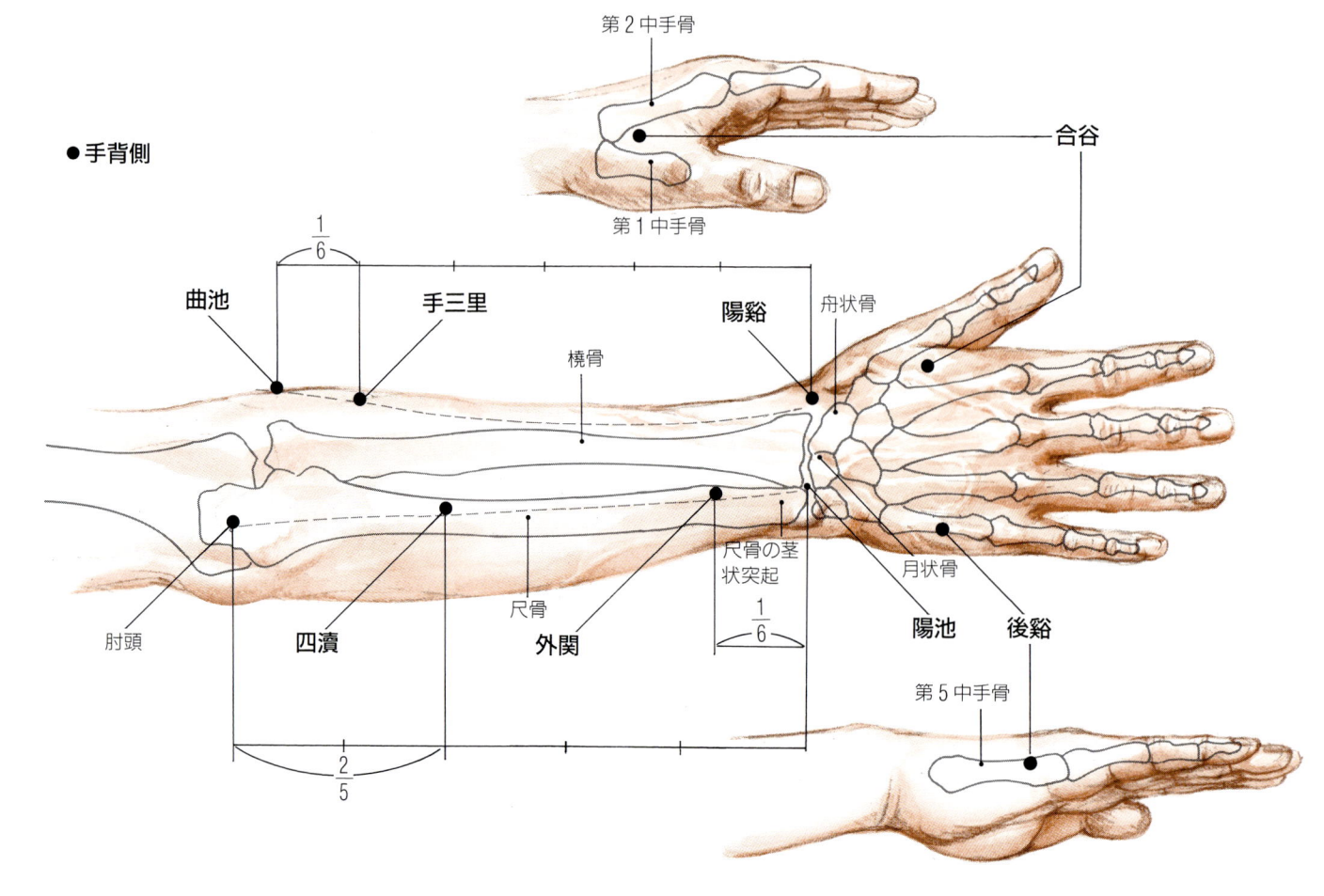

● 手掌側

労宮／舟状骨／太淵／橈骨の茎状突起／孔最／尺沢
第1中手骨／内関／橈骨
第2中手骨／神門／尺骨／郄門／曲沢
豆状骨／尺側手根屈筋(腱)／2cm
大陵

4/9
1/2

● 手背側

第2中手骨／合谷／第1中手骨

1/6
曲池／手三里／陽谿／舟状骨
橈骨
肘頭／四瀆／尺骨／外関／尺骨の茎状突起／月状骨／陽池／後谿
1/6
第5中手骨
2/5

42 ● JJNブックス〈絵でみる指圧・マッサージ〉

$\frac{1}{6}$

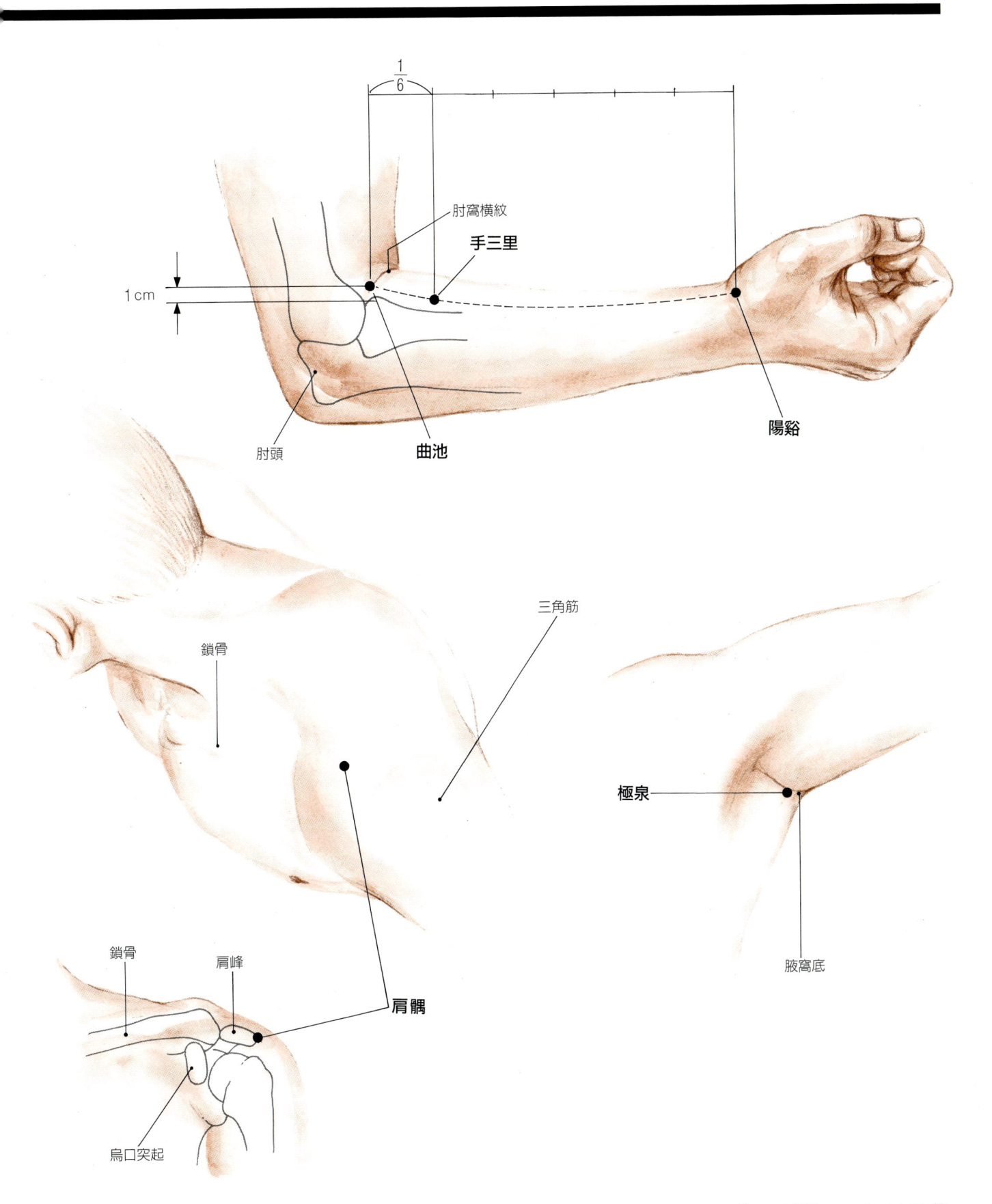

肘窩横紋

手三里

1 cm

肘頭

曲池

陽谿

鎖骨

三角筋

極泉

腋窩底

鎖骨　肩峰

肩髃

烏口突起

顔面部のツボ

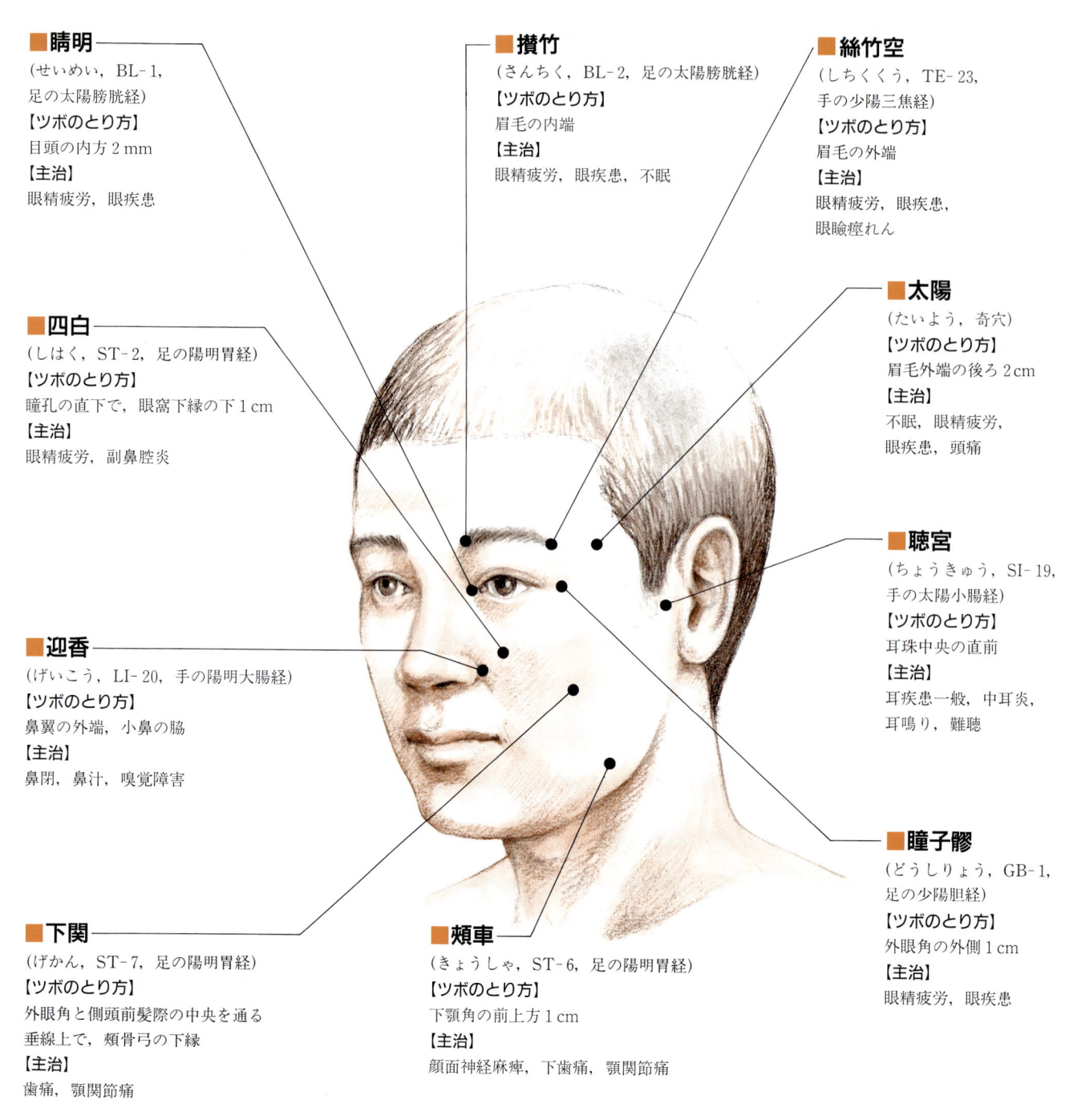

■ 睛明
(せいめい，BL-1，
足の太陽膀胱経)
【ツボのとり方】
目頭の内方2mm
【主治】
眼精疲労，眼疾患

■ 攢竹
(さんちく，BL-2，足の太陽膀胱経)
【ツボのとり方】
眉毛の内端
【主治】
眼精疲労，眼疾患，不眠

■ 絲竹空
(しちくくう，TE-23，
手の少陽三焦経)
【ツボのとり方】
眉毛の外端
【主治】
眼精疲労，眼疾患，
眼瞼痙れん

■ 四白
(しはく，ST-2，足の陽明胃経)
【ツボのとり方】
瞳孔の直下で，眼窩下縁の下1cm
【主治】
眼精疲労，副鼻腔炎

■ 太陽
(たいよう，奇穴)
【ツボのとり方】
眉毛外端の後ろ2cm
【主治】
不眠，眼精疲労，
眼疾患，頭痛

■ 聴宮
(ちょうきゅう，SI-19，
手の太陽小腸経)
【ツボのとり方】
耳珠中央の直前
【主治】
耳疾患一般，中耳炎，
耳鳴り，難聴

■ 迎香
(げいこう，LI-20，手の陽明大腸経)
【ツボのとり方】
鼻翼の外端，小鼻の脇
【主治】
鼻閉，鼻汁，嗅覚障害

■ 瞳子髎
(どうしりょう，GB-1，
足の少陽胆経)
【ツボのとり方】
外眼角の外側1cm
【主治】
眼精疲労，眼疾患

■ 下関
(げかん，ST-7，足の陽明胃経)
【ツボのとり方】
外眼角と側頭前髪際の中央を通る
垂線上で，頬骨弓の下縁
【主治】
歯痛，顎関節痛

■ 頬車
(きょうしゃ，ST-6，足の陽明胃経)
【ツボのとり方】
下顎角の前上方1cm
【主治】
顔面神経麻痺，下歯痛，顎関節痛

攢竹　　　絲竹空

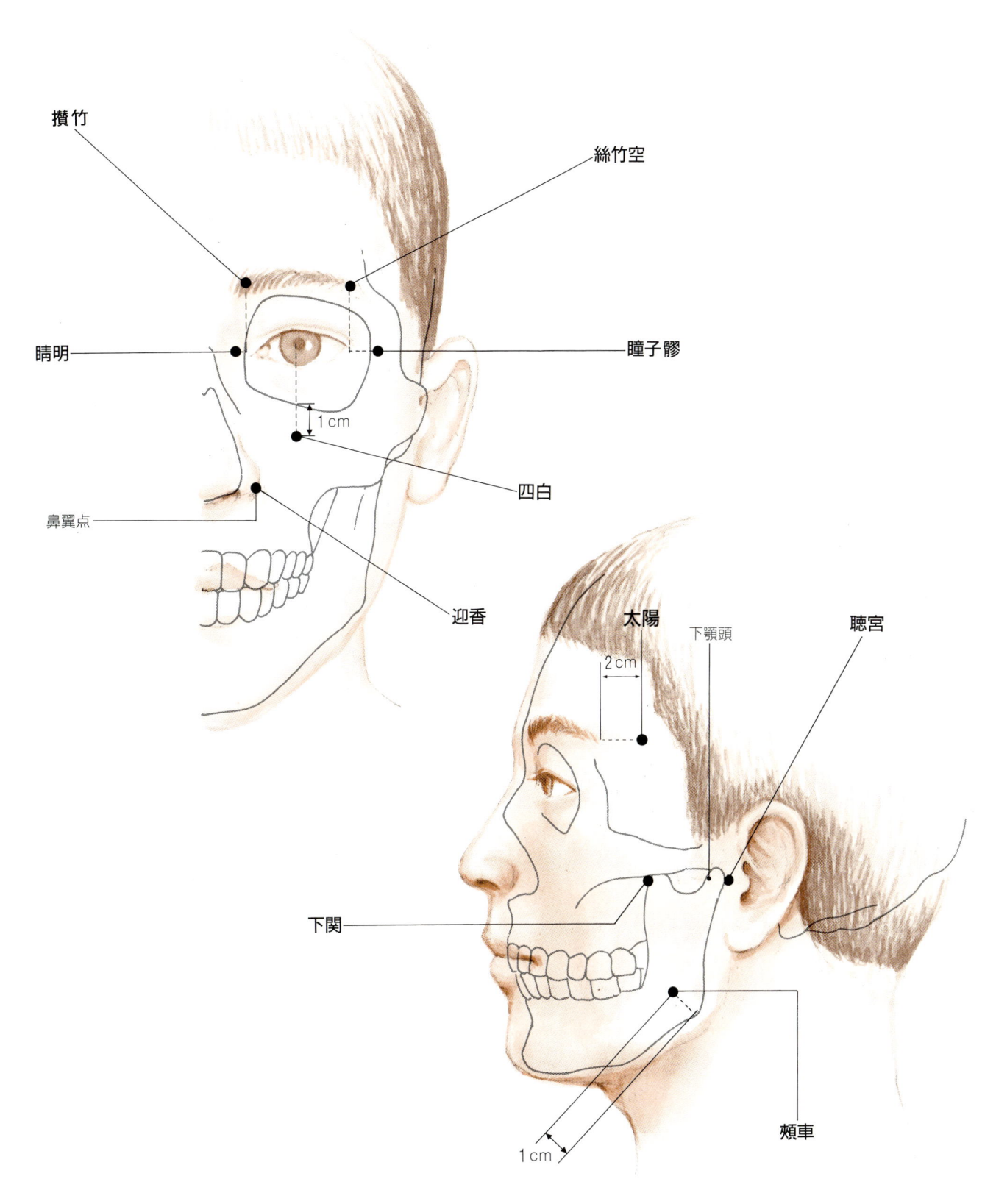

睛明　　　瞳子髎

1 cm

鼻翼点

四白

迎香

太陽　下顎頭　聴宮

2 cm

下関

頬車

1 cm

頭部のツボ

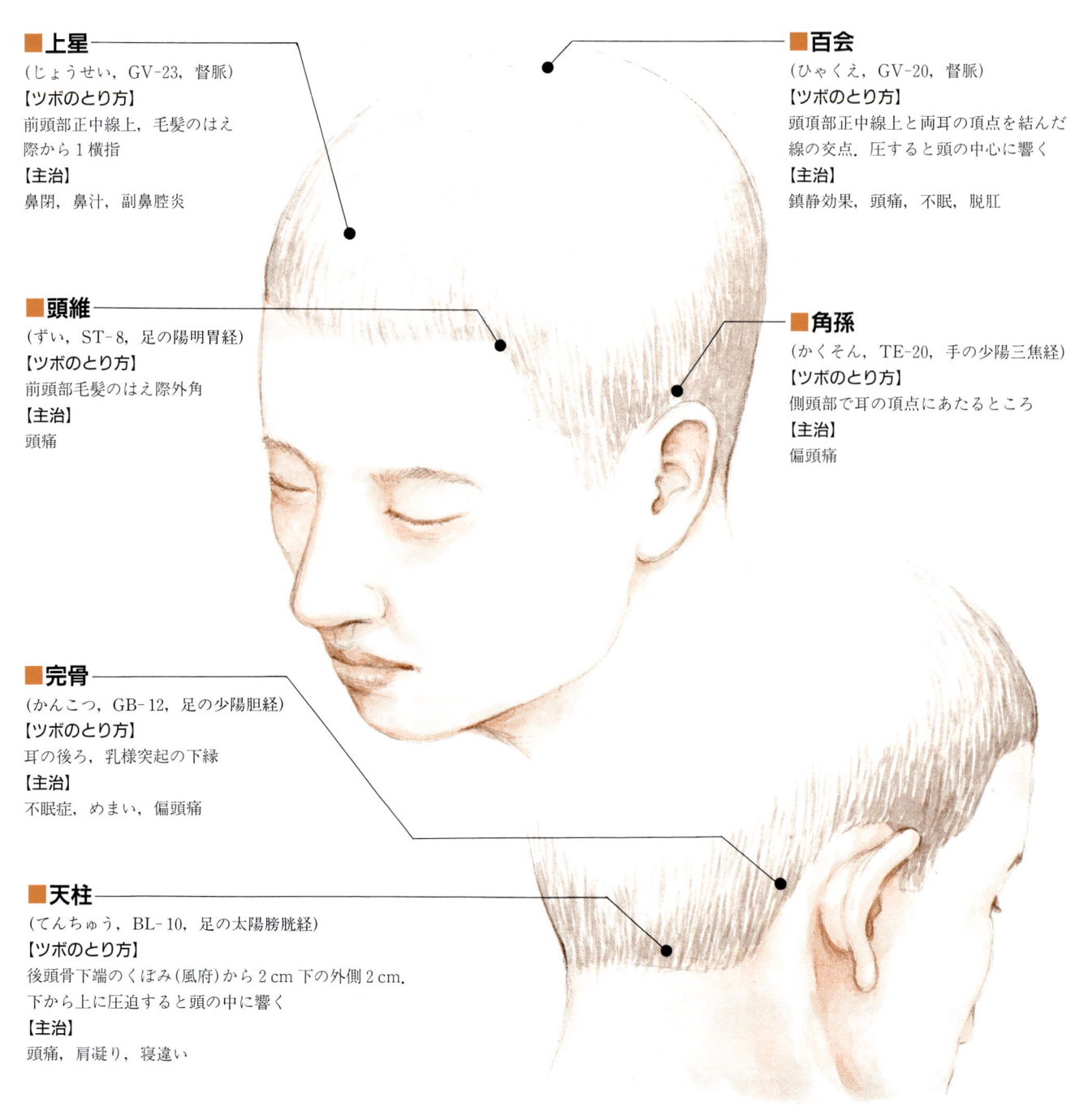

■ **上星**
(じょうせい,GV-23,督脈)
【ツボのとり方】
前頭部正中線上,毛髪のはえ
際から1横指
【主治】
鼻閉,鼻汁,副鼻腔炎

■ **頭維**
(ずい,ST-8,足の陽明胃経)
【ツボのとり方】
前頭部毛髪のはえ際外角
【主治】
頭痛

■ **完骨**
(かんこつ,GB-12,足の少陽胆経)
【ツボのとり方】
耳の後ろ,乳様突起の下縁
【主治】
不眠症,めまい,偏頭痛

■ **天柱**
(てんちゅう,BL-10,足の太陽膀胱経)
【ツボのとり方】
後頭骨下端のくぼみ(風府)から2cm下の外側2cm.
下から上に圧迫すると頭の中に響く
【主治】
頭痛,肩凝り,寝違い

■ **百会**
(ひゃくえ,GV-20,督脈)
【ツボのとり方】
頭頂部正中線上と両耳の頂点を結んだ
線の交点.圧すると頭の中心に響く
【主治】
鎮静効果,頭痛,不眠,脱肛

■ **角孫**
(かくそん,TE-20,手の少陽三焦経)
【ツボのとり方】
側頭部で耳の頂点にあたるところ
【主治】
偏頭痛

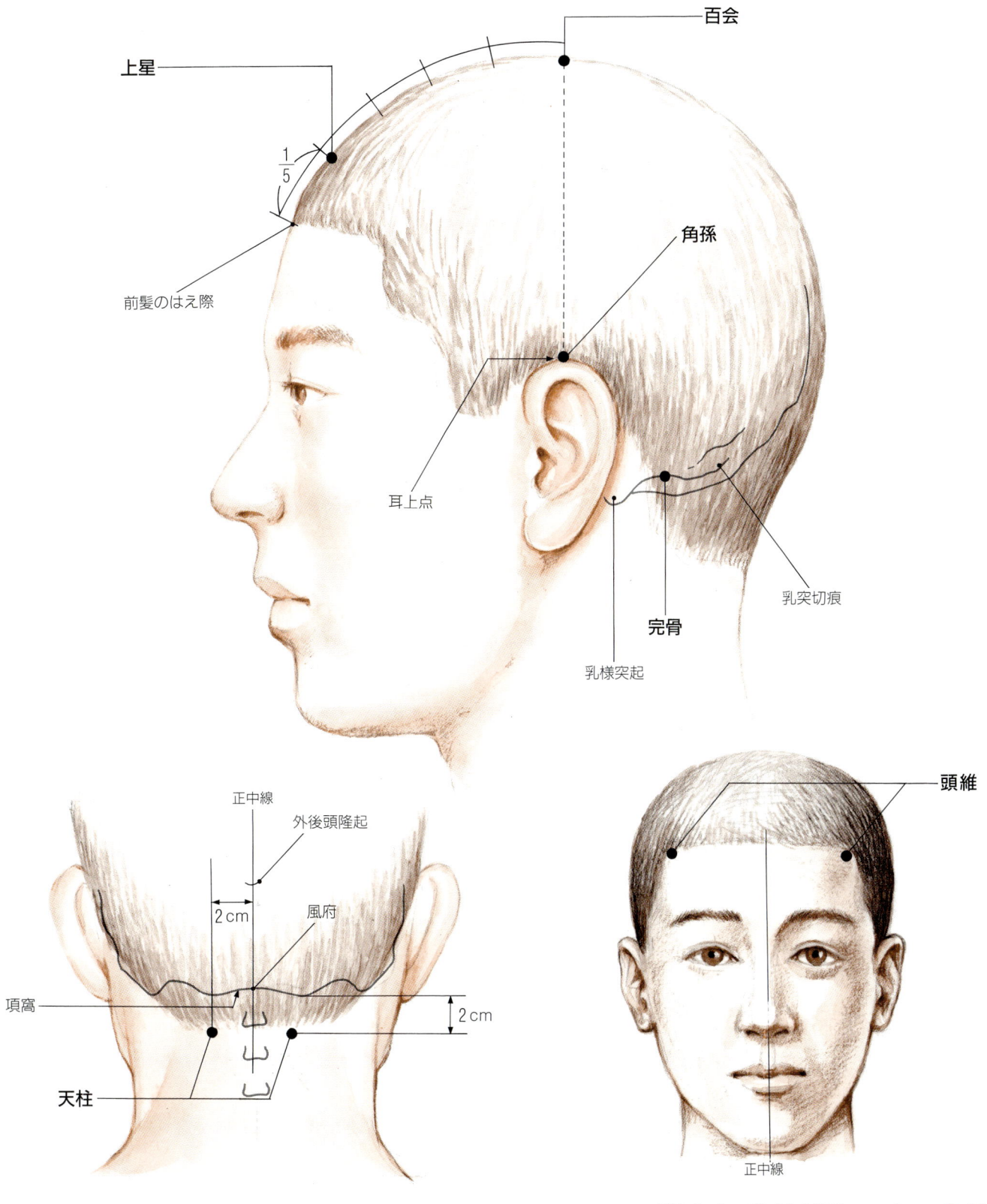

- 百会
- 上星
- $\dfrac{1}{5}$
- 前髪のはえ際
- 角孫
- 耳上点
- 完骨
- 乳様突起
- 乳突切痕
- 正中線
- 外後頭隆起
- 2 cm
- 風府
- 項窩
- 天柱
- 2 cm
- 頭維
- 正中線

肩背部のツボ

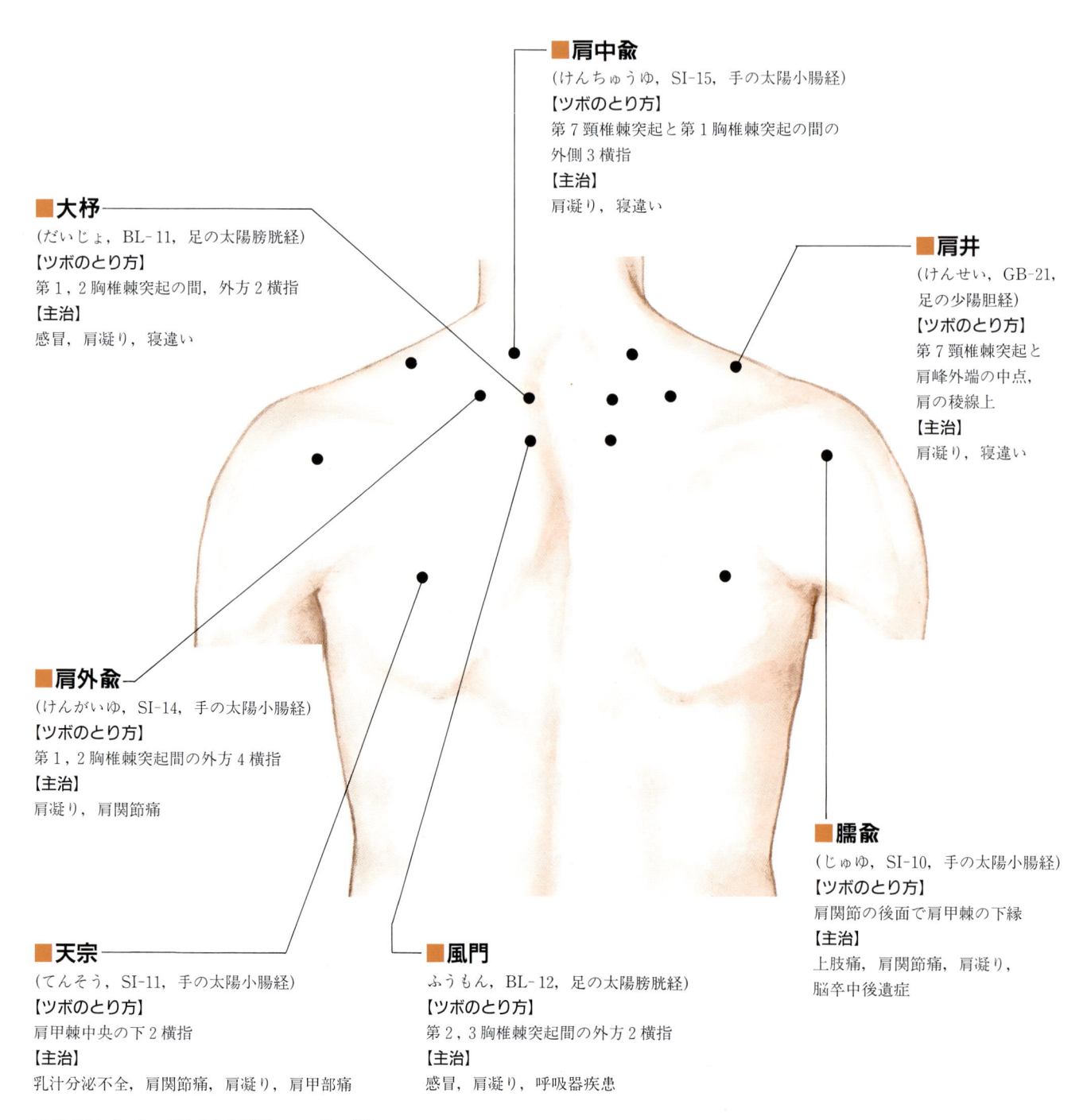

■ 肩中兪
(けんちゅうゆ，SI-15，手の太陽小腸経)
【ツボのとり方】
第7頸椎棘突起と第1胸椎棘突起の間の外側3横指
【主治】
肩凝り，寝違い

■ 大杼
(だいじょ，BL-11，足の太陽膀胱経)
【ツボのとり方】
第1,2胸椎棘突起の間，外方2横指
【主治】
感冒，肩凝り，寝違い

■ 肩井
(けんせい，GB-21，足の少陽胆経)
【ツボのとり方】
第7頸椎棘突起と肩峰外端の中点，肩の稜線上
【主治】
肩凝り，寝違い

■ 肩外兪
(けんがいゆ，SI-14，手の太陽小腸経)
【ツボのとり方】
第1,2胸椎棘突起間の外方4横指
【主治】
肩凝り，肩関節痛

■ 臑兪
(じゅゆ，SI-10，手の太陽小腸経)
【ツボのとり方】
肩関節の後面で肩甲棘の下縁
【主治】
上肢痛，肩関節痛，肩凝り，脳卒中後遺症

■ 天宗
(てんそう，SI-11，手の太陽小腸経)
【ツボのとり方】
肩甲棘中央の下2横指
【主治】
乳汁分泌不全，肩関節痛，肩凝り，肩甲部痛

■ 風門
(ふうもん，BL-12，足の太陽膀胱経)
【ツボのとり方】
第2,3胸椎棘突起間の外方2横指
【主治】
感冒，肩凝り，呼吸器疾患

ツボのとり方のコツ

- 肩凝りを自覚するほとんどの人に圧痛があり，押してから指を前後左右に動かすとツボの圧痛を見つけやすい．
- 首を前に曲げると首の付け根に飛び出る骨が第7頸椎棘突起で，この点を基準にするとツボが探しやすい．
- 脊柱外側に上下に走る筋があるので，これを押しながら指を左右に動かすとツボの圧痛がわかりやすい．
- 天宗には強い圧痛がある．

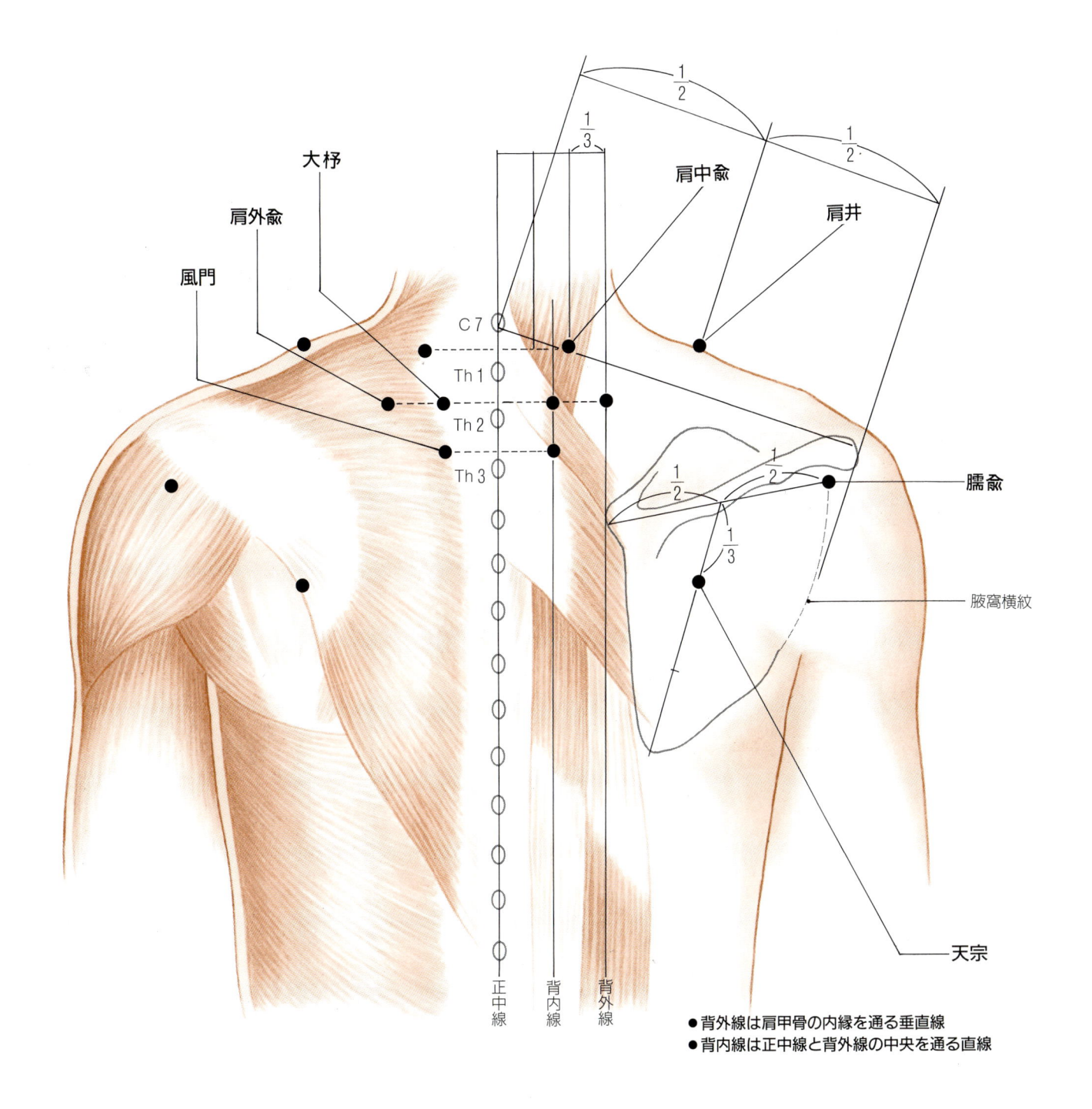

- 背外線は肩甲骨の内縁を通る垂直線
- 背内線は正中線と背外線の中央を通る直線

背部のツボ

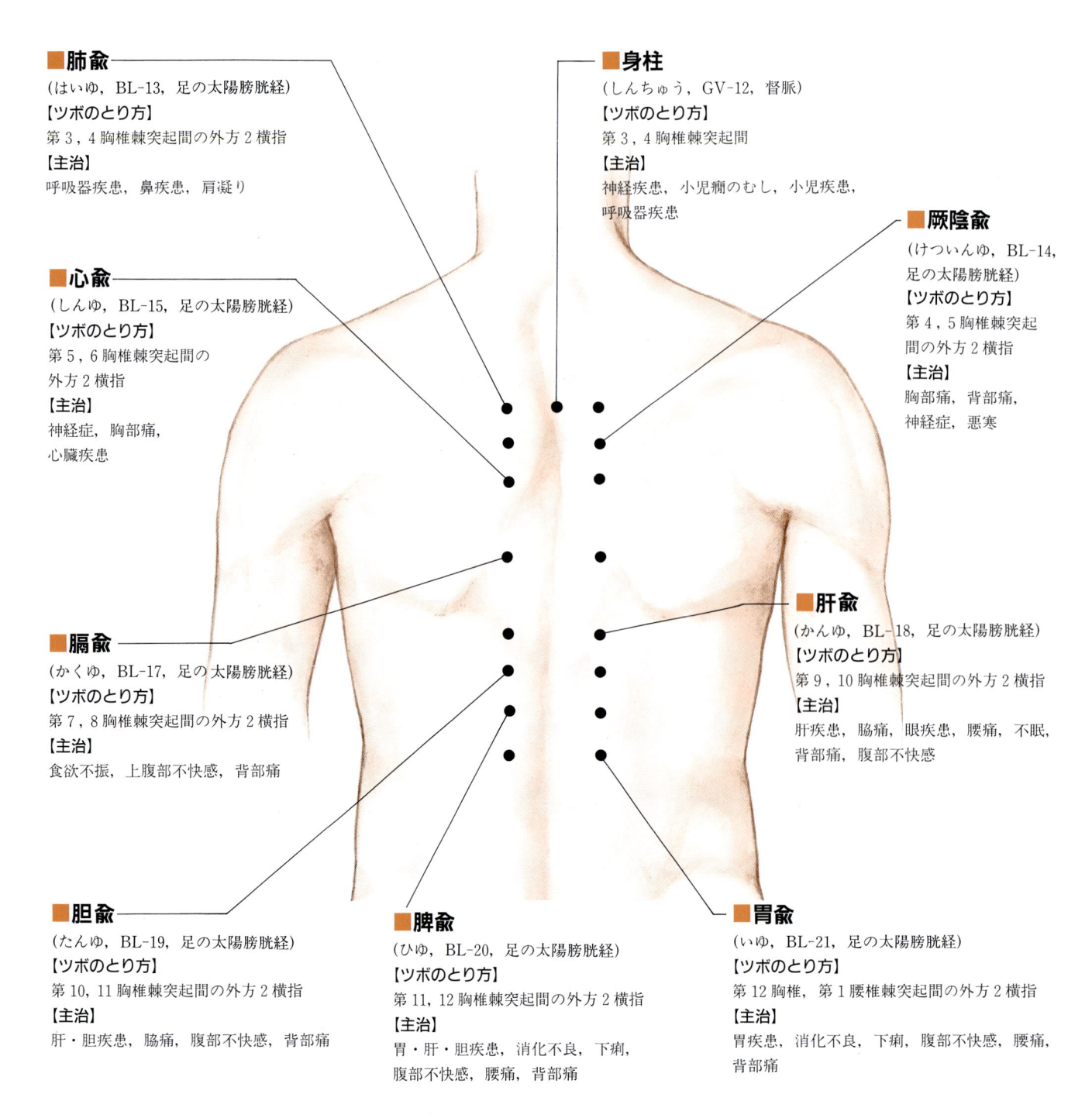

■ **肺兪**
(はいゆ，BL-13，足の太陽膀胱経)
【ツボのとり方】
第3，4胸椎棘突起間の外方2横指
【主治】
呼吸器疾患，鼻疾患，肩凝り

■ **心兪**
(しんゆ，BL-15，足の太陽膀胱経)
【ツボのとり方】
第5，6胸椎棘突起間の外方2横指
【主治】
神経症，胸部痛，心臓疾患

■ **膈兪**
(かくゆ，BL-17，足の太陽膀胱経)
【ツボのとり方】
第7，8胸椎棘突起間の外方2横指
【主治】
食欲不振，上腹部不快感，背部痛

■ **胆兪**
(たんゆ，BL-19，足の太陽膀胱経)
【ツボのとり方】
第10，11胸椎棘突起間の外方2横指
【主治】
肝・胆疾患，脇痛，腹部不快感，背部痛

■ **身柱**
(しんちゅう，GV-12，督脈)
【ツボのとり方】
第3，4胸椎棘突起間
【主治】
神経疾患，小児癇のむし，小児疾患，呼吸器疾患

■ **厥陰兪**
(けついんゆ，BL-14，足の太陽膀胱経)
【ツボのとり方】
第4，5胸椎棘突起間の外方2横指
【主治】
胸部痛，背部痛，神経症，悪寒

■ **肝兪**
(かんゆ，BL-18，足の太陽膀胱経)
【ツボのとり方】
第9，10胸椎棘突起間の外方2横指
【主治】
肝疾患，脇痛，眼疾患，腰痛，不眠，背部痛，腹部不快感

■ **脾兪**
(ひゆ，BL-20，足の太陽膀胱経)
【ツボのとり方】
第11，12胸椎棘突起間の外方2横指
【主治】
胃・肝・胆疾患，消化不良，下痢，腹部不快感，腰痛，背部痛

■ **胃兪**
(いゆ，BL-21，足の太陽膀胱経)
【ツボのとり方】
第12胸椎，第1腰椎棘突起間の外方2横指
【主治】
胃疾患，消化不良，下痢，腹部不快感，腰痛，背部痛

ツボのとり方のコツ

- 第7頸椎棘突起と第7胸椎棘突起をまず確認する．
- 第7頸椎棘突起は，頭を前に倒したときに首の付け根に飛び出る骨．
- 第7胸椎棘突起は，左右の肩甲骨下縁を結んだ線と正中線が交わる点の骨．
- 第7頸椎・胸椎を基準にして，上下に棘突起を見つけていく．
- 各ツボは脊柱の脇を上下に走る筋の中にある．押しながら指を左右に動かすと，ツボの圧痛を見つけやすい．

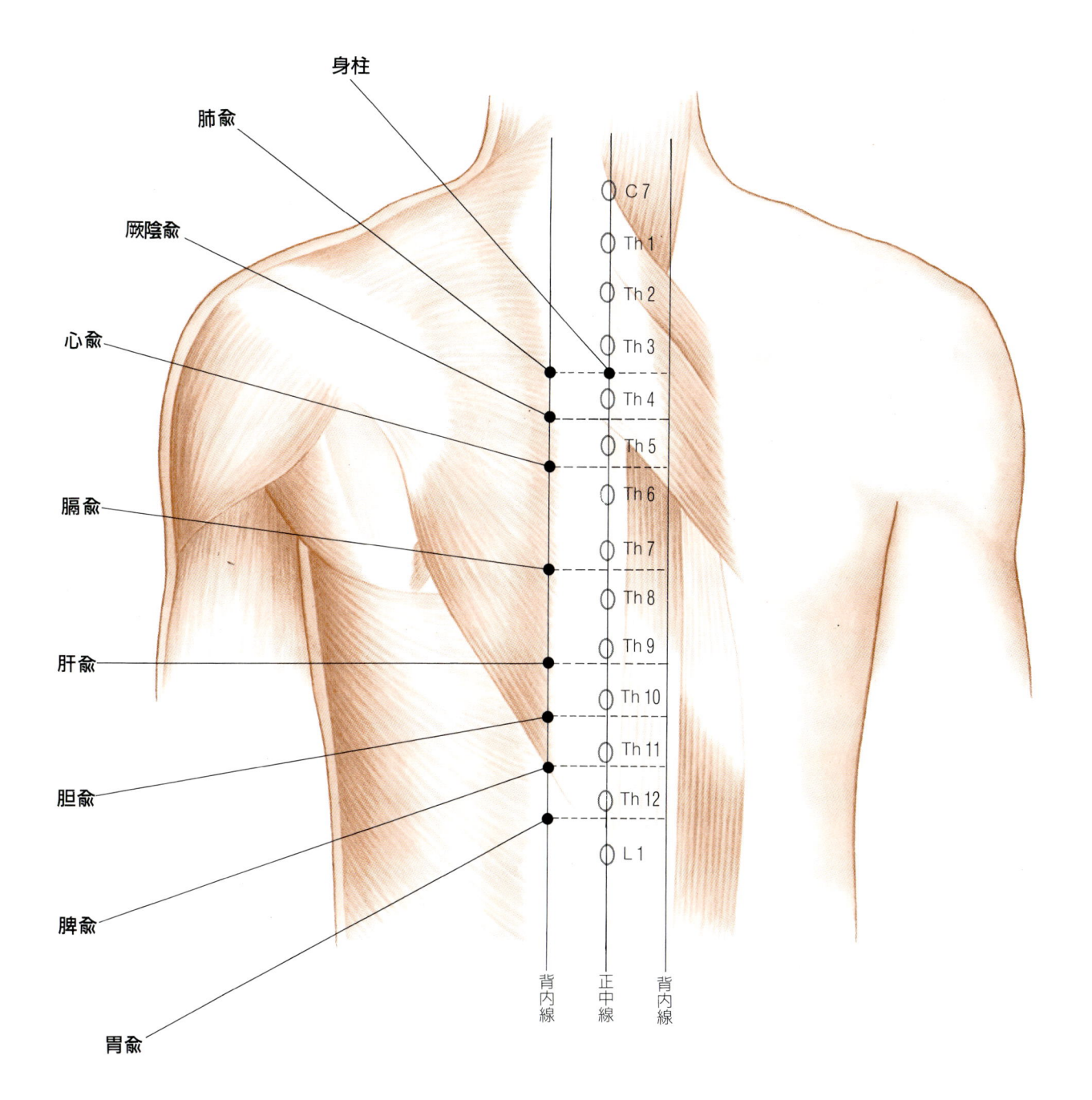

身柱
肺兪
厥陰兪
心兪
膈兪
肝兪
胆兪
脾兪
胃兪

C7
Th1
Th2
Th3
Th4
Th5
Th6
Th7
Th8
Th9
Th10
Th11
Th12
L1

背内線　正中線　背内線

腰部のツボ

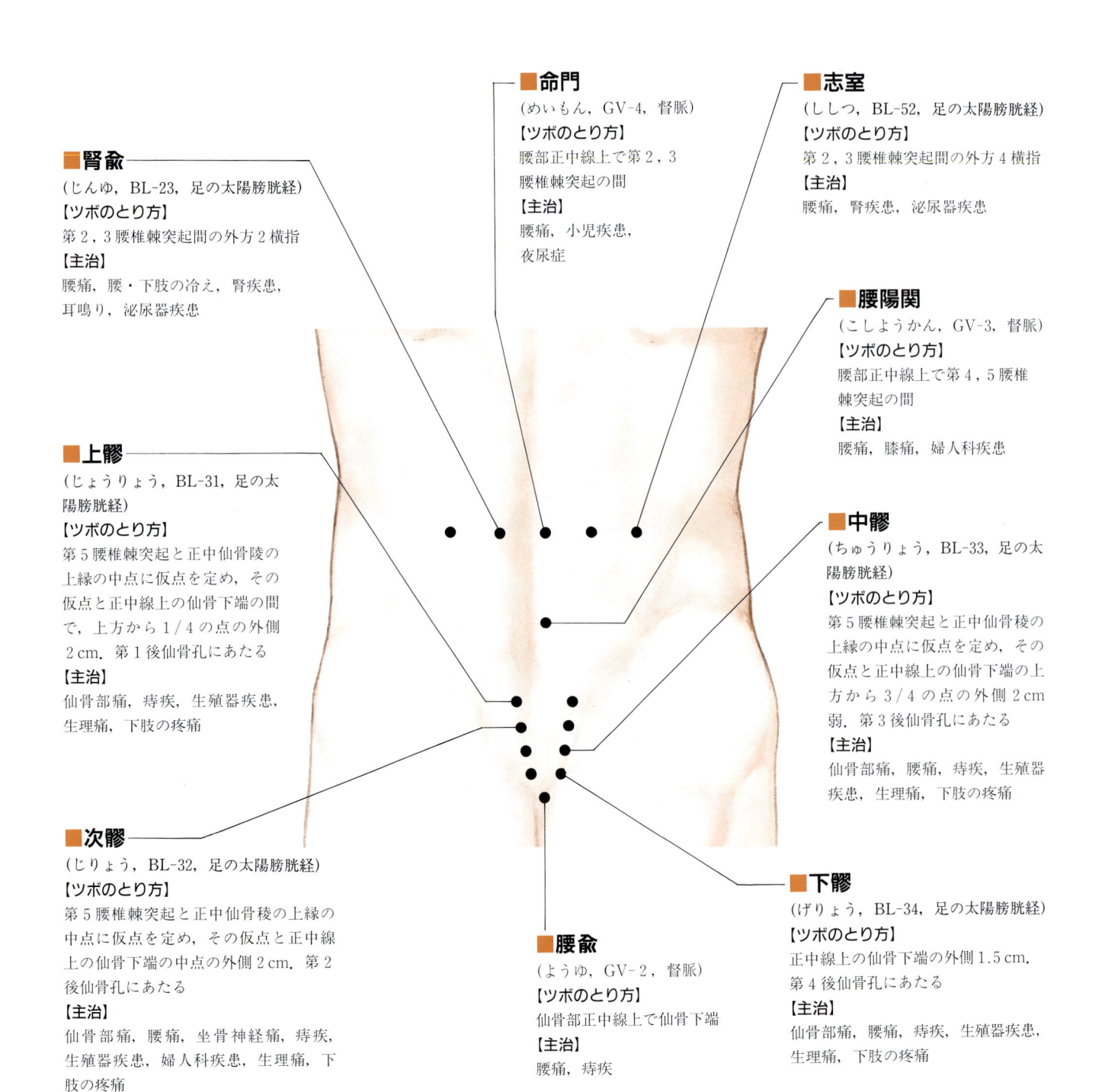

■腎兪
(じんゆ，BL-23，足の太陽膀胱経)
【ツボのとり方】
第2，3腰椎棘突起間の外方2横指
【主治】
腰痛，腰・下肢の冷え，腎疾患，耳鳴り，泌尿器疾患

■命門
(めいもん，GV-4，督脈)
【ツボのとり方】
腰部正中線上で第2，3腰椎棘突起の間
【主治】
腰痛，小児疾患，夜尿症

■志室
(ししつ，BL-52，足の太陽膀胱経)
【ツボのとり方】
第2，3腰椎棘突起間の外方4横指
【主治】
腰痛，腎疾患，泌尿器疾患

■腰陽関
(こしようかん，GV-3，督脈)
【ツボのとり方】
腰部正中線上で第4，5腰椎棘突起の間
【主治】
腰痛，膝痛，婦人科疾患

■上髎
(じょうりょう，BL-31，足の太陽膀胱経)
【ツボのとり方】
第5腰椎棘突起と正中仙骨稜の上縁の中点に仮点を定め，その仮点と正中線上の仙骨下端の間で，上方から1/4の点の外側2cm．第1後仙骨孔にあたる
【主治】
仙骨部痛，痔疾，生殖器疾患，生理痛，下肢の疼痛

■中髎
(ちゅうりょう，BL-33，足の太陽膀胱経)
【ツボのとり方】
第5腰椎棘突起と正中仙骨稜の上縁の中点に仮点を定め，その仮点と正中線上の仙骨下端の上方から3/4の点の外側2cm弱．第3後仙骨孔にあたる
【主治】
仙骨部痛，腰痛，痔疾，生殖器疾患，生理痛，下肢の疼痛

■次髎
(じりょう，BL-32，足の太陽膀胱経)
【ツボのとり方】
第5腰椎棘突起と正中仙骨稜の上縁の中点に仮点を定め，その仮点と正中線上の仙骨下端の中点の外側2cm．第2後仙骨孔にあたる
【主治】
仙骨部痛，腰痛，坐骨神経痛，痔疾，生殖器疾患，婦人科疾患，生理痛，下肢の疼痛

■腰兪
(ようゆ，GV-2，督脈)
【ツボのとり方】
仙骨部正中線上で仙骨下端
【主治】
腰痛，痔疾

■下髎
(げりょう，BL-34，足の太陽膀胱経)
【ツボのとり方】
正中線上の仙骨下端の外側1.5cm．第4後仙骨孔にあたる
【主治】
仙骨部痛，腰痛，痔疾，生殖器疾患，生理痛，下肢の疼痛

ツボのとり方のコツ

- 第4腰椎棘突起を探し，この点を基準とする．第4腰椎棘突起は，左右の腸骨稜の頂点を結んだヤコビー線と正中線が交わる点と考えてよい．
- 腎兪は脊柱の脇を上下に走る筋の中にあり，左右に指を動かしながら探すと，その圧痛が見つけやすい．
- 志室は，臍に向かって押すと，ほとんどの場合圧痛がある．
- 上髎，次髎，中髎，下髎のツボは，第5腰椎棘突起と正中仙骨稜の中点，正中仙骨稜下の仙骨角を見つけ，そこを基準に探す．
- やせている人では，ていねいに探すと後仙骨孔がわかる．

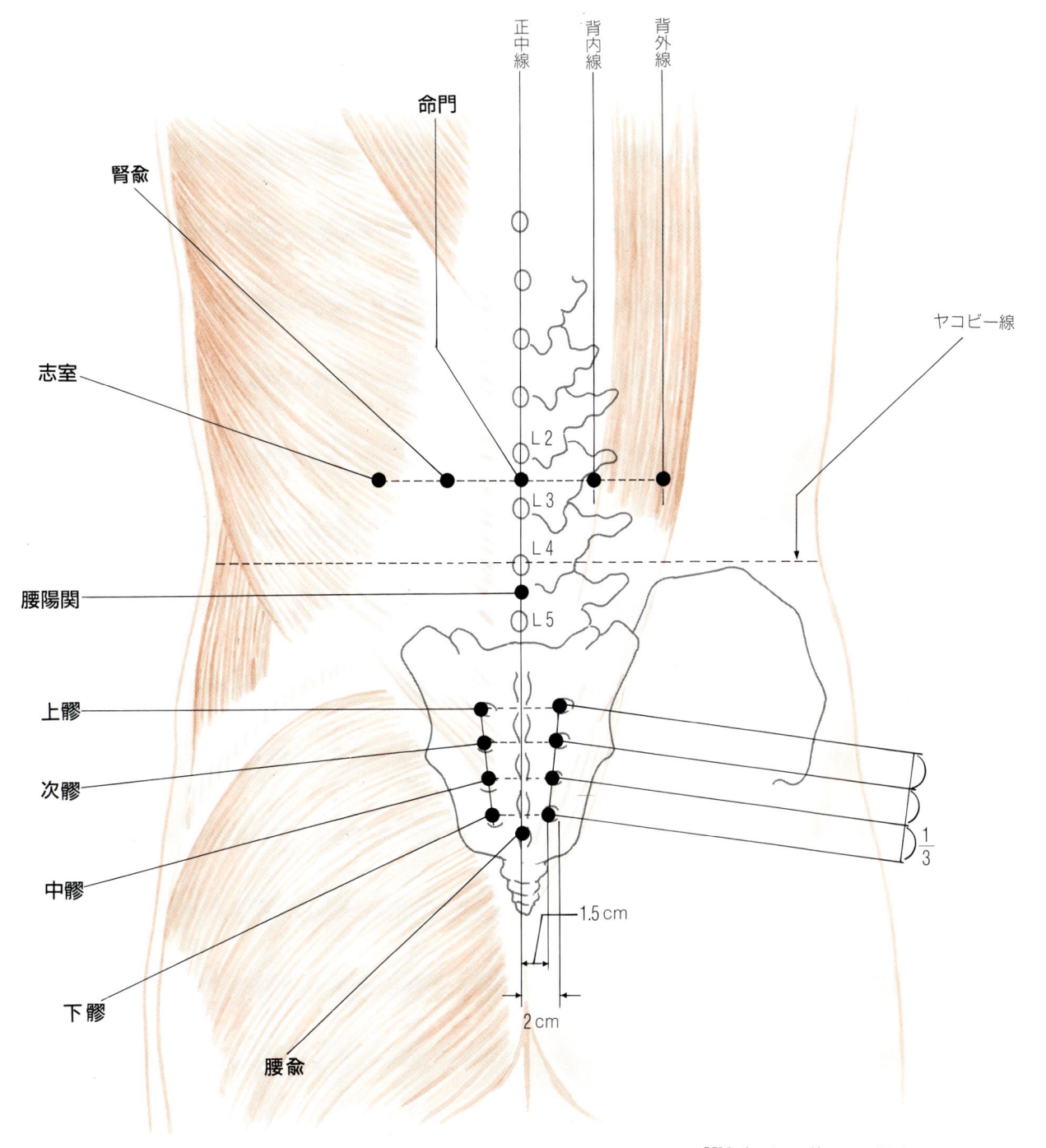

胸部のツボ

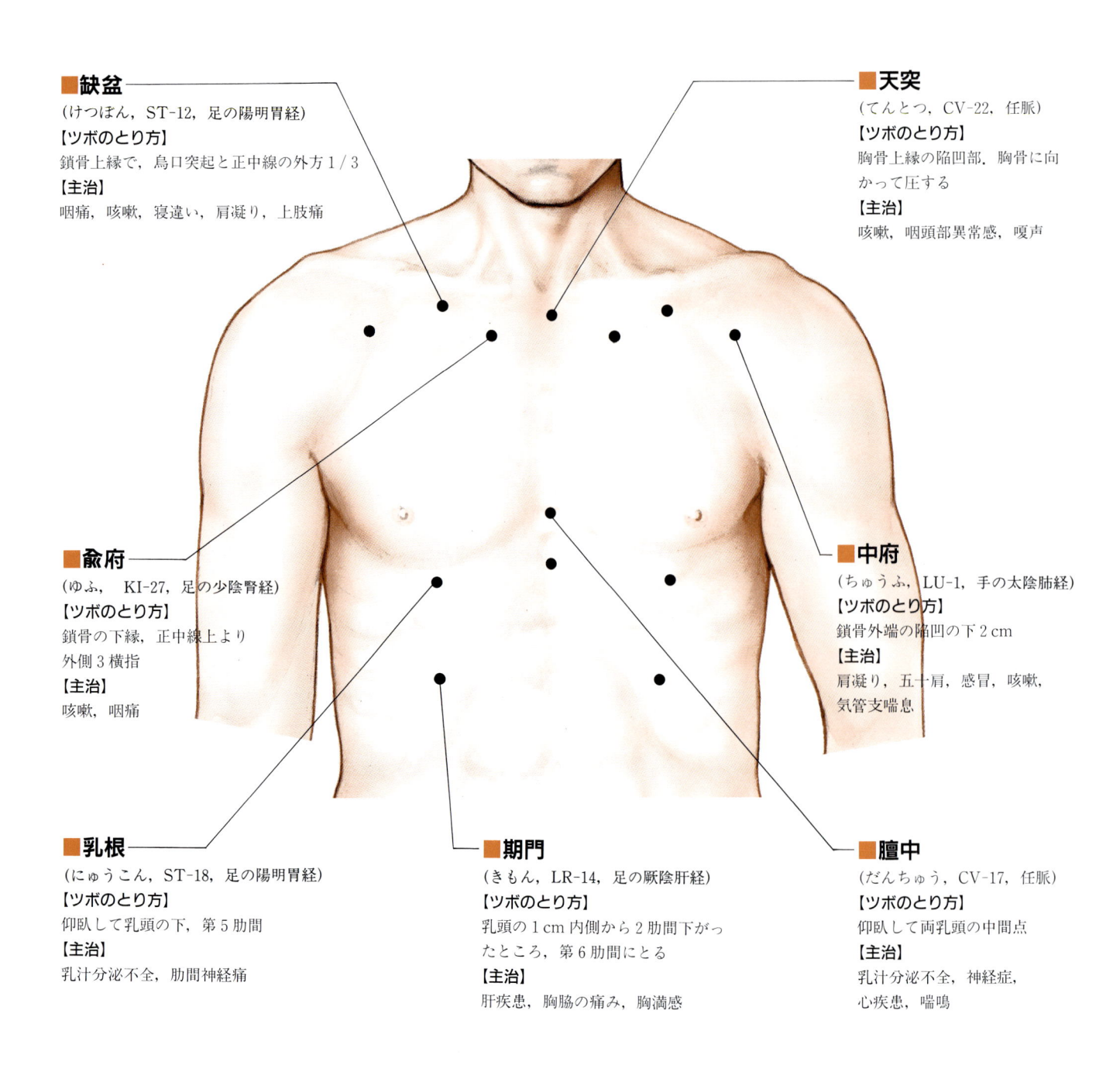

■缺盆
(けつぼん，ST-12，足の陽明胃経)
【ツボのとり方】
鎖骨上縁で，烏口突起と正中線の外方1/3
【主治】
咽痛，咳嗽，寝違い，肩凝り，上肢痛

■天突
(てんとつ，CV-22，任脈)
【ツボのとり方】
胸骨上縁の陥凹部．胸骨に向かって圧する
【主治】
咳嗽，咽頭部異常感，嗄声

■兪府
(ゆふ，KI-27，足の少陰腎経)
【ツボのとり方】
鎖骨の下縁，正中線上より外側3横指
【主治】
咳嗽，咽痛

■中府
(ちゅうふ，LU-1，手の太陰肺経)
【ツボのとり方】
鎖骨外端の陥凹の下2cm
【主治】
肩凝り，五十肩，感冒，咳嗽，気管支喘息

■乳根
(にゅうこん，ST-18，足の陽明胃経)
【ツボのとり方】
仰臥して乳頭の下，第5肋間
【主治】
乳汁分泌不全，肋間神経痛

■期門
(きもん，LR-14，足の厥陰肝経)
【ツボのとり方】
乳頭の1cm内側から2肋間下がったところ，第6肋間にとる
【主治】
肝疾患，胸脇の痛み，胸満感

■膻中
(だんちゅう，CV-17，任脈)
【ツボのとり方】
仰臥して両乳頭の中間点
【主治】
乳汁分泌不全，神経症，心疾患，喘鳴

ツボのとり方のコツ

- 膻中のツボは両乳頭間で，圧すると胸部全体に響くような圧痛がある．
- 兪府，中府も強い圧痛を認めることが多い．
- 期門，乳根は，乳頭を基準にして探す．
- 乳頭は第4肋間にあたる．ただし，仰臥位でとらないと，下垂した乳房の場合位置がずれる．

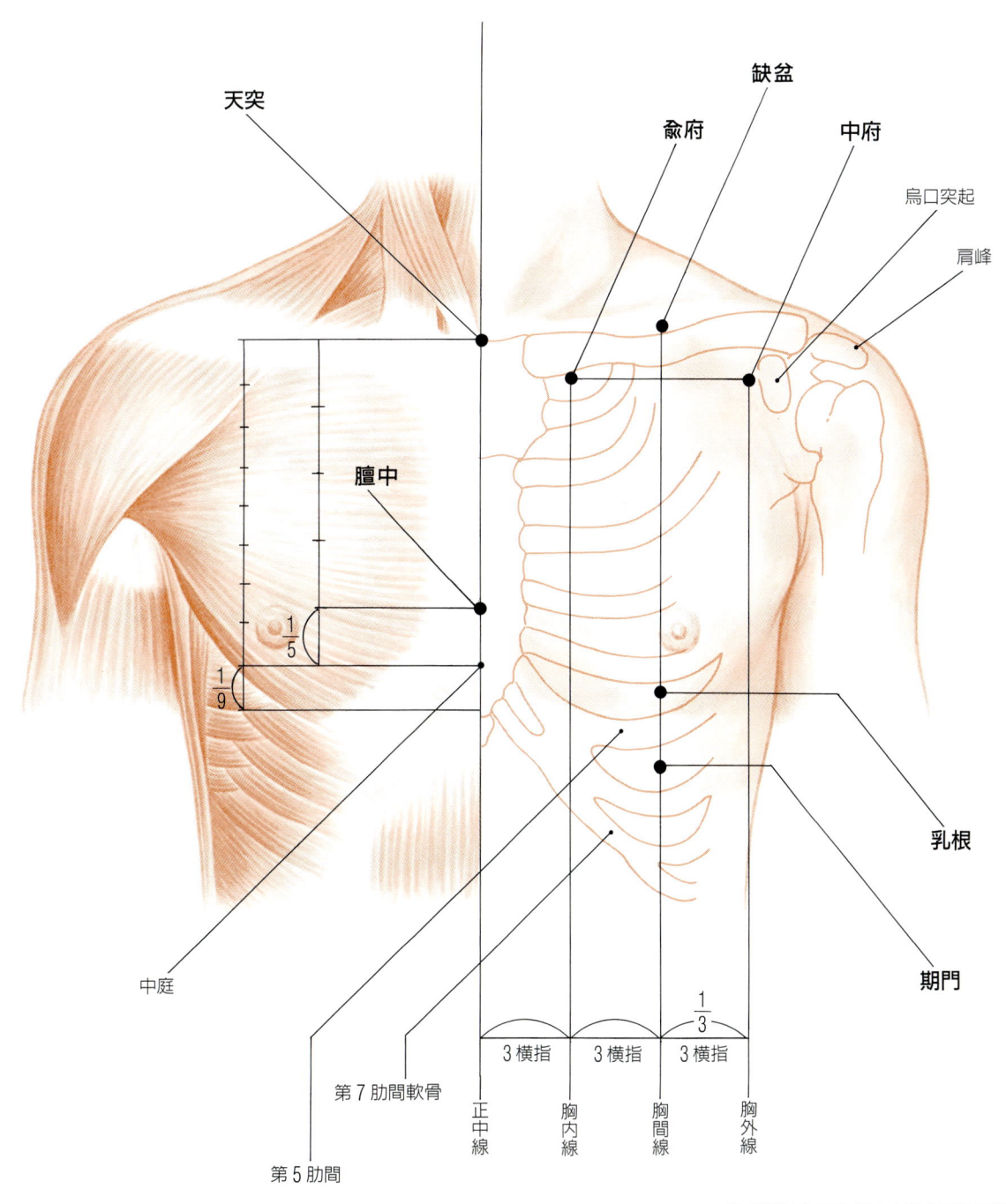

- 胸外線は烏口突起の内縁を通る垂線

腹部のツボ

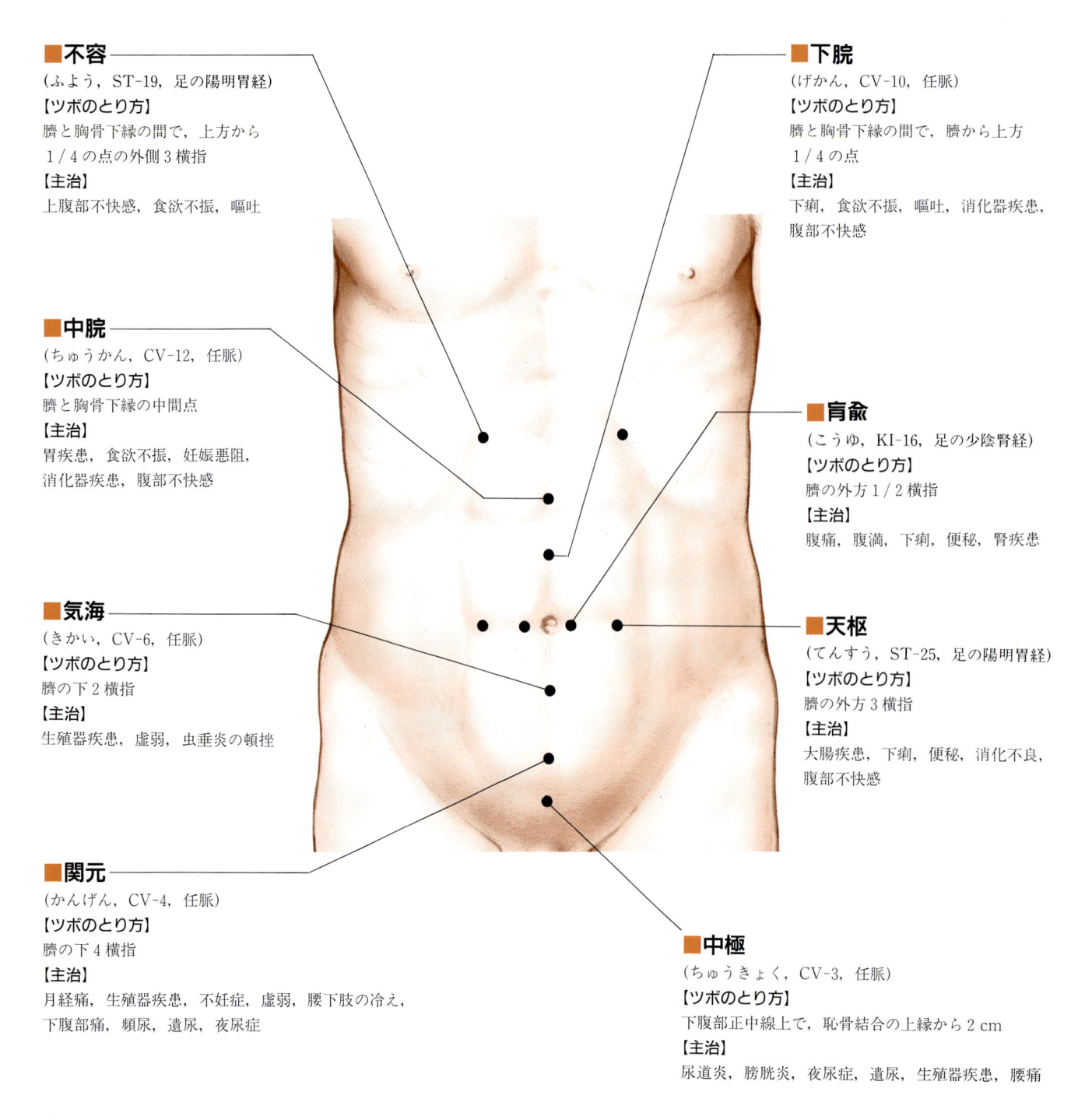

■不容
（ふよう，ST-19，足の陽明胃経）
【ツボのとり方】
臍と胸骨下縁の間で，上方から1/4の点の外側3横指
【主治】
上腹部不快感，食欲不振，嘔吐

■中脘
（ちゅうかん，CV-12，任脈）
【ツボのとり方】
臍と胸骨下縁の中間点
【主治】
胃疾患，食欲不振，妊娠悪阻，消化器疾患，腹部不快感

■気海
（きかい，CV-6，任脈）
【ツボのとり方】
臍の下2横指
【主治】
生殖器疾患，虚弱，虫垂炎の頓挫

■関元
（かんげん，CV-4，任脈）
【ツボのとり方】
臍の下4横指
【主治】
月経痛，生殖器疾患，不妊症，虚弱，腰下肢の冷え，下腹部痛，頻尿，遺尿，夜尿症

■下脘
（げかん，CV-10，任脈）
【ツボのとり方】
臍と胸骨下縁の間で，臍から上方1/4の点
【主治】
下痢，食欲不振，嘔吐，消化器疾患，腹部不快感

■肓兪
（こうゆ，KI-16，足の少陰腎経）
【ツボのとり方】
臍の外方1/2横指
【主治】
腹痛，腹満，下痢，便秘，腎疾患

■天枢
（てんすう，ST-25，足の陽明胃経）
【ツボのとり方】
臍の外方3横指
【主治】
大腸疾患，下痢，便秘，消化不良，腹部不快感

■中極
（ちゅうきょく，CV-3，任脈）
【ツボのとり方】
下腹部正中線上で，恥骨結合の上縁から2 cm
【主治】
尿道炎，膀胱炎，夜尿症，遺尿，生殖器疾患，腰痛

ツボのとり方のコツ

- みぞおちに指を入れると剣状突起を触れる．そこから少し上に指をすべらせると，胸骨の下縁に指が触れる．この点と臍，恥骨結合上縁を基準にツボをとっていく．

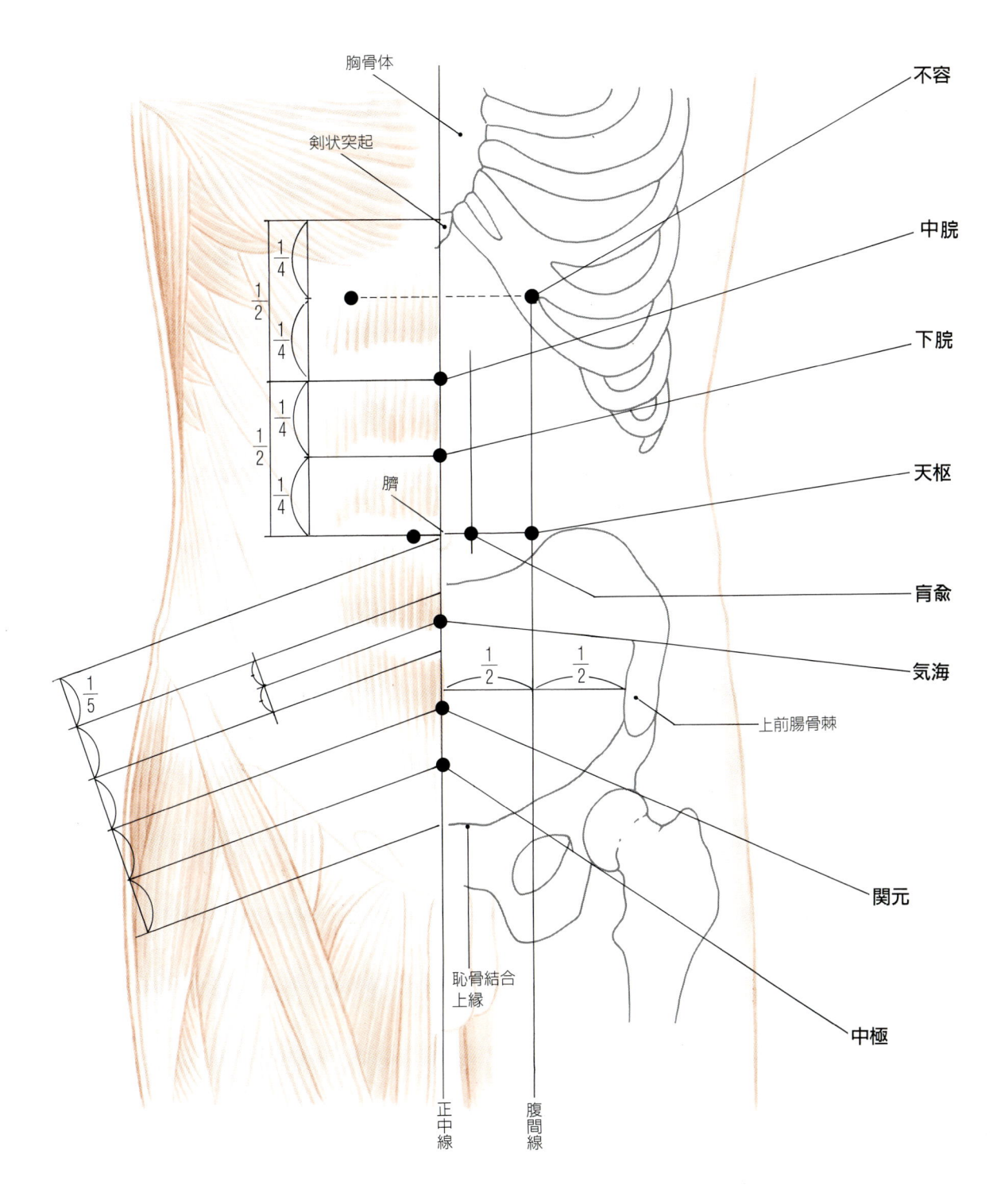

下肢のツボ

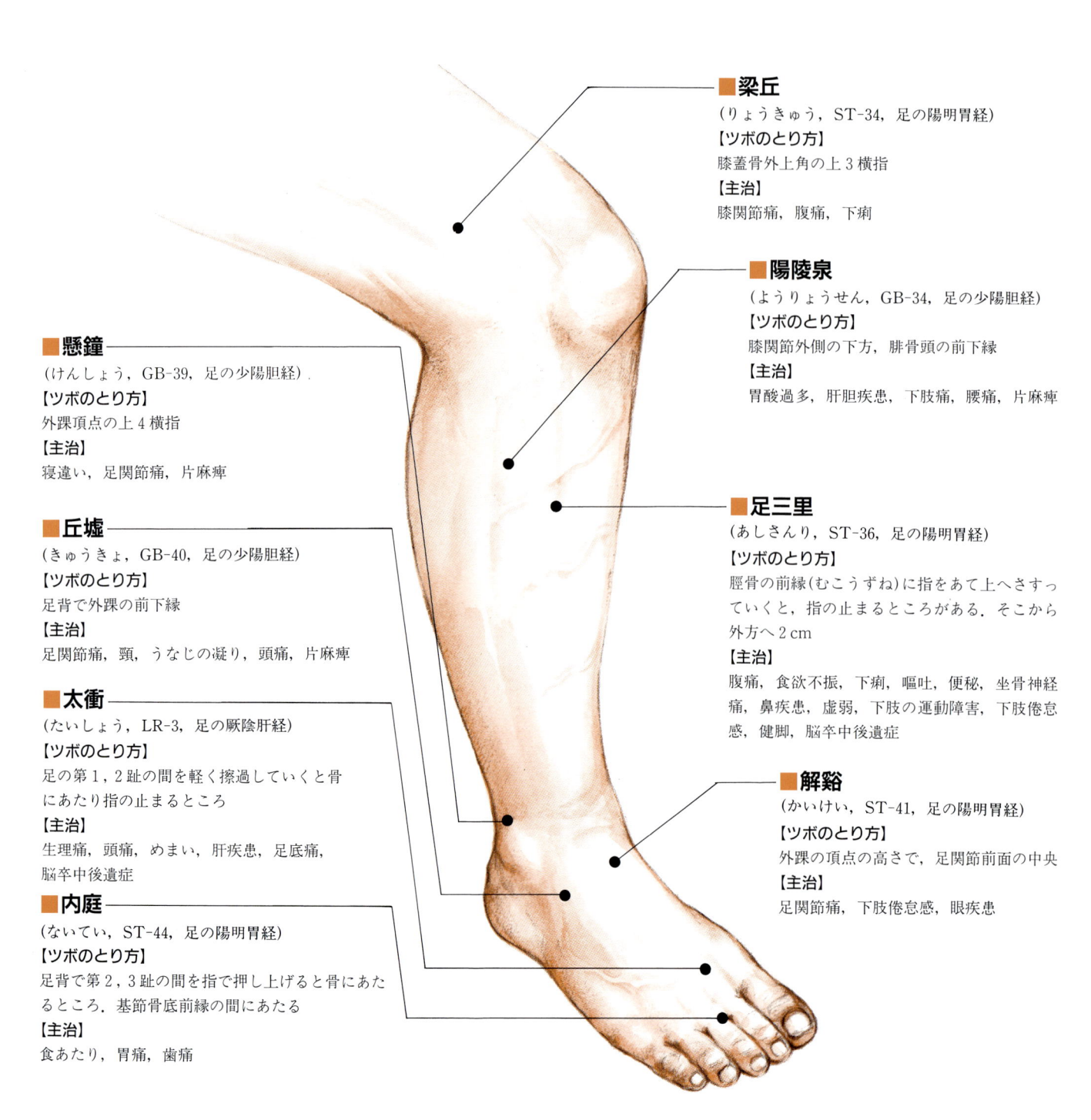

■ 梁丘
(りょうきゅう，ST-34，足の陽明胃経)
【ツボのとり方】
膝蓋骨外上角の上3横指
【主治】
膝関節痛，腹痛，下痢

■ 陽陵泉
(ようりょうせん，GB-34，足の少陽胆経)
【ツボのとり方】
膝関節外側の下方，腓骨頭の前下縁
【主治】
胃酸過多，肝胆疾患，下肢痛，腰痛，片麻痺

■ 足三里
(あしさんり，ST-36，足の陽明胃経)
【ツボのとり方】
脛骨の前縁(むこうずね)に指をあて上へさすっていくと，指の止まるところがある．そこから外方へ2cm
【主治】
腹痛，食欲不振，下痢，嘔吐，便秘，坐骨神経痛，鼻疾患，虚弱，下肢の運動障害，下肢倦怠感，健脚，脳卒中後遺症

■ 解谿
(かいけい，ST-41，足の陽明胃経)
【ツボのとり方】
外踝の頂点の高さで，足関節前面の中央
【主治】
足関節痛，下肢倦怠感，眼疾患

■ 懸鐘
(けんしょう，GB-39，足の少陽胆経)
【ツボのとり方】
外踝頂点の上4横指
【主治】
寝違い，足関節痛，片麻痺

■ 丘墟
(きゅうきょ，GB-40，足の少陽胆経)
【ツボのとり方】
足背で外踝の前下縁
【主治】
足関節痛，頸，うなじの凝り，頭痛，片麻痺

■ 太衝
(たいしょう，LR-3，足の厥陰肝経)
【ツボのとり方】
足の第1，2趾の間を軽く擦過していくと骨にあたり指の止まるところ
【主治】
生理痛，頭痛，めまい，肝疾患，足底痛，脳卒中後遺症

■ 内庭
(ないてい，ST-44，足の陽明胃経)
【ツボのとり方】
足背で第2，3趾の間を指で押し上げると骨にあたるところ．基節骨底前縁の間にあたる
【主治】
食あたり，胃痛，歯痛

■血海
（けっかい，SP-10，足の太陰脾経）
【ツボのとり方】
膝蓋骨内上角の上3横指
【主治】
膝関節痛，月経不順，婦人科疾患

■曲泉
（きょくせん，LR-40，足の厥陰肝経）
【ツボのとり方】
膝関節を屈曲した際にできる膝関節内側の横紋の内端
【主治】
膝関節痛，めまい，頻尿，腓腹筋痙攣，生理痛

■陰陵泉
（いんりょうせん，SP-9，足の太陰脾経）
【ツボのとり方】
脛骨の後縁に親指をあて，他指で下腿をはさむように押し上げていくと，脛骨の内側がラッパ状に拡大し指の止まるところがある．この部の後下縁にとる
【主治】
膝関節痛，下腹部痛，下肢の浮腫

■築賓
（ちくひん，KI-9，足の少陰腎経）
【ツボのとり方】
内踝頂点の後ろのくぼみから膝窩内側に向かって1/3の点の上方1cm
【主治】
解毒（食毒，薬毒），腓腹筋痙攣，急性腰痛，皮膚のかゆみ

■中封
（ちゅうほう，LR-4，足の厥陰肝経）
【ツボのとり方】
足背で内踝下縁の前方2cm．圧すると痛みを感じる
【主治】
急性腰痛，足関節痛，胃酸過多，神経症

■三陰交
（さんいんこう，SP-6，足の太陰脾経）
【ツボのとり方】
内踝の頂点から上へ4横指で，脛骨後縁の後方1cm
【主治】
婦人科・生殖器疾患，月経痛，月経不順，不妊症，更年期障害，冷え性，夜尿症

■復溜
（ふくりゅう，KI-7，足の少陰腎経）
【ツボのとり方】
内踝頂点後方から上3横指
【主治】
足の冷え，腰痛

■太谿
（たいけい，KI-3，足の少陰腎経）
【ツボのとり方】
内踝頂点の後方，アキレス腱の前縁
【主治】
足底痛，冷え性，踵痛，アキレス腱の痛み

■照海
（しょうかい，KI-6，足の少陰腎経）
【ツボのとり方】
内踝頂点の直下2cm
【主治】
咽痛，耳疾患，腰痛，足底痛，腎疾患

■然谷
（ねんこく，KI-2，足の少陰腎経）
【ツボのとり方】
内踝から斜め前下方の足部内縁で，突出した骨（舟状骨）の後下縁
【主治】
足底痛，足のほてり，咽頭痛

全身の重要なツボと効用 ● 下肢のツボ

■居髎
(きょりょう，GB-29，足の少陽胆経)
【ツボのとり方】
上前腸骨棘と大腿骨大転子の中央
【主治】
股関節痛，腰痛

■風市
(ふうし，GB-31，足の少陽胆経)
【ツボのとり方】
大腿骨大転子と膝関節裂隙の中央．直立して両手を下に伸ばし，中指の指頭のあたるところ
【主治】
下腿外側の痛み，片麻痺

■承扶
(しょうふ，BL-36，足の太陽膀胱経)
【ツボのとり方】
大腿後面でお尻の下のシワの中央
【主治】
坐骨神経痛，腰痛

■殷門
(いんもん，BL-37，足の太陽膀胱経)
【ツボのとり方】
大腿後面の中央
【主治】
坐骨神経痛，片麻痺，下肢の運動障害

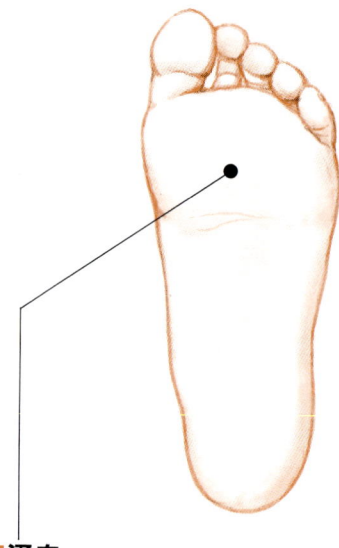

■湧泉
(ゆうせん，KI-1，足の少陰腎経)
【ツボのとり方】
足底部で，足の指を屈すると最もくぼむところ
【主治】
下肢倦怠感，冷え性，心悸亢進，神経症，

■委中
(いちゅう，BL-40，足の太陽膀胱経)
【ツボのとり方】
膝窩の中央
【主治】
膝関節痛，坐骨神経痛，腰痛

■承山
(しょうざん，BL-57，足の太陽膀胱経)
【ツボのとり方】
外踝の高さと膝窩の中間点から2cm下．腓腹筋の下で「人」の字ができる中央のくぼみ
【主治】
腓腹筋痙攣，下肢倦怠感，腰痛

■崑崙
(こんろん，BL-60，足の太陽膀胱経)
【ツボのとり方】
外踝頂点の高さで，外踝とアキレス腱の中間
【主治】
腰痛，頭痛，足関節痛

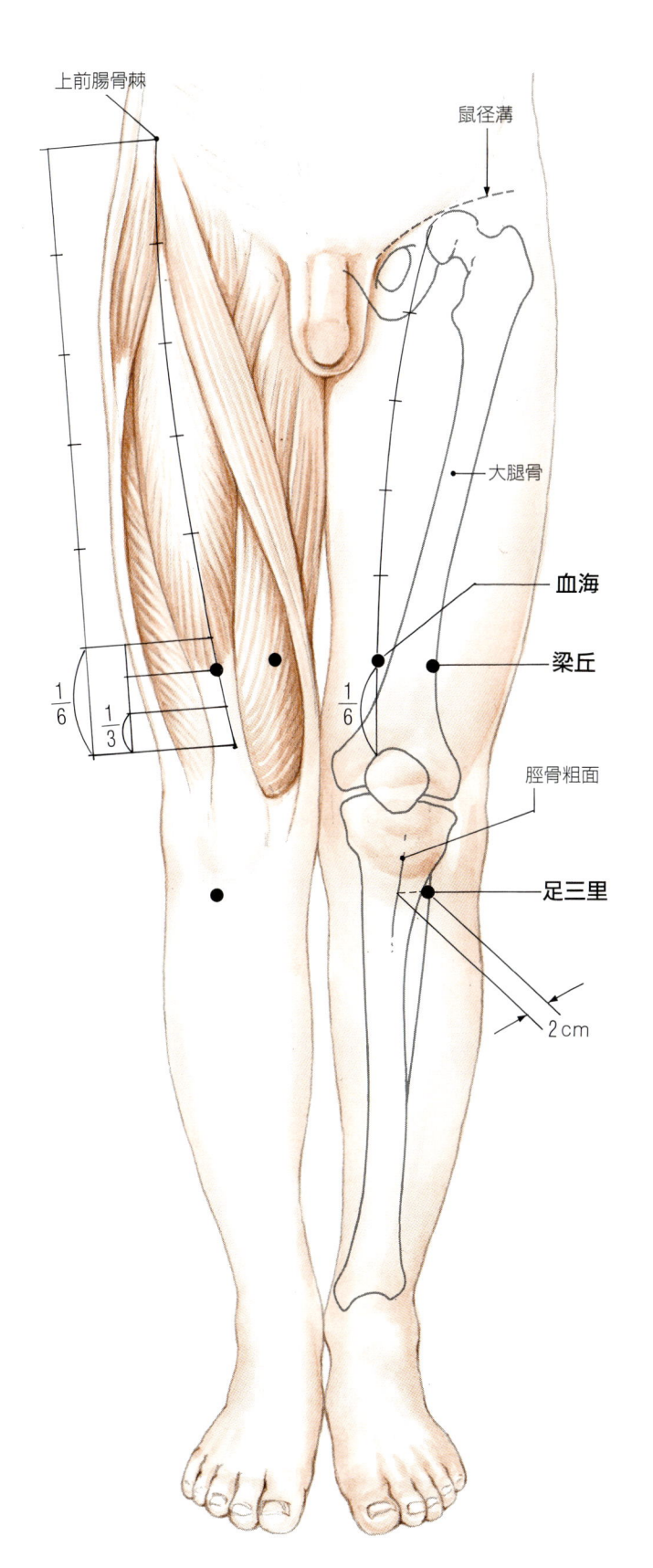

上前腸骨棘
鼠径溝
大腿骨
血海
梁丘
脛骨粗面
足三里
2cm
1/6
1/3
1/6

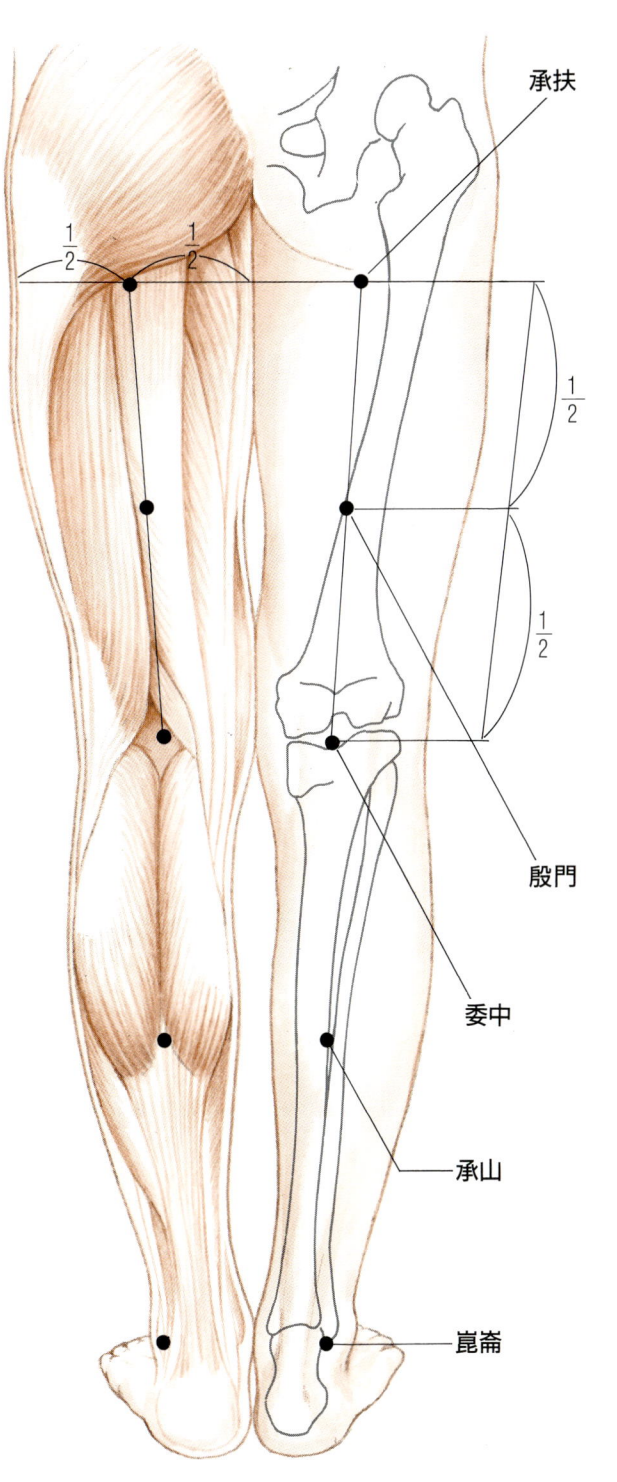

承扶
1/2 1/2
殷門
委中
承山
崑崙
1/2
1/2

全身の重要なツボと効用 ● 下肢のツボ

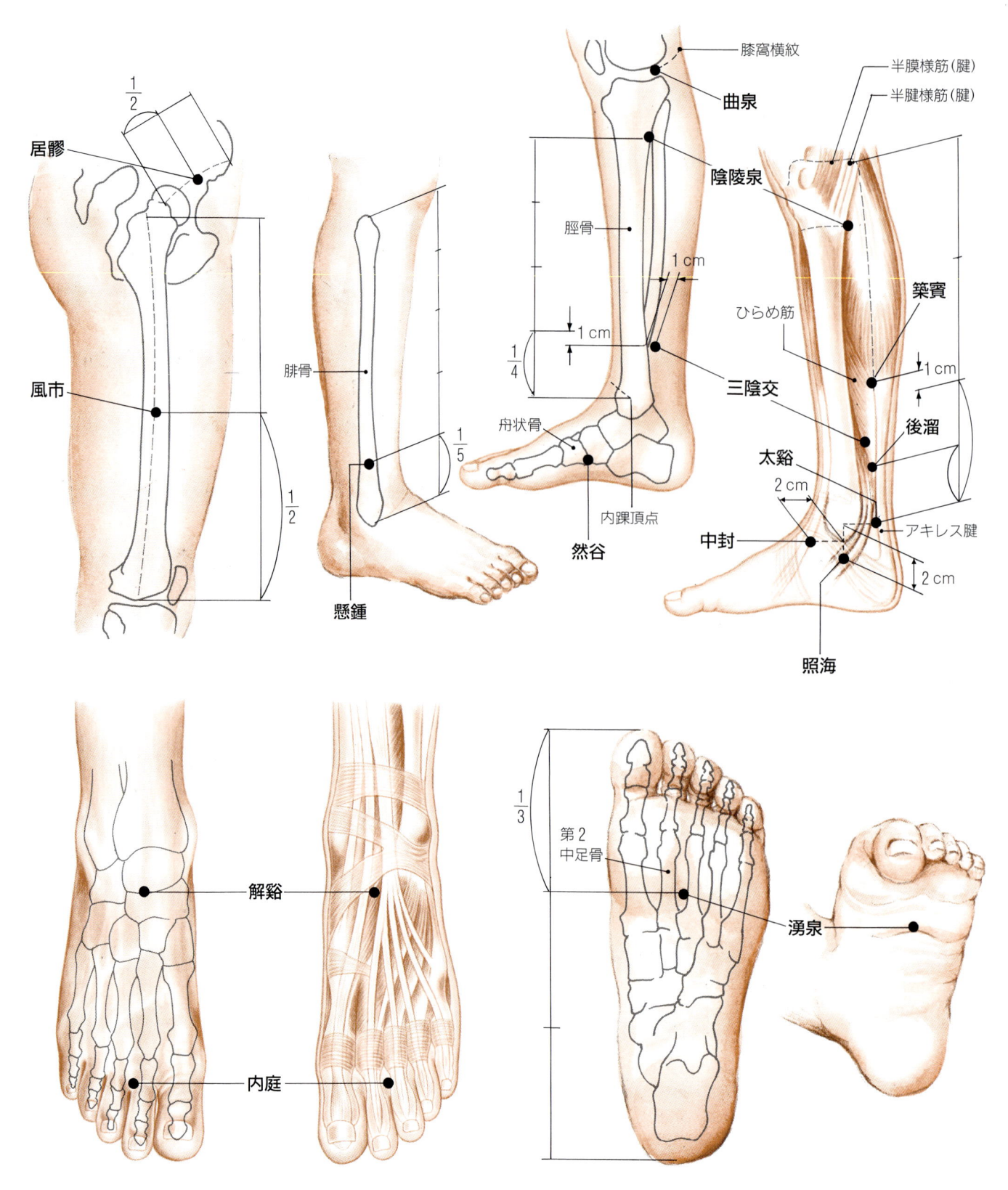

図中ラベル:
- 居髎
- 風市
- 腓骨
- 懸鍾
- 膝窩横紋
- 曲泉
- 陰陵泉
- 脛骨
- 舟状骨
- 内踝頂点
- 然谷
- 半膜様筋（腱）
- 半腱様筋（腱）
- ひらめ筋
- 築賓
- 三陰交
- 後溜
- 太谿
- アキレス腱
- 中封
- 照海
- 解谿
- 内庭
- 第2中足骨
- 湧泉

症状・状態別
指圧・マッサージの実際

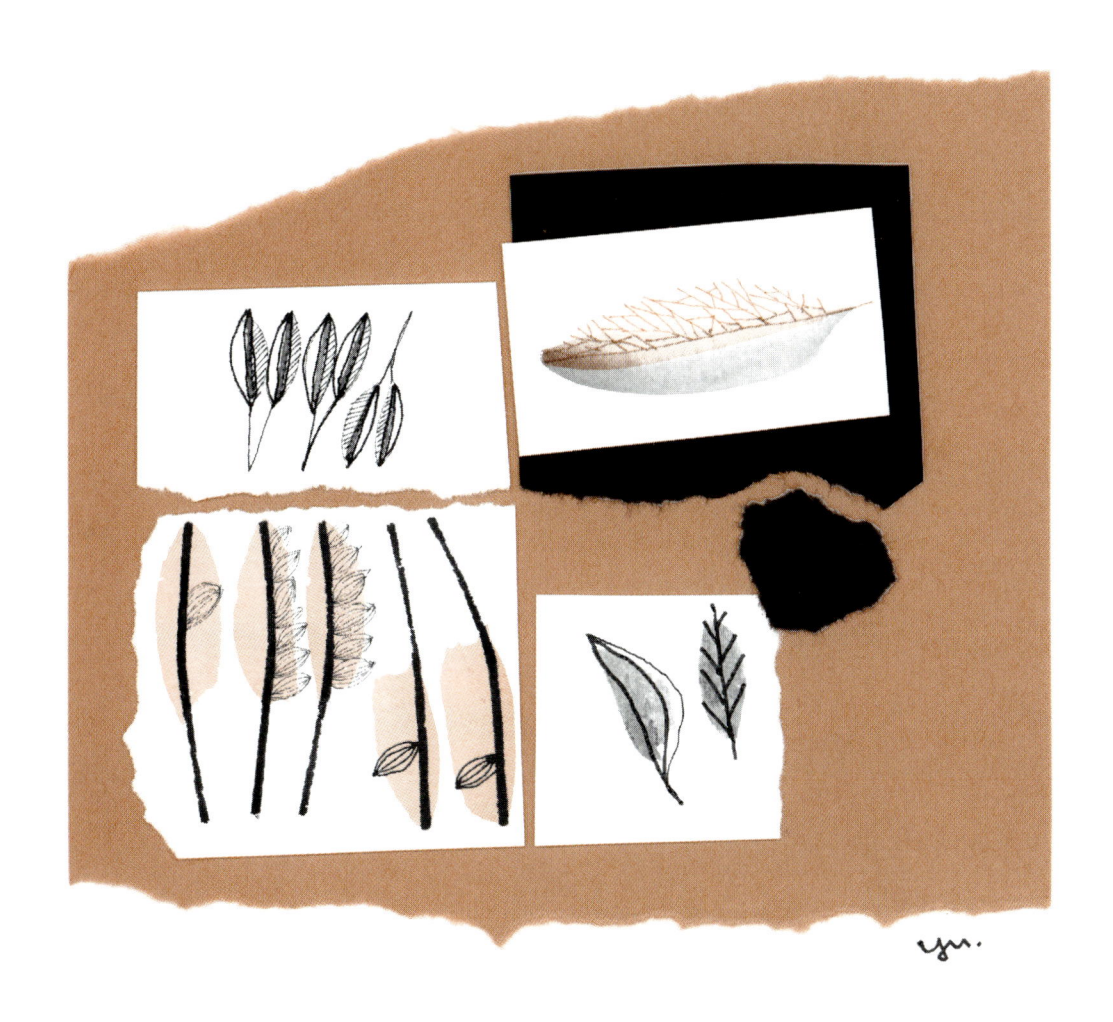

● **この項のみかた**
- 正しいツボの位置は，前章「全身の重要なツボと効用」で確認してください．各ツボの後に➡マークで参照ページを示しました．

腰痛

使用するツボ

- **腎兪**(じんゆ，BL 23，図1，→50)：第2，3腰椎棘突起間の外方2横指．
- **志室**(ししつ，BL 52，図1，→52)：腎兪の外側2横指．臍に向けて指で押すと圧痛がある．
- **崑崙**(こんろん，BL 60，図2，→60)：外踝の頂点線上とアキレス腱の間．外踝に向けて押すとよい．
- **委中**(いちゅう，BL 40，図3，→60)：膝窩の中央．
- **阿是穴**(あぜけつ)：自覚的に痛みを最も感じるところ．

手技およびポイント

- 腹臥位で背部腰部へ軽擦法を行ないます(図4)．ツボに対しては母指圧迫法，母指揉捏法を行ないます(図1～3)．その他殿部，大腿後面，下腿後面に手根揉捏法，背部・腰部へ軽擦法を行ないます(図5，6)．
- 腰痛は安静臥床を強いられる入院患者によくみられる症状です．上記のツボのほか背腰部にはp.49，51，53に示したようにたくさんのツボがあり，これらのツボを組み合わせても効果的です．

◉注意

- 急性の腰痛の場合には腰部の疼痛部局所には触れないようにすること．急性の場合は遠隔効果を期待して下肢のツボやマッサージを用いるとよいでしょう．

図1 腎兪・志室への母指揉捏法

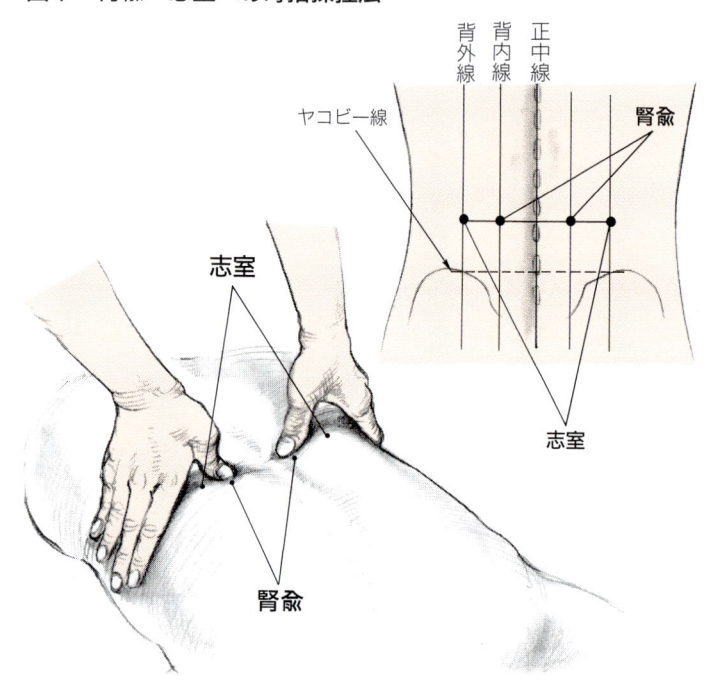

図2 崑崙への母指揉捏法

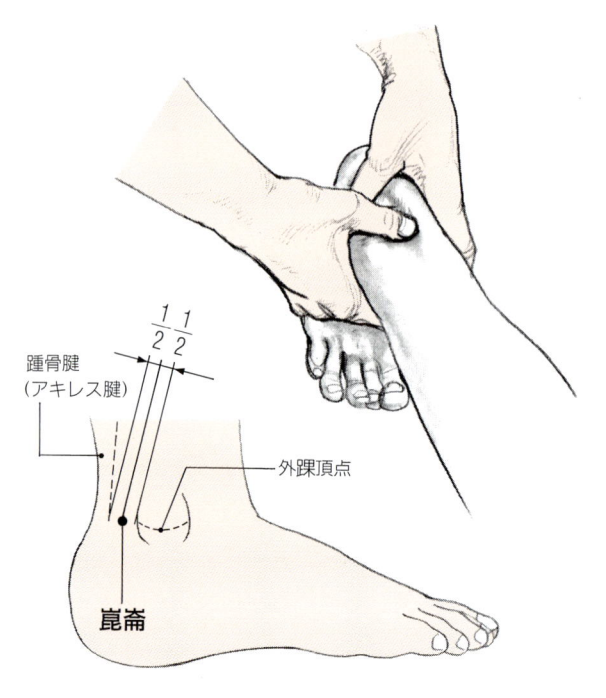

図3　委中への母指揉捏法

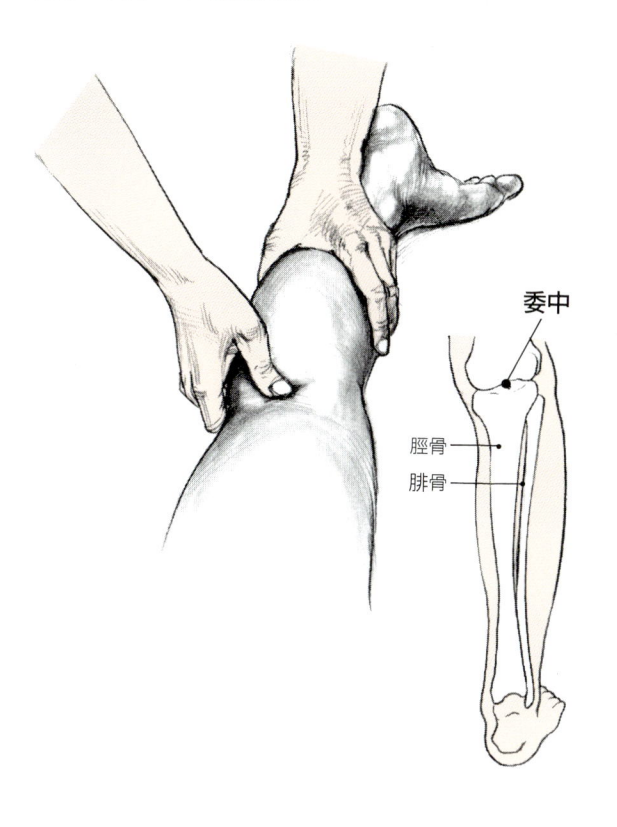

委中
脛骨
腓骨

図4　背部への軽擦法

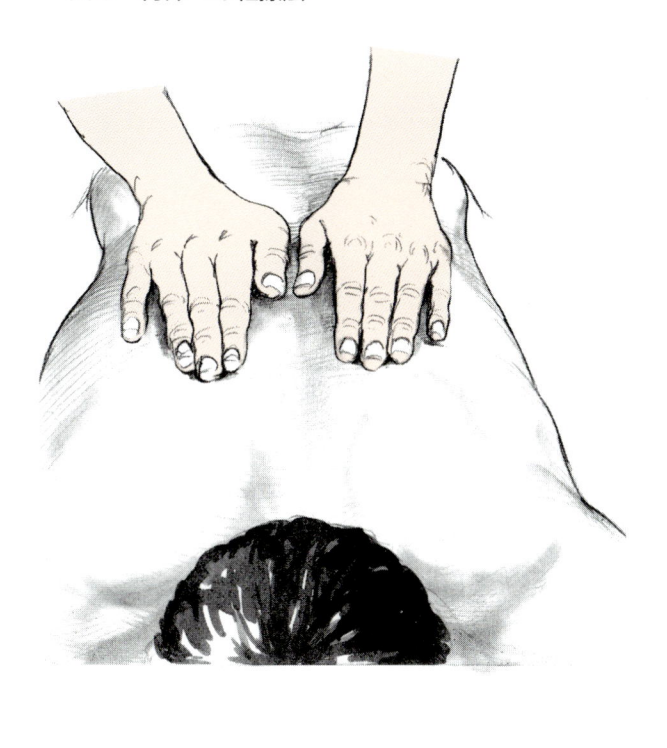

図5　殿部への手根揉捏法

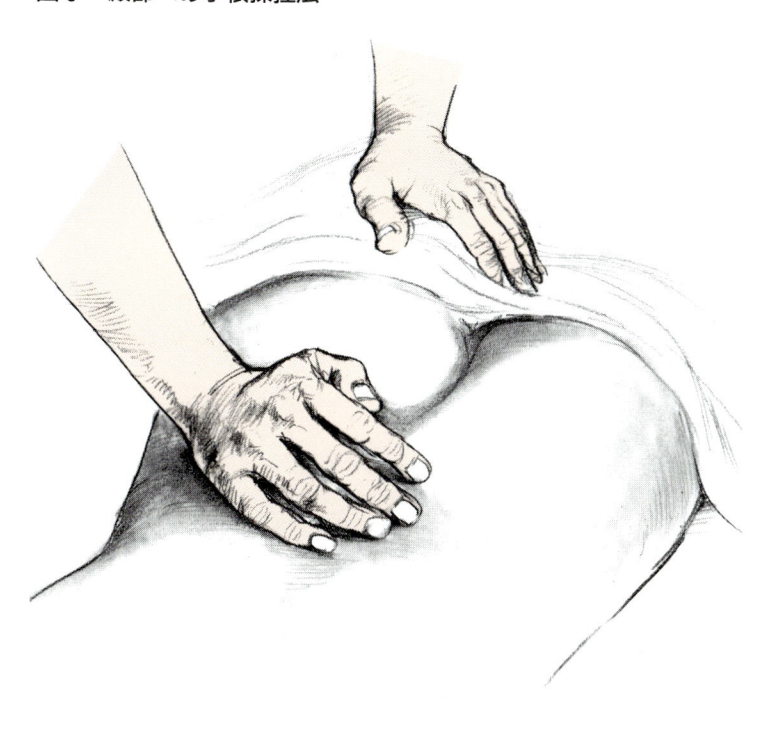

図6　下腿後面への手根揉捏法

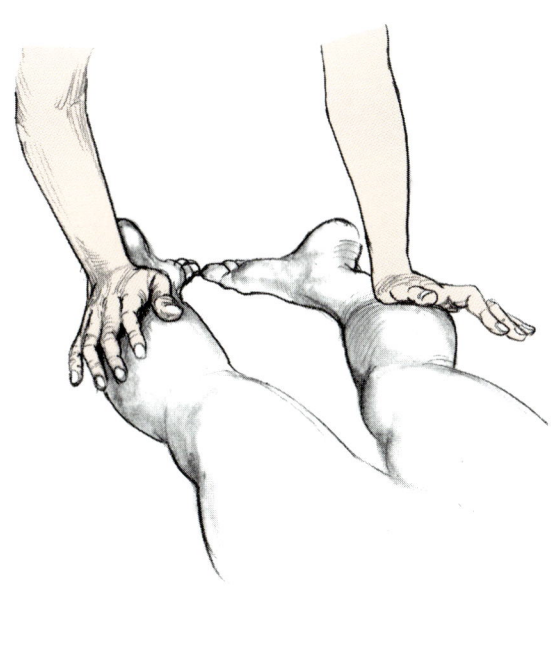

症状・状態別 指圧・マッサージの実際 ●腰痛

5分間メニュー

①どこがどういうふうに痛いのか，痛みの部位と性状を患者さんに確認します．ここでは第1，2腰椎付近を中心に腰部全体に鈍い痛みを訴えているケースと仮定します．

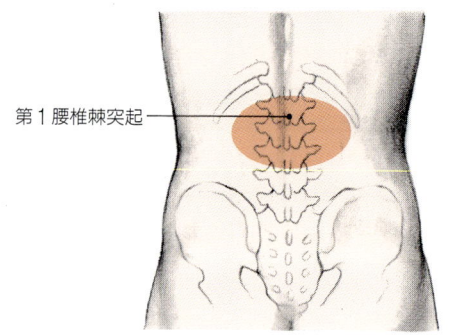

②患者さんに腹臥位になってもらいます．衣服は薄いものを1枚着用した状態でも可能です．

③腰部全体に触れ，筋肉の凝りや冷感，圧痛などの違和感がないかを観察，確認します．

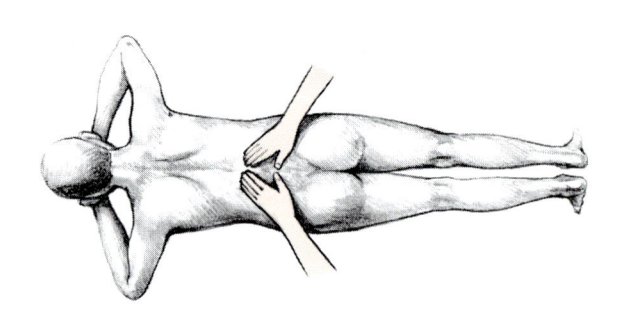

④ゆっくりと肩甲間部から腰部，殿部にかけて軽擦法を行ないます．あわてずにゆっくりと術者の手から「気」や温もりが伝わるように手のひらを密着させて行ないます．肩甲間部から腰部まで一通り7～8秒ぐらいのスピードです．これを5回行ないます．

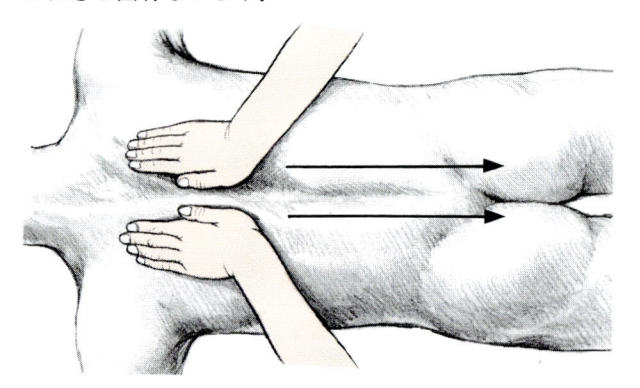

⑤母指圧迫法にて，第11，12胸椎棘突起間の外側2横指の部位から，第5腰椎棘突起と仙骨上端の間の外側2横指の点まで順に1椎体ずつ下がっていく要領で圧迫します．呼吸に合わせ呼気時に圧迫し，吸気時に次の部位へ移動します．これを上から下まで3回繰り返します．

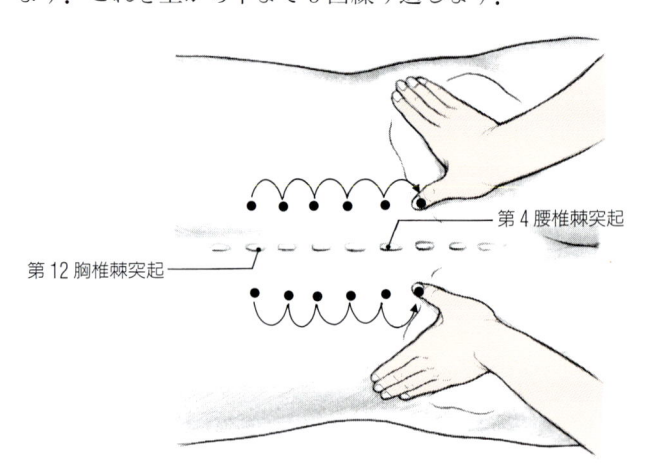

⑥次に志室のツボを母指圧迫法にて，ゆっくりと呼吸に合わせて圧迫します．これも3回程度繰り返します．

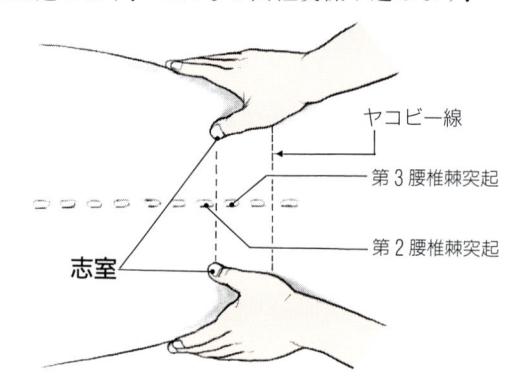

⑦疼痛部位や筋の緊張部位を手根揉捏法にて片側ずつもみほぐします．片側30秒程度行ないます．

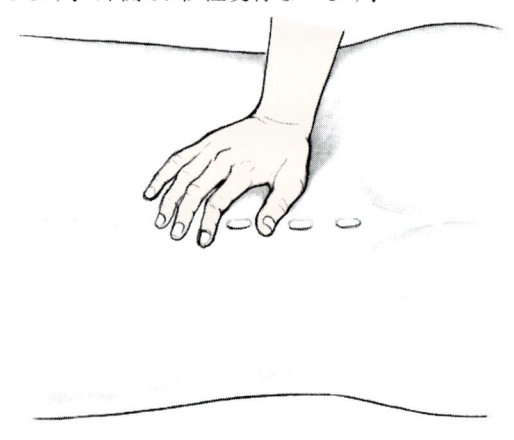

⑧殿部に移り，手根揉捏法で片側15秒程度もみほぐします．

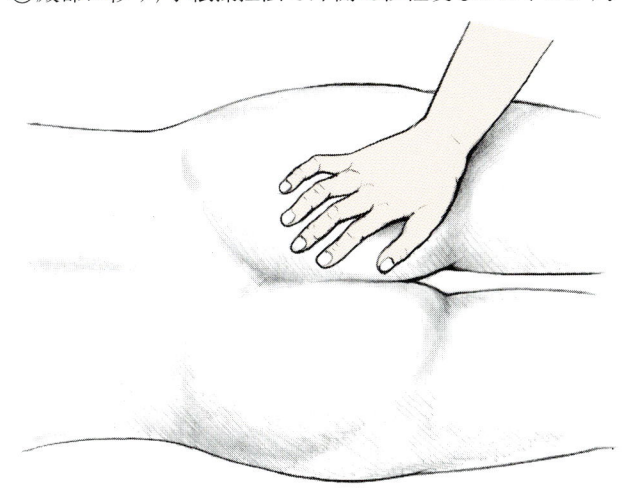

⑨大腿後面も手根揉捏法で片側15秒程度もみほぐします．

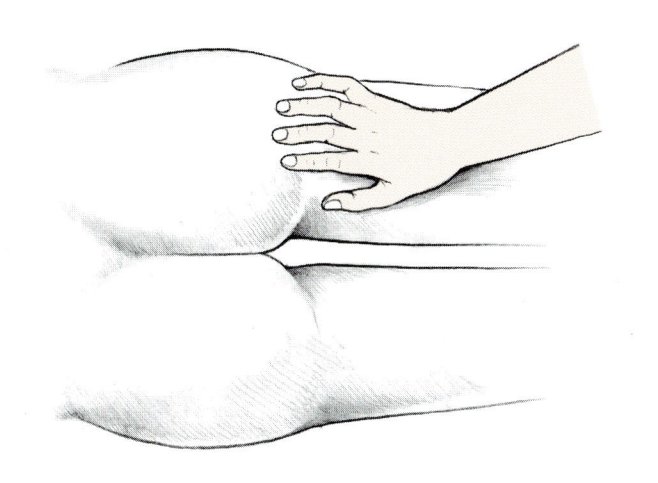

⑩委中のツボを，母指圧迫法にて呼吸に合わせて3回程度圧迫します．

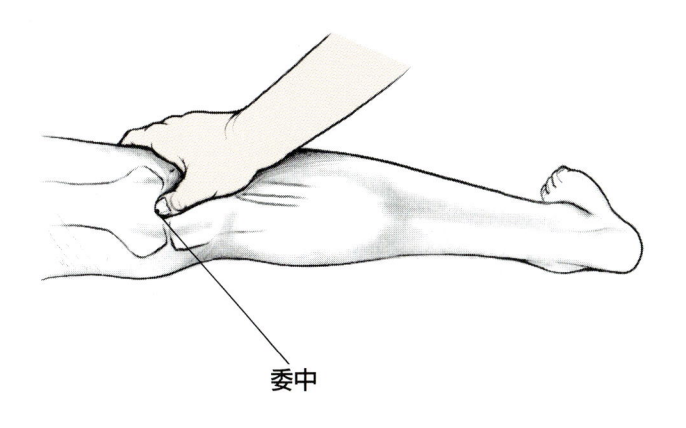

委中

⑪下腿後面を手根揉捏法で片側15秒程度もみほぐします．

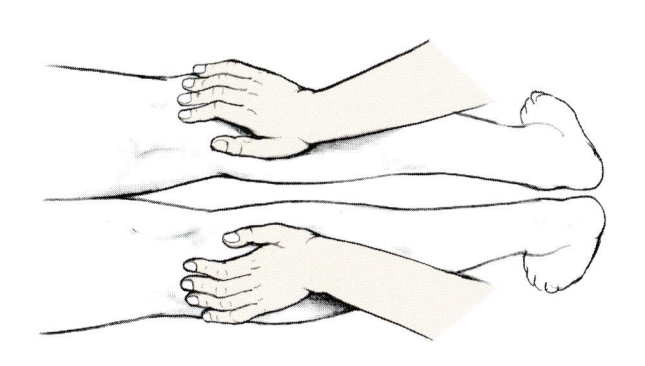

⑫最後に，崑崙のツボに母指揉捏法を30秒程度行ないます．

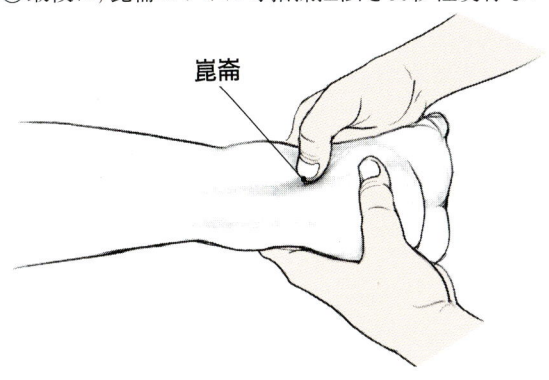

崑崙

- これで慣れないうちは大体10分ぐらいかかりますが，ツボの位置が頭に入り，手技がこなれてくると5分ぐらいで終わります．
- 終わった後で患者さんに術前との状態の変化を聞いてみてください．
- このメニューはあくまで1つの例です．腰痛のケースすべてにこのとおりにする必要はありません．適宜患者さんの状態や施術者の持っている時間に合わせてメニューを組み立ててください．

■メニューを組み立てるポイント

- メニューを組み立てるポイントは全体の流れを考えることです．あっちのツボをやったり，こっちのツボをやったりというのではなく，腰部から順次，脚の方へ施術していき，最後にまた腰部に返るなど，流れを考えます．
- また，いきなり強い刺激のある手技から入らないこと，特にはじめての患者さんや慣れない患者さんに行なうときは注意が必要です．

肩の凝り

使用するツボ

- **天柱**（てんちゅう，BL 10，図1，➔46）：後頭骨下端の凹みから2 cm下の外側2 cmのところ．指でもむように圧迫すると頭に響く．
- **風池**（ふうち，GB 20，図1，➔68）：後頭部正中線上の後頭骨下端の凹みから4 cmほど外側のところ．下から上へ圧迫すると頭に響く．
- **肩井**（けんせい，GB 21，図2，➔48）：第7頸椎棘突起と肩峰外端の中間の点．肩の稜線上にとる．
- **肩中兪**（けんちゅうゆ，SI 15，図3，➔48）：第7頸椎棘突起と第1胸椎棘突起の間の外側3横指のところ．
- **肩外兪**（けんがいゆ，SI 14，図3，➔48）：第1胸椎棘突起と第2胸椎棘突起の間の外側4横指のところ．
- **膏肓**（こうこう，BL 43，図4，➔69）：第4胸椎棘突起と第5胸椎棘突起の間の外側4横指のところ．
- **中府**（ちゅうふ，LU 1，図5，➔54）：前胸部鎖骨外端の陥凹の下2 cmのところ．

手技およびポイント

- ツボに対しては母指揉捏もしくは母指圧迫法を用います．その他，筋の緊張部（凝っているところ）に対して各種の揉捏法を行ないます（図6）．
- 肩凝りはほとんどの人が自覚する症状です．最も凝っている場所を探してマッサージすることも大切ですが，周りからほぐしていくことも効果をあげる秘訣です（図7）．
- 指圧・マッサージの心地よさを体験してもらうには最もよい症状です．
- 肩凝りが悪化して頭痛を訴えるケースにも応用できます．

◉注意

- 心地よいために長時間連続して施術しがちですが，八分目にしておくことが大切です．

図1　天柱・風池

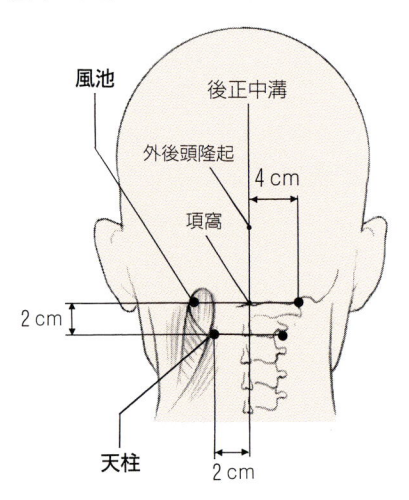

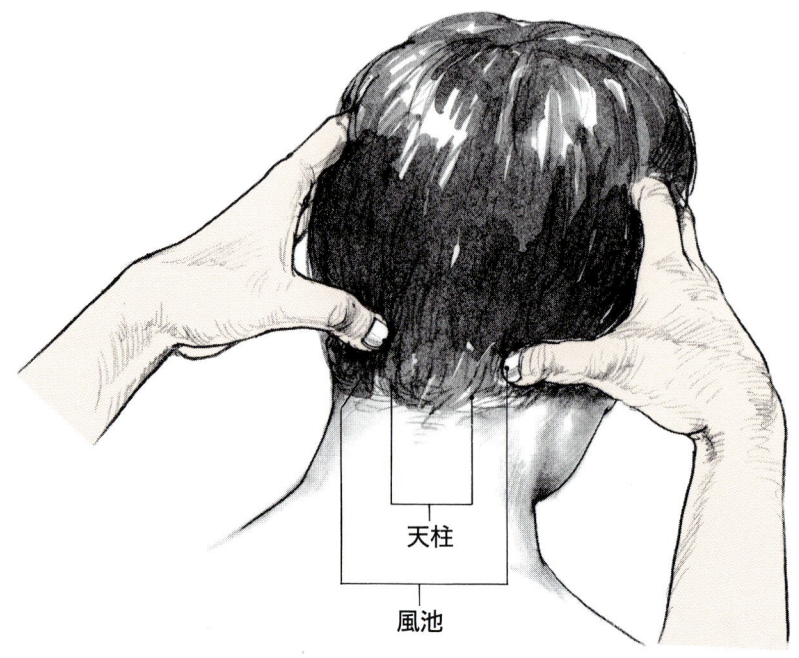

図2　肩井

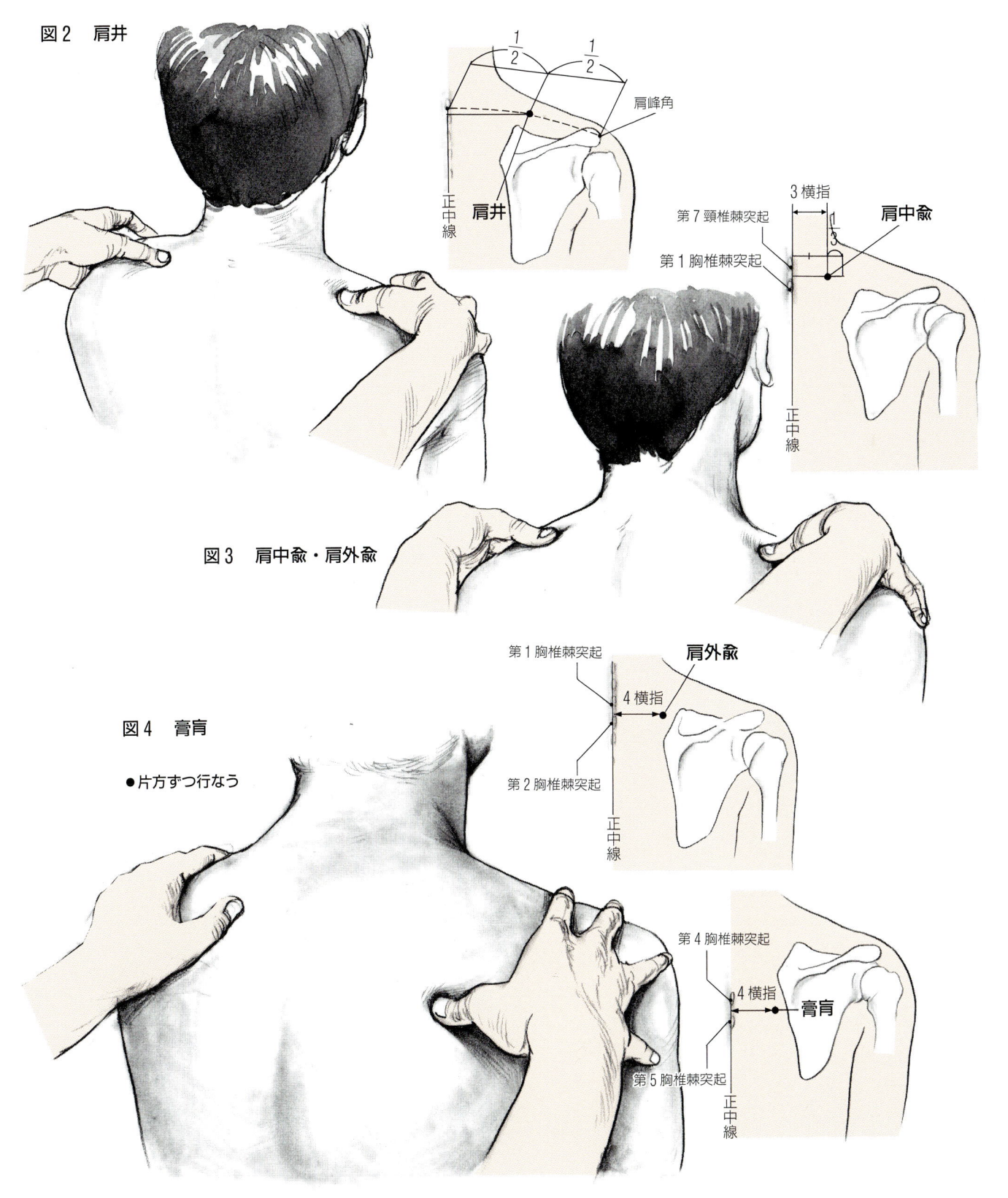

肩峰角
正中線
肩井

3横指
第7頸椎棘突起
第1胸椎棘突起
肩中兪

図3　肩中兪・肩外兪

第1胸椎棘突起
4横指
肩外兪
第2胸椎棘突起
正中線

図4　膏肓

●片方ずつ行なう

第4胸椎棘突起
4横指
膏肓
第5胸椎棘突起
正中線

症状・状態別 指圧・マッサージの実際 ● 肩の凝り

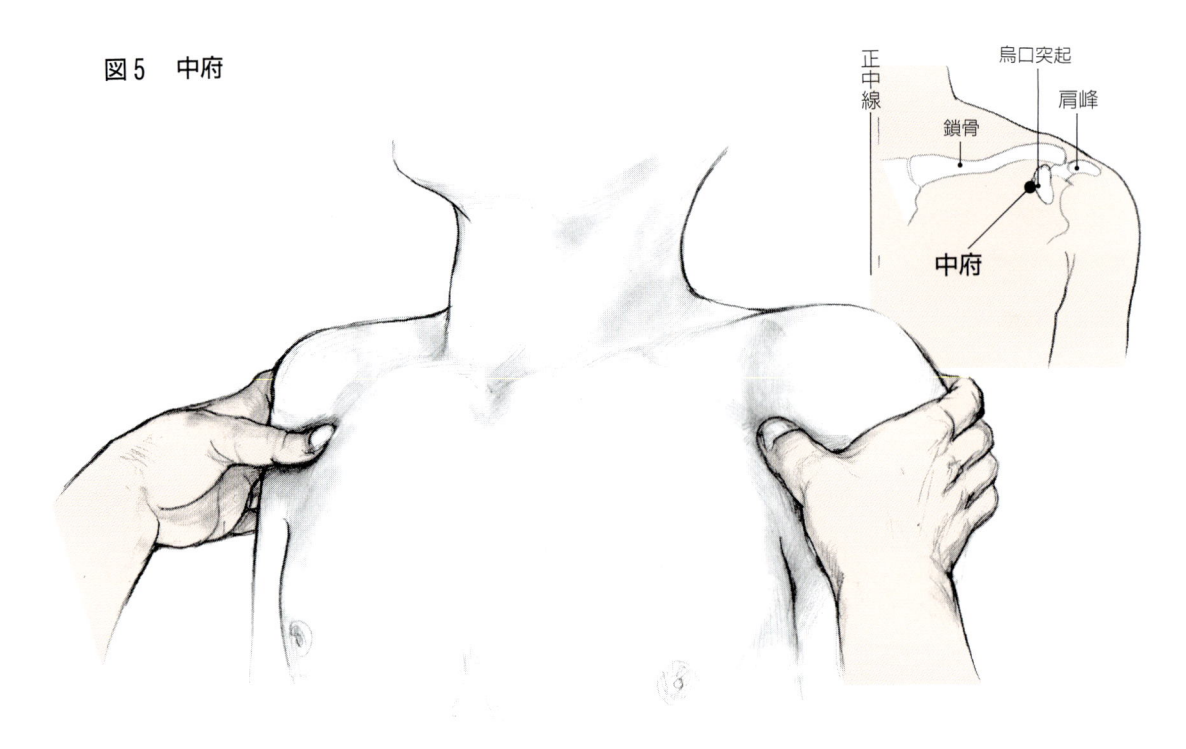

図5　中府

正中線　烏口突起　鎖骨　肩峰
中府

図7　周りからほぐしていくことも効果をあげる

図6　凝っているところに揉捏法

（1）
たとえば側頸部に凝りがある場合は，凝りを探して揉捏法を行なう．前後に指を動かすともみほぐしやすい．

（2）
肩井の付近は最も凝りを感じやすいところ．四指揉捏法を行なう．母指揉捏法も効果的．

（3）
肩甲骨内縁も凝りやすいところ．筋ばっているところを揉捏法でもみほぐす．左右に指を振るとやりやすい．

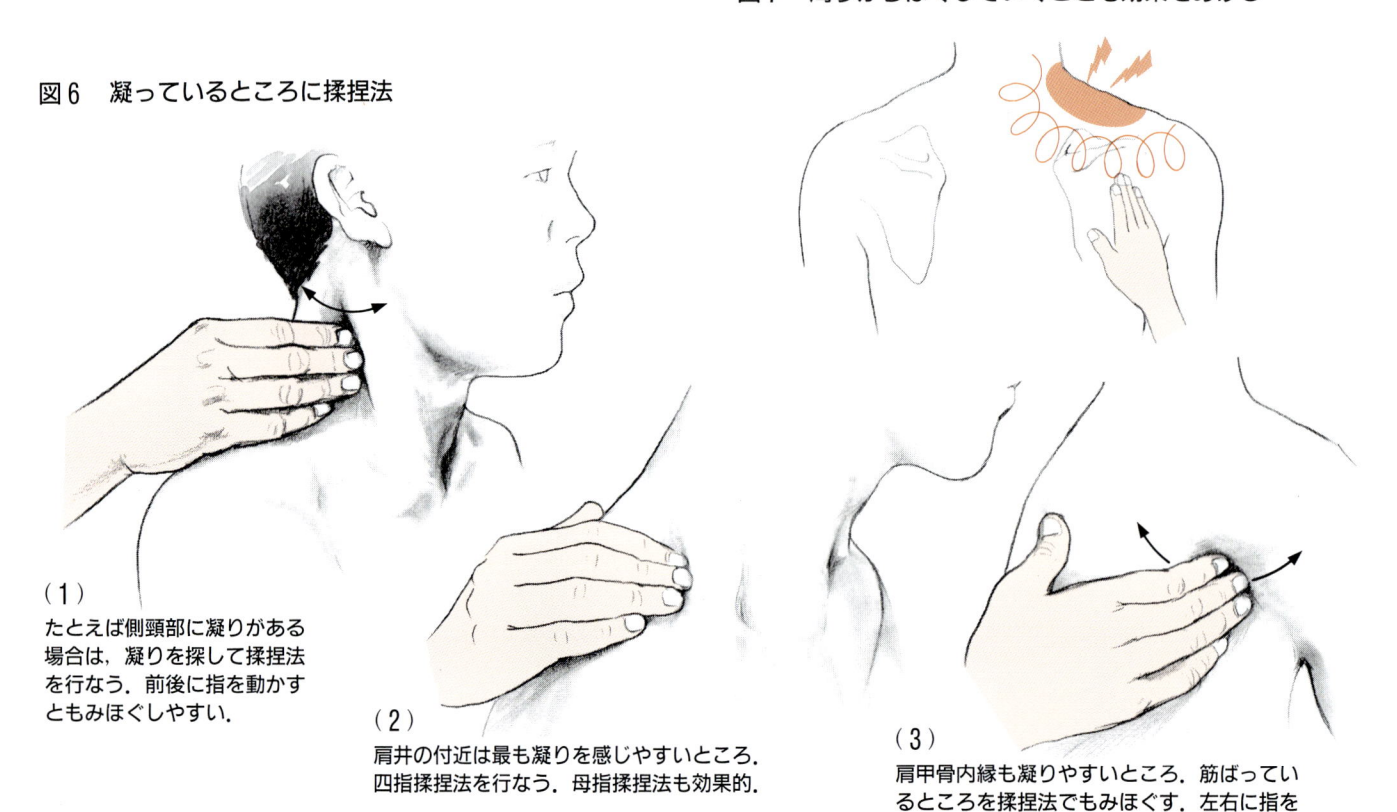

5分間メニュー

①患者さんに座位になってもらいます．ベッドの上で座位をとると，患者さんの肩の位置が高すぎますので，椅子に座ってもらうとよいでしょう．どうしてもベッドにしか座れない場合は，術者はベッドの上に乗って，立て膝をして患者さんの後ろから施術します．

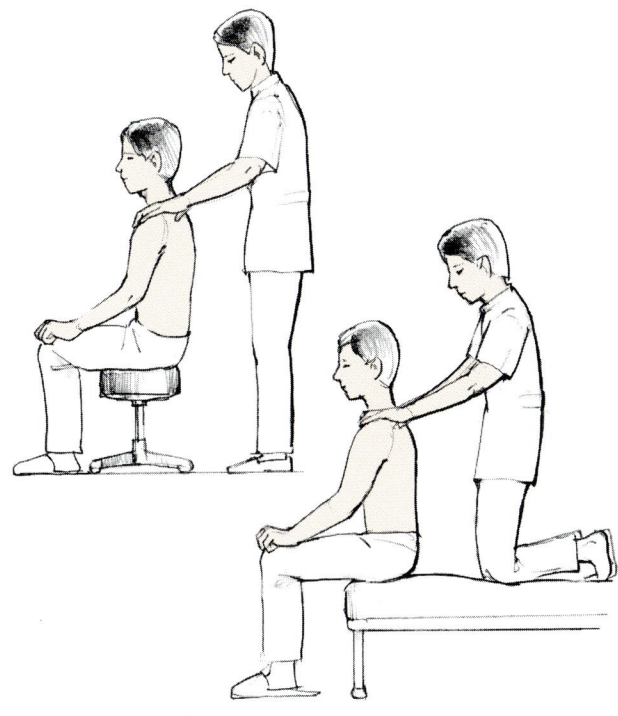

②まず凝りの部位や性状を自覚的，他覚的に確認します（ここでは肩から肩甲間部にかけて板が入ったような感じで凝っていると仮定します）．

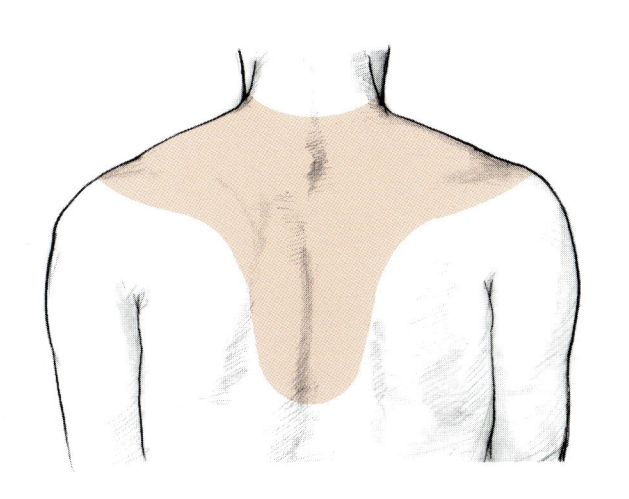

③肩上部から肩甲骨下縁の少し下ぐらいの高さまで，ゆっくりと軽擦法を施します．あわてずにゆっくりと，術者の手から「気」や温もりが伝わるように，手のひらを密着させて行ないます．一通り5秒ぐらいのスピードです．これを5回行ないます．

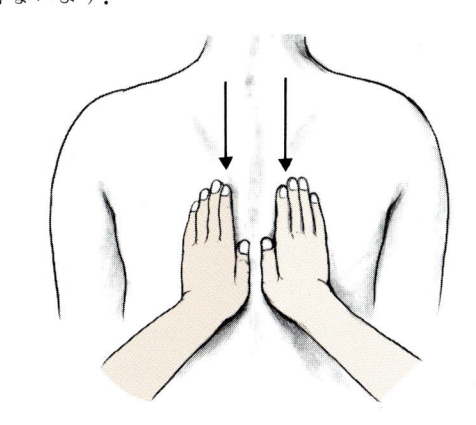

④天柱のツボ，風池のツボに母指揉捏法を行ないます．左右同時にそれぞれのツボに30秒程度行ないます．

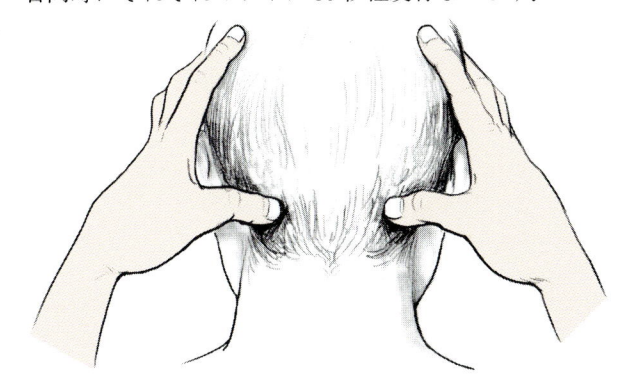

⑤肩井，肩中兪，肩外兪，膏肓のツボと順に母指揉捏を行なっていきます．それぞれ30秒程度行ないます．肩井，肩中兪，肩外兪は左右同時に行ないますが，膏肓のツボは片方ずつ行ないます．

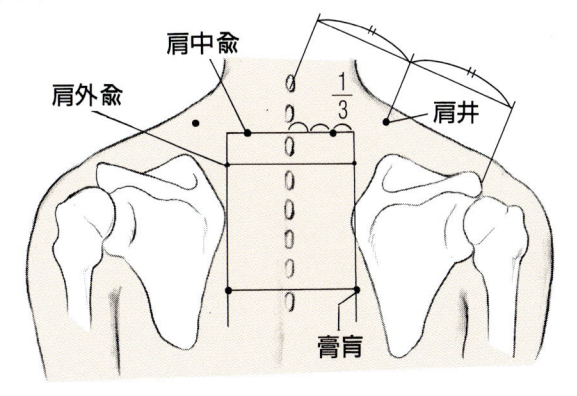

症状・状態別 指圧・マッサージの実際 ● 肩の凝り

⑥前胸部の中府のツボに母指揉捏を片方ずつ30秒程度行ないます．このとき，術者は施術しやすいように患者さんの側方に移動します．

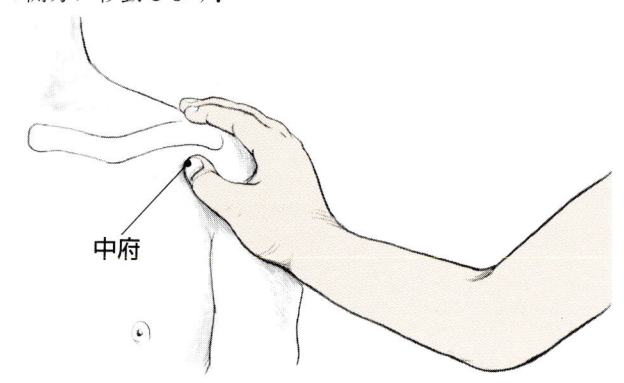

中府

⑦肩甲骨の内縁に片方ずつ母指圧迫法を加えます．呼吸に合わせて4，5か所に分けて上から順に，3回程度行ないます．このとき圧迫していない方の手は前胸部の上の方に軽く添え，患者さんの身体が圧迫によってぐらつかないようにします．

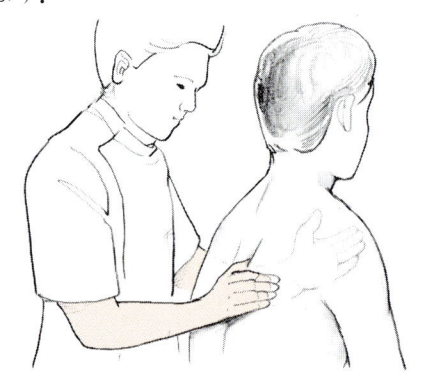

⑧後頸部から側頸部，肩上部，前胸部にかけて凝りのひどい部位や圧痛のある部位に四指揉捏法を加えます．1か所につき15〜20秒程度行ないます．

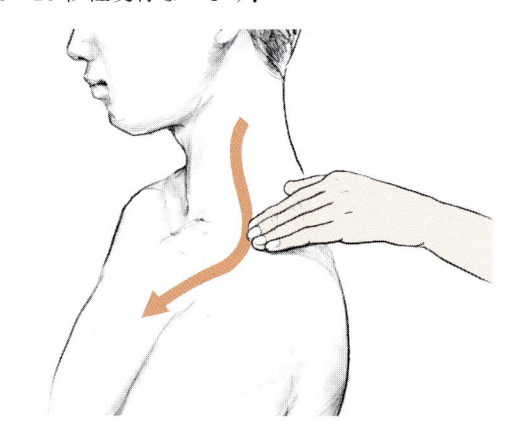

⑨最後に手のマッサージを左右それぞれ30秒程度行ないます（→p.80）．

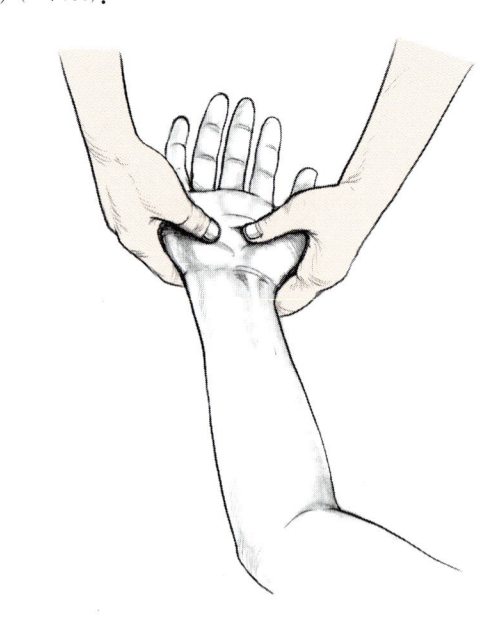

●慣れていなければ大体10分ぐらいかかりますが，ツボの位置が頭に入り手技がこなれてくると，5分ぐらいで終わります．

●終わった後に，患者さんに施術前との状態の変化を聞いてみてください．

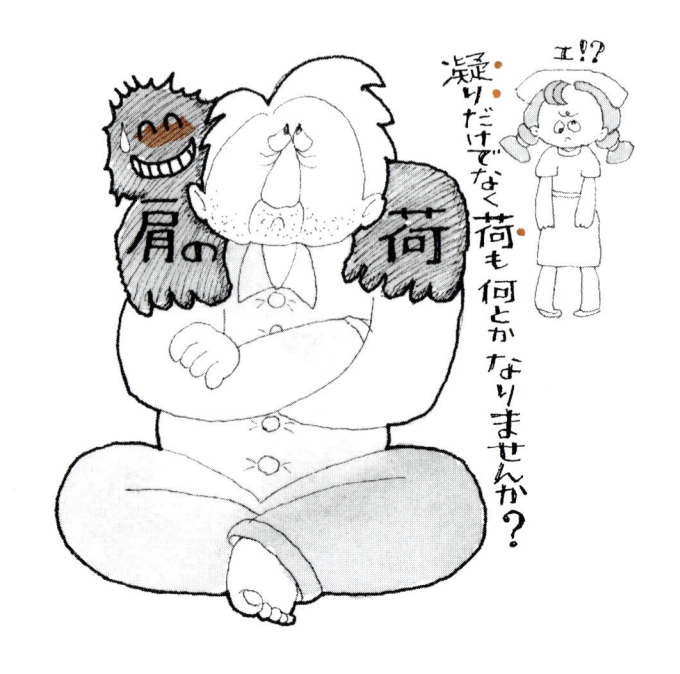

背部痛

使用するツボ

- 図1のように，背部の脊柱の両側には，兪穴とよばれる多くのツボがあります．背部痛の場合はこれらのツボを用いるとよいでしょう（→48，50）．

手技およびポイント

- 背部のツボには母指圧迫法を用い上から順に圧迫します（図2）．また背部全体に軽擦法，疼痛の強い部位や凝り感の強い部位には，手根揉捏法や四指揉捏法を用いるとよいでしょう（図3，4）．
- 背部痛もまた，安静臥床を強いられる入院患者によくみられる症状です．背部全体に軽擦法を行ないリラクゼーションを促し，腰痛と同様に下肢にも施術するとより効果的です．

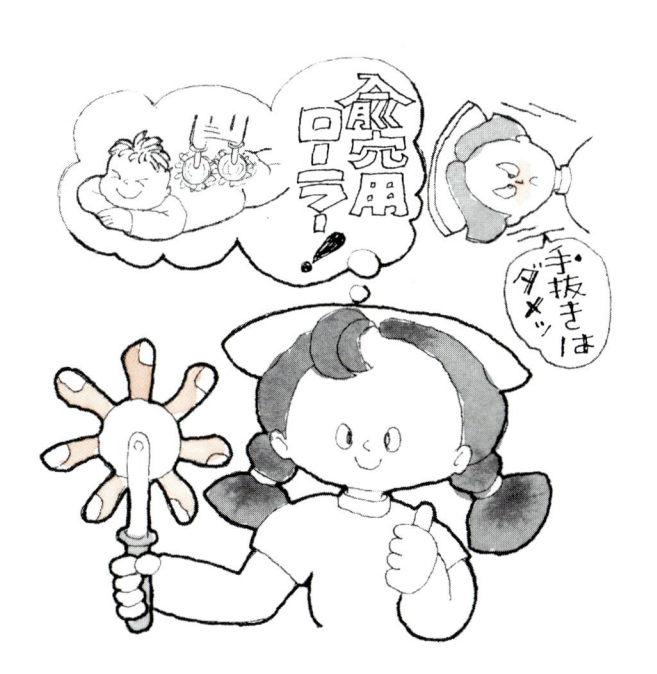

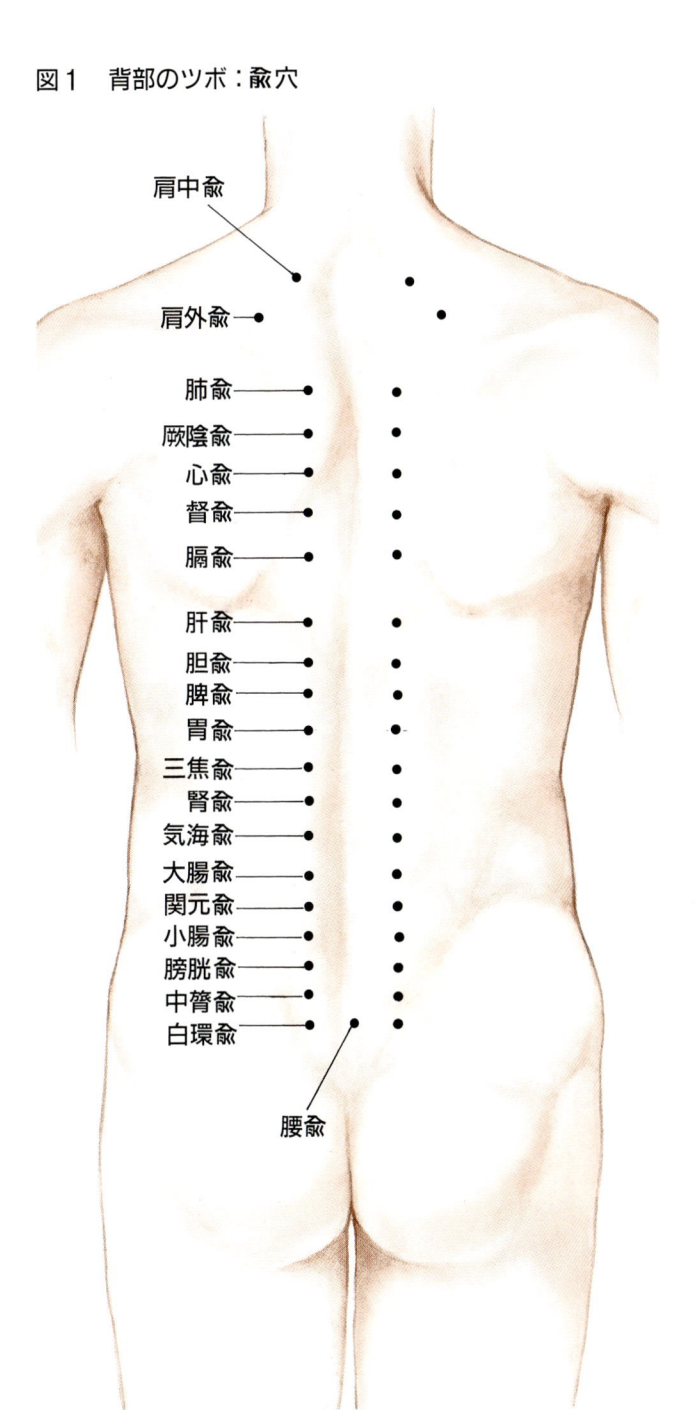

図1 背部のツボ：兪穴

肩中兪
肩外兪
肺兪
厥陰兪
心兪
督兪
膈兪
肝兪
胆兪
脾兪
胃兪
三焦兪
腎兪
気海兪
大腸兪
関元兪
小腸兪
膀胱兪
中膂兪
白環兪
腰兪

症状・状態別 指圧・マッサージの実際 ● 背部痛

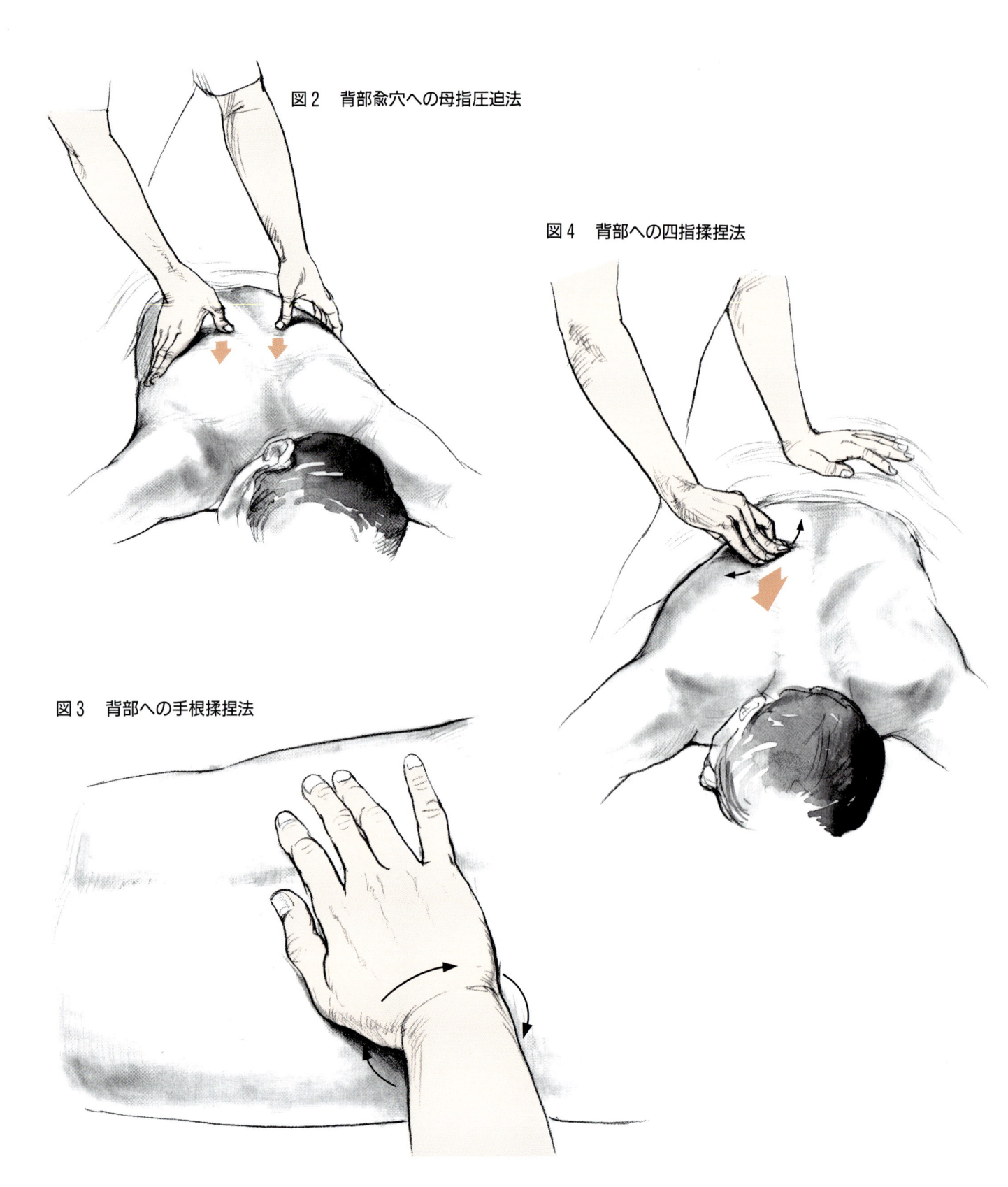

図2　背部兪穴への母指圧迫法

図4　背部への四指揉捏法

図3　背部への手根揉捏法

不眠

使用するツボ

- 神門(しんもん，HT 7，図1，→41)：手関節掌側の横紋の内端，豆状骨の上際．
- 膻中(だんちゅう，CV 17，図2，→54)：胸骨前面の正中両乳頭間の中央．
- 肝兪(かんゆ，BL 18，図3，→50)：第9，10胸椎棘突起間の外側2横指のところ．
- 百会(ひゃくえ，GV 20，図4，→46)：頭頂部正中線と耳介の最高部を結んだ線の交点．

手技およびポイント

- 不眠のツボや手技は，気持ちを落ち着かせる作用のものを用います．
- ツボに対しては母指揉捏法もしくは母指圧迫法を用います．
- 百会穴はブヨブヨとした浮腫状になっていることもあります．就寝前に行なうと効果的です(図4)．

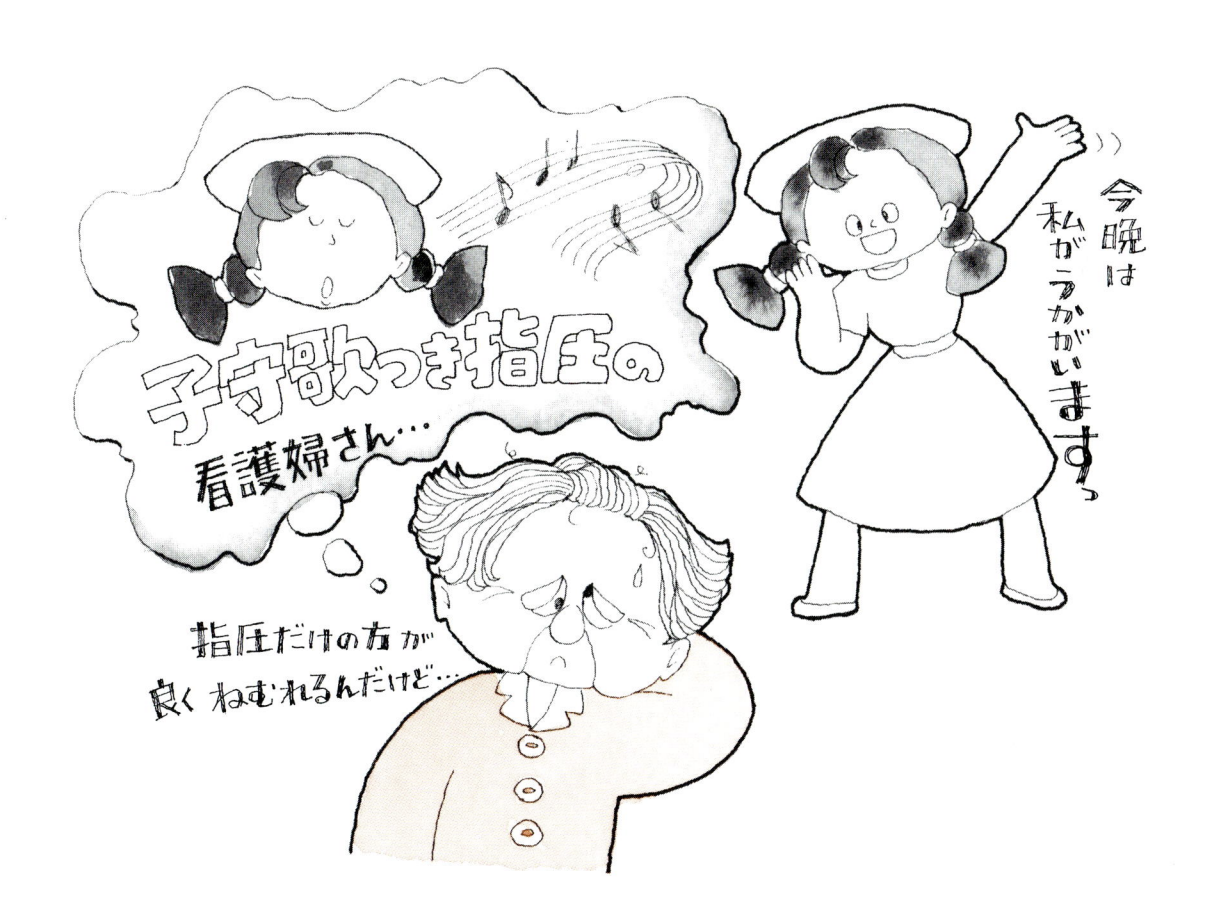

症状・状態別 指圧・マッサージの実際 ●不眠

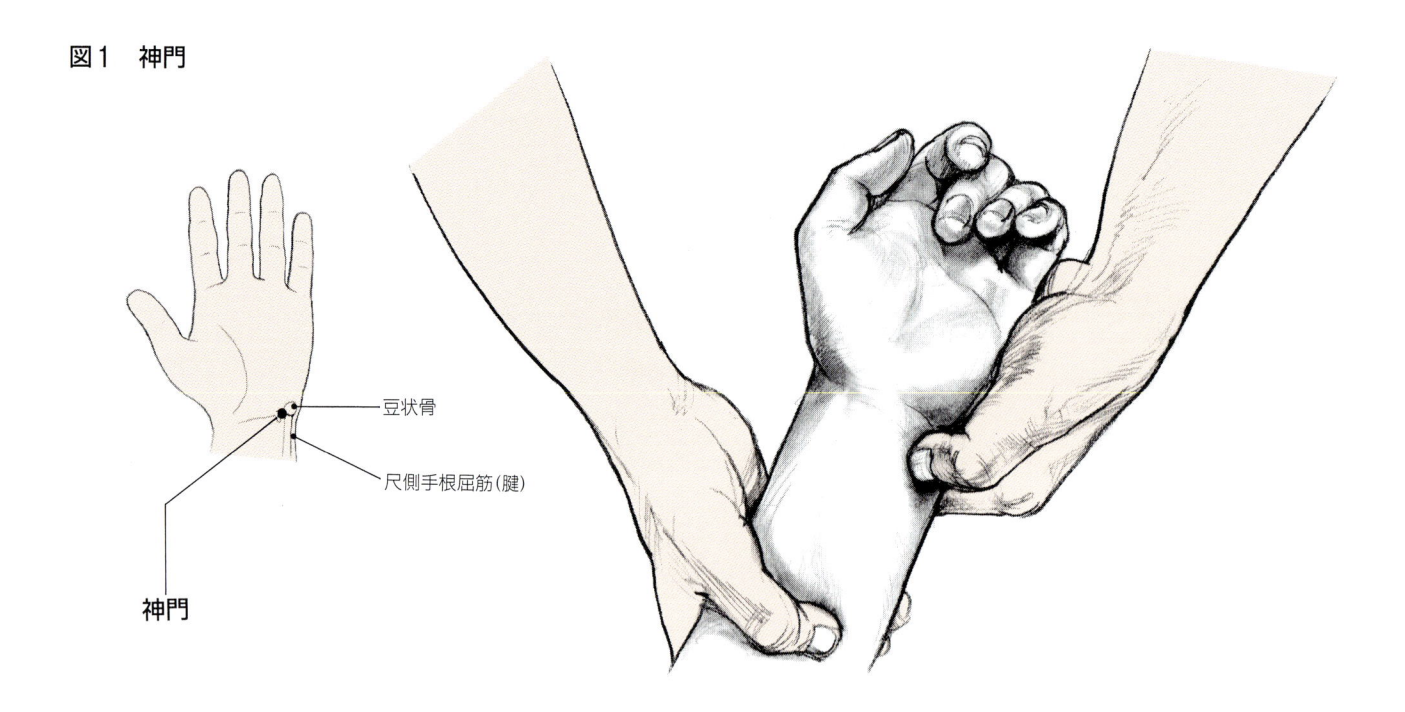

図1　神門

- 豆状骨
- 尺側手根屈筋(腱)
- 神門

図2　膻中

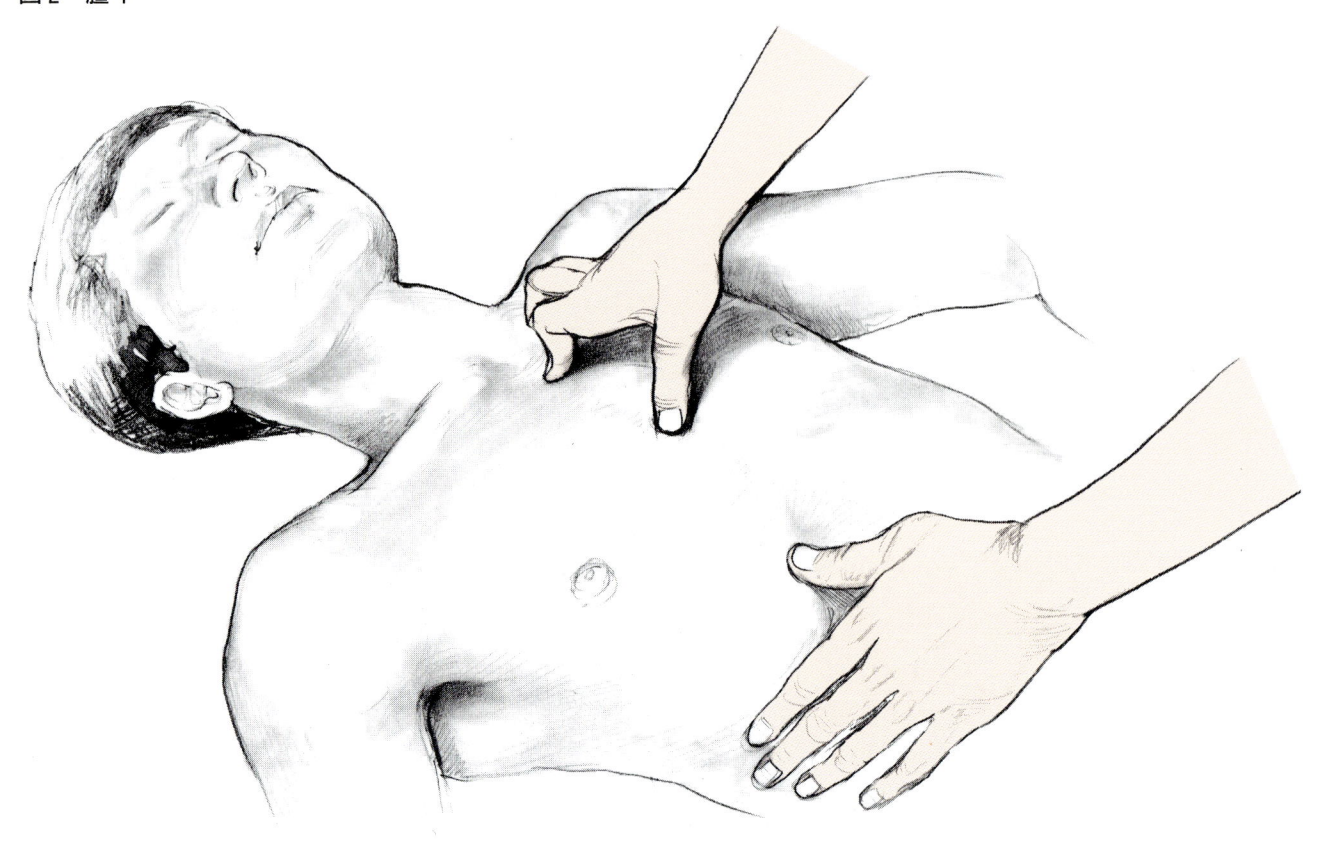

図3　肝兪

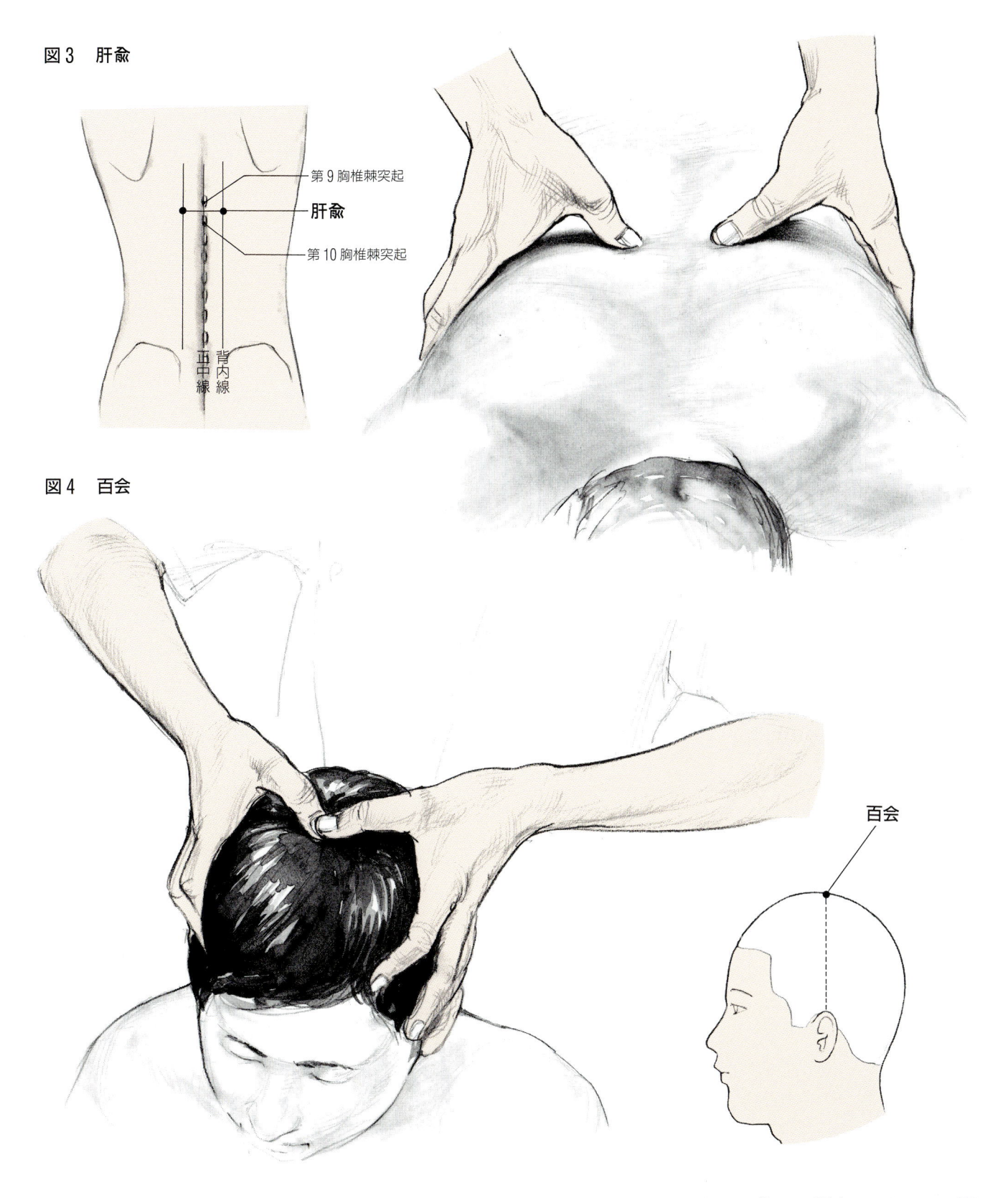

- 第9胸椎棘突起
- **肝兪**
- 第10胸椎棘突起
- 正中線
- 背内線

図4　百会

百会

倦怠感

使用するツボ

- **足三里**(あしさんり，ST 36，図1，➡58)：脛骨の前縁を指腹でさすっていくと指の止まるところがある．そこから外側へ2cmのところ．
- **曲池**(きょくち，LI 11，図2，➡40)：肘関節を屈曲するとできる横紋の外端．
- **阿是穴**(あぜけつ)：倦怠感の強いところ．
- 背部の各ツボ

手技およびポイント

- ツボに対しては母指揉捏法もしくは母指圧迫法を用います．全身の倦怠感には背部への軽擦法やツボへの施術，手のマッサージ(図3)，足底部全体への揉捏法を併用すると効果的です(図4)．
- 倦怠感はさまざまな原因で出現しますが，局所的なものに対しては局所のツボや阿是穴を用いて対応するとよいでしょう．全身的なものに対しては全身的に施術することも可能ですが，背部に施術すると爽快感が得られ効果的です．

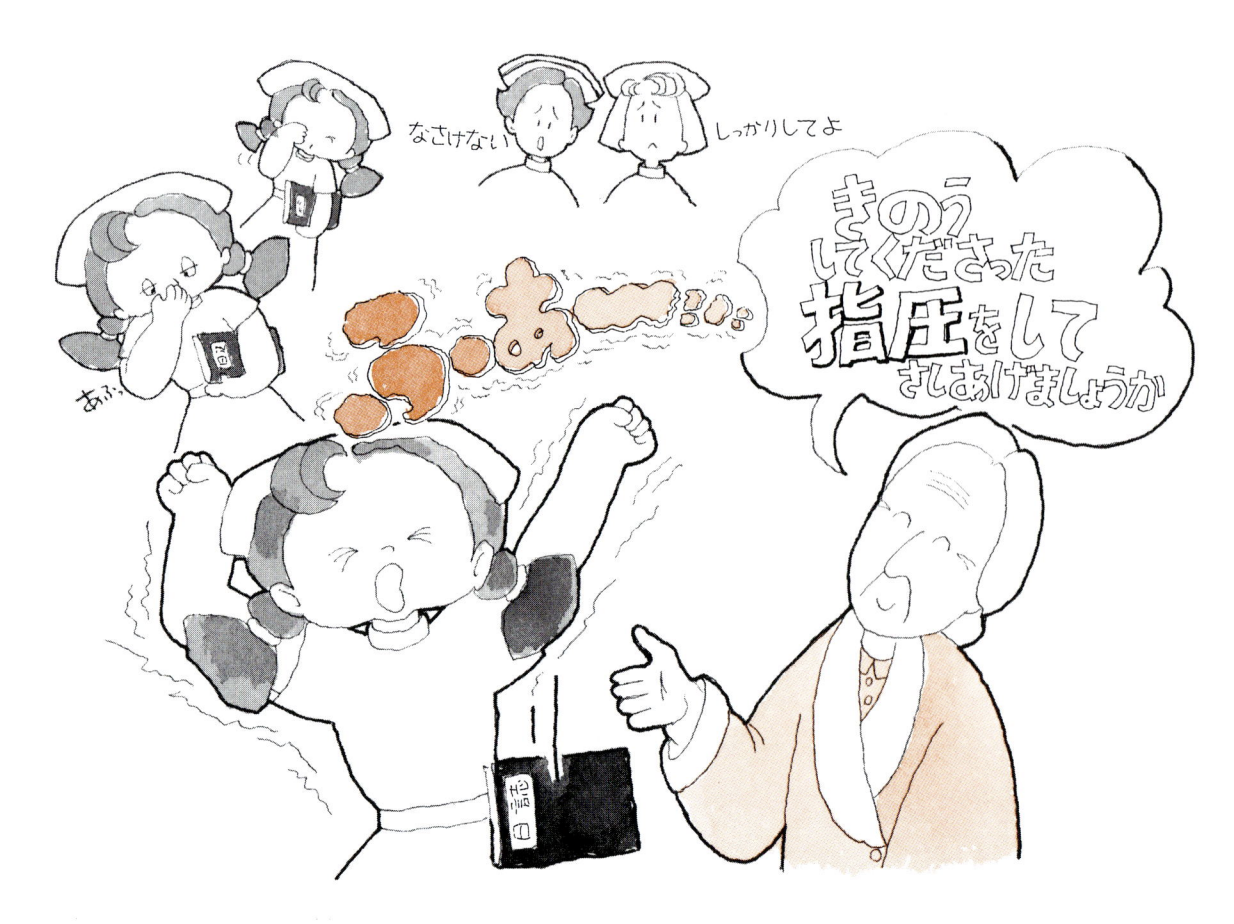

足三里

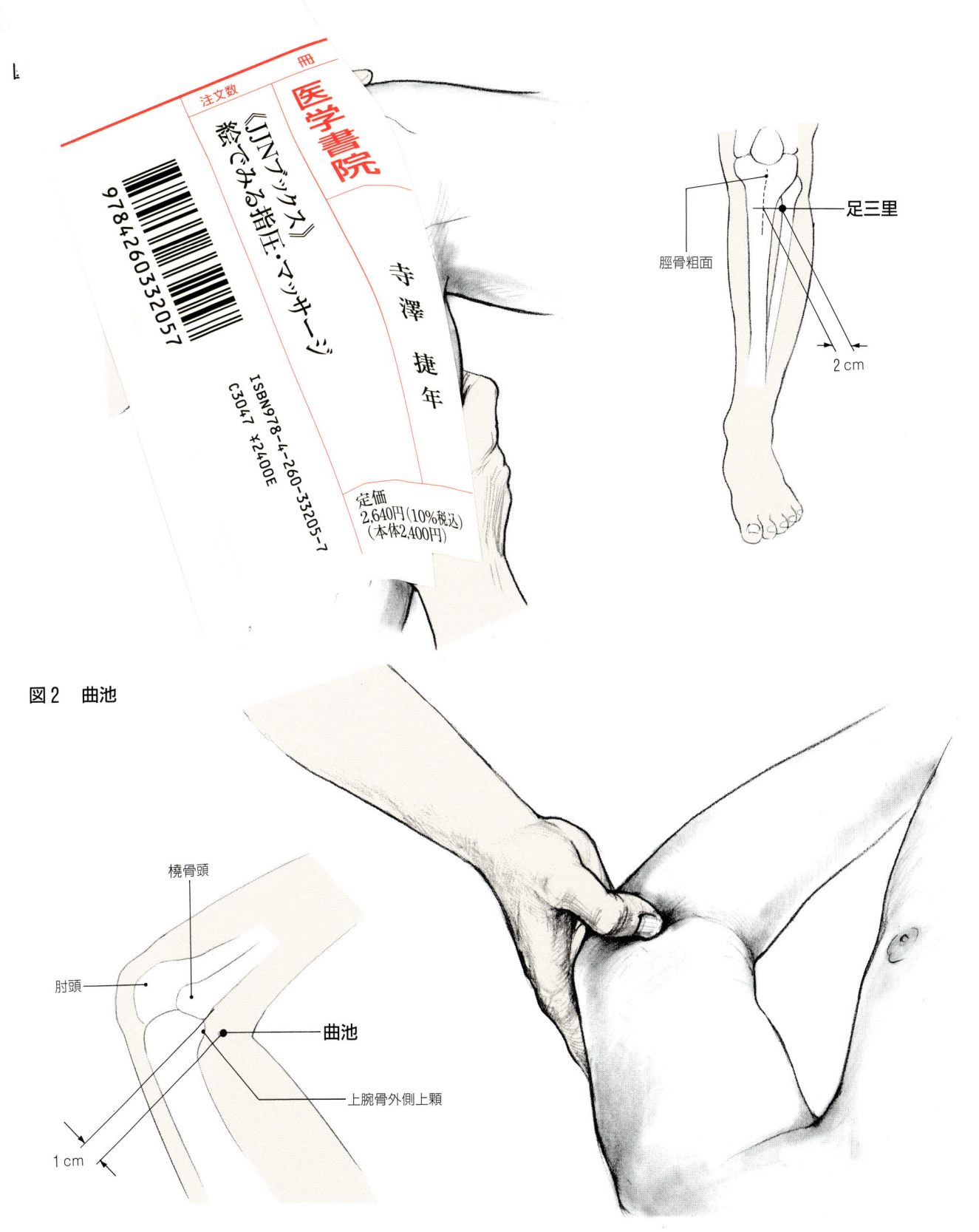

脛骨粗面

2 cm

図2　曲池

橈骨頭

肘頭

曲池

上腕骨外側上顆

1 cm

JJNブックス〈絵でみる指圧・マッサージ〉 79

症状・状態別 指圧・マッサージの実際 ●倦怠感

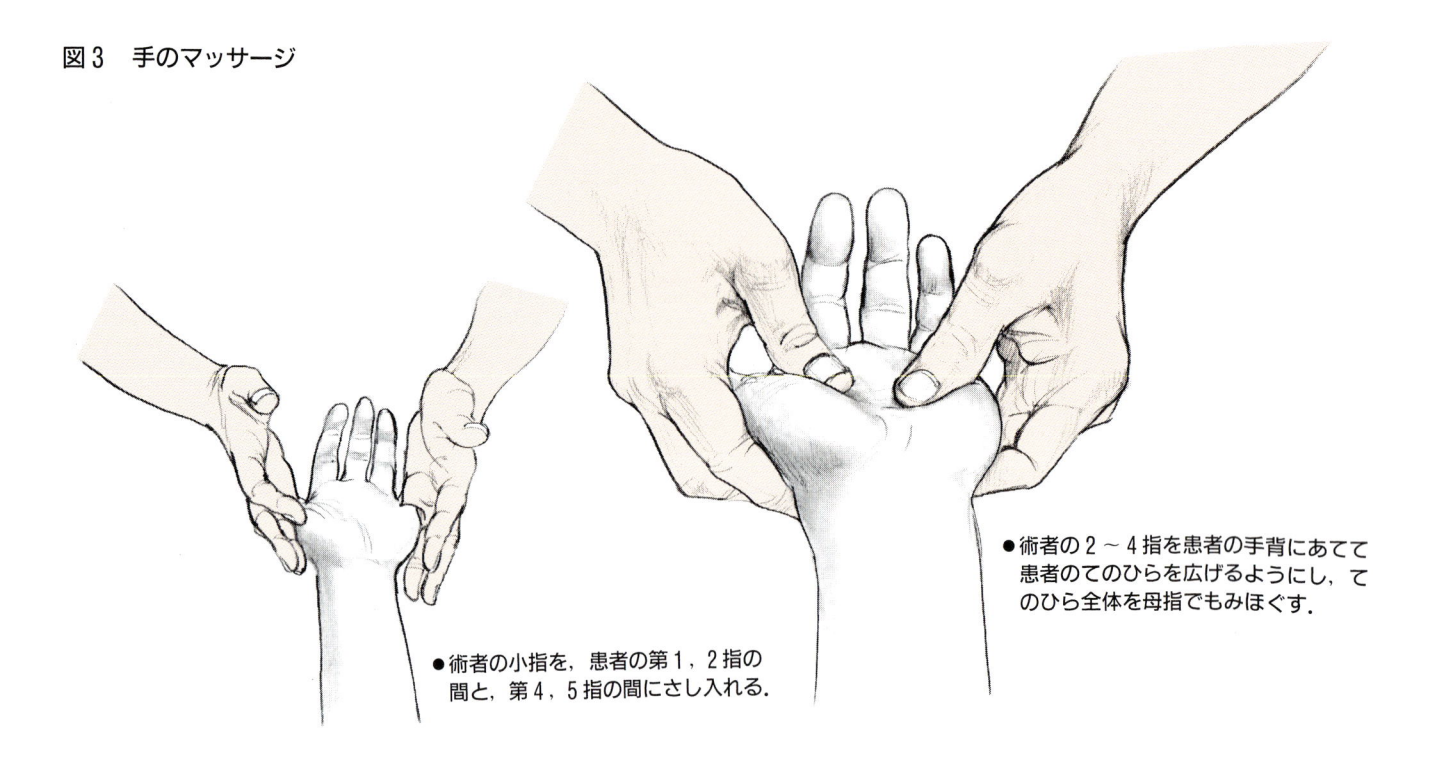

図3　手のマッサージ

- 術者の小指を，患者の第1，2指の間と，第4，5指の間にさし入れる．

- 術者の2〜4指を患者の手背にあてて患者のてのひらを広げるようにし，てのひら全体を母指でもみほぐす．

図4　足のマッサージ

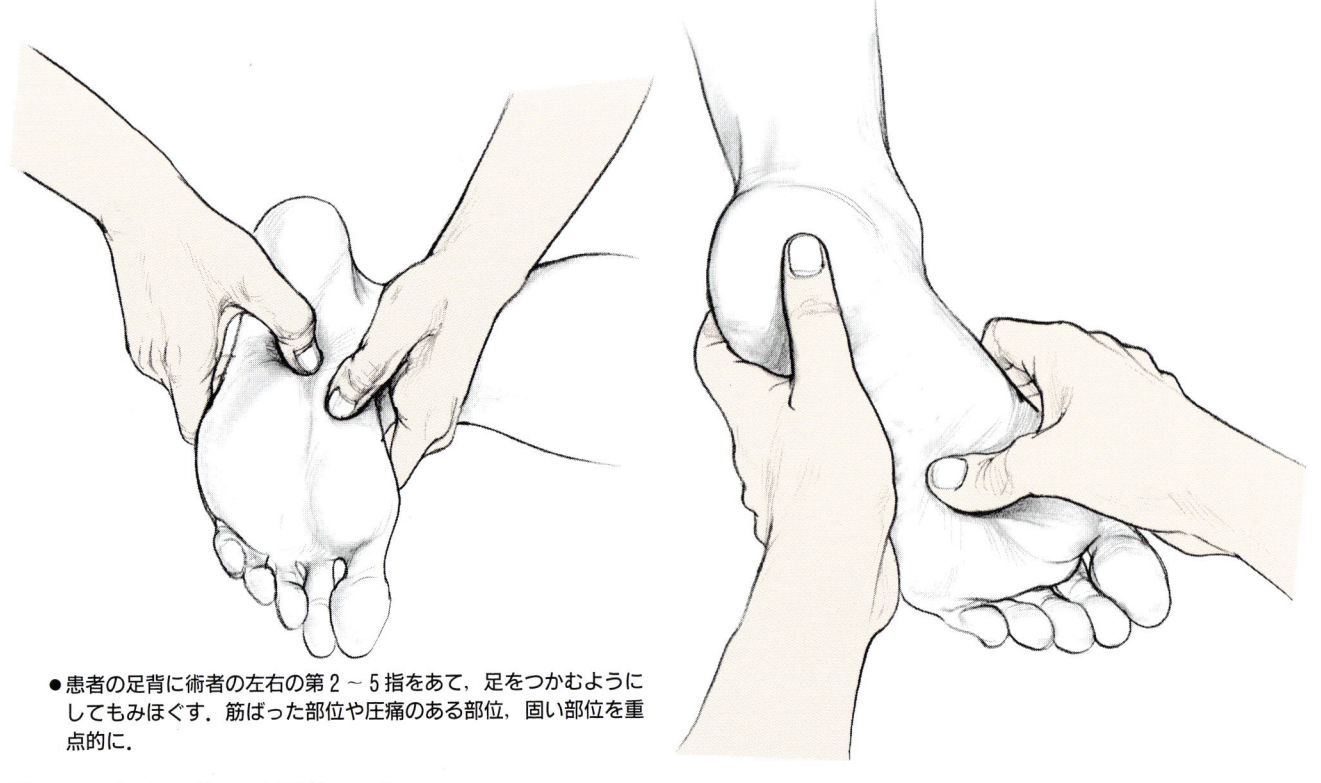

- 患者の足背に術者の左右の第2〜5指をあて，足をつかむようにしてもみほぐす．筋ばった部位や圧痛のある部位，固い部位を重点的に．

便秘

使用するツボ

- **便秘点**(べんぴてん, 図1)：臍から1横指左外側でそこから3横指下．このツボは左側のみ．
- **大腸兪**(だいちょうゆ, BL 25, 図2)：第4，5腰椎棘突起の間の外側2横指．
- **足三里**(あしさんり, ST 36, 図3, ➡58)：脛骨の前縁を指腹でさすっていくと指の止まるところがある．そこから外側へ2cm．

手技およびポイント

- ツボに対しては母指揉捏法もしくは母指圧迫法を用います．また腹部全体に，臍を中心に時計回りに軽擦法と四指揉捏法を行ないます(図4)．
- 排便時の努責を避けなければならないときにも用いることができます．気持ちのよい強さで行なうのがコツです．

図1　便秘点

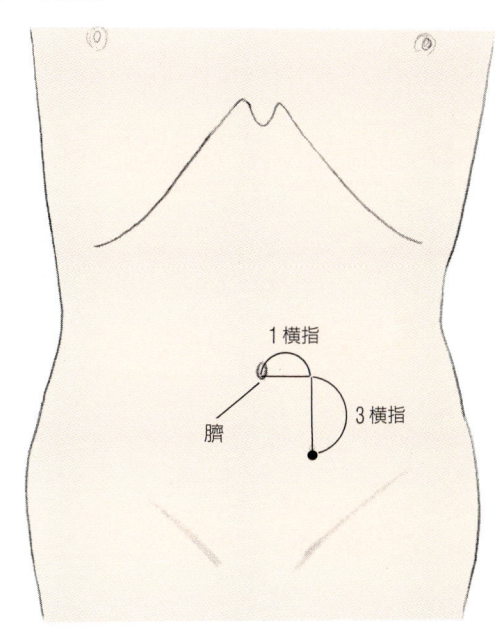

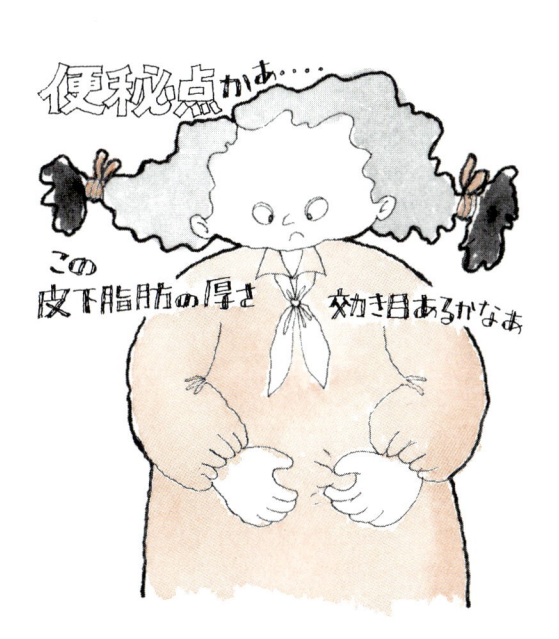

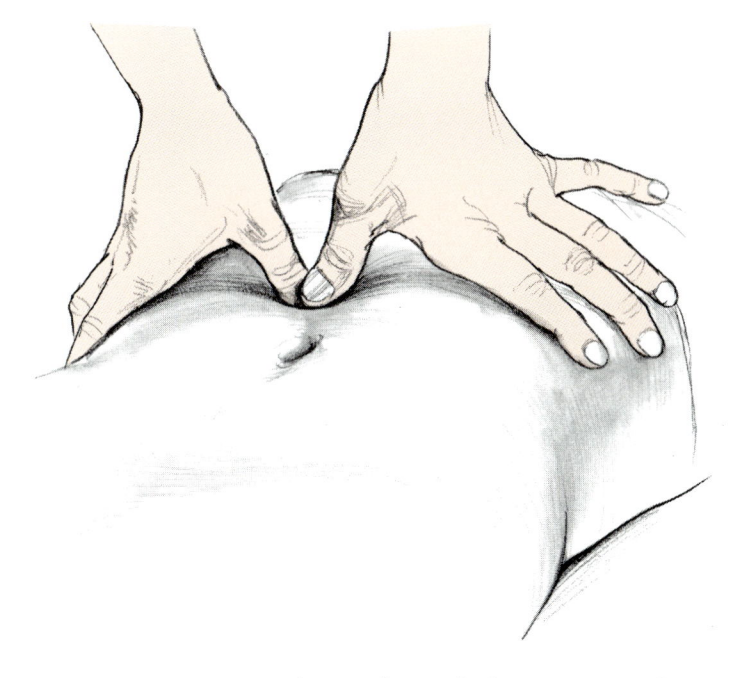

症状・状態別 指圧・マッサージの実際 ● 便秘

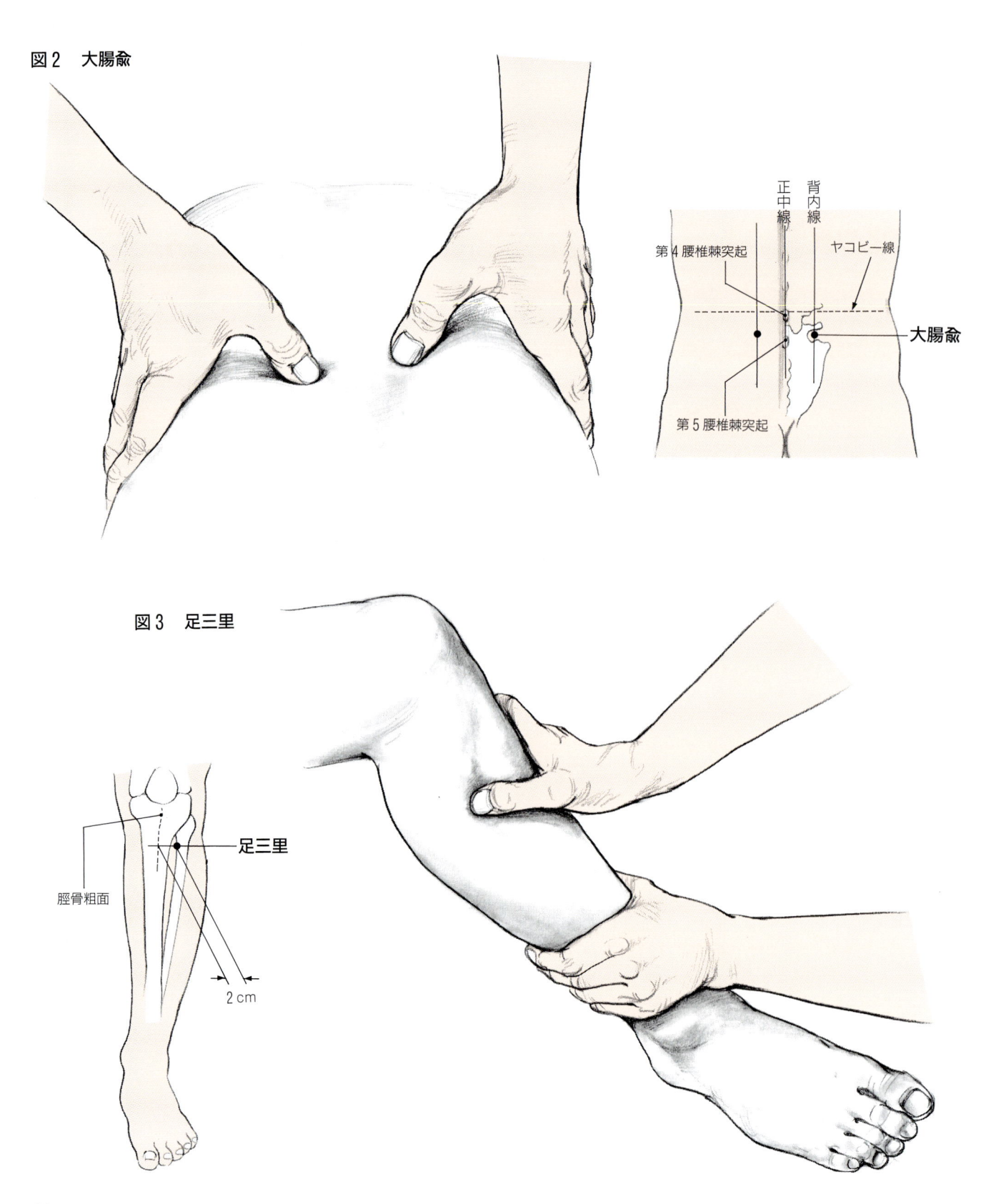

図2　大腸兪

正中線
背内線
第4腰椎棘突起
ヤコビー線
第5腰椎棘突起
大腸兪

図3　足三里

脛骨粗面
足三里
2cm

図4　腹部軽擦

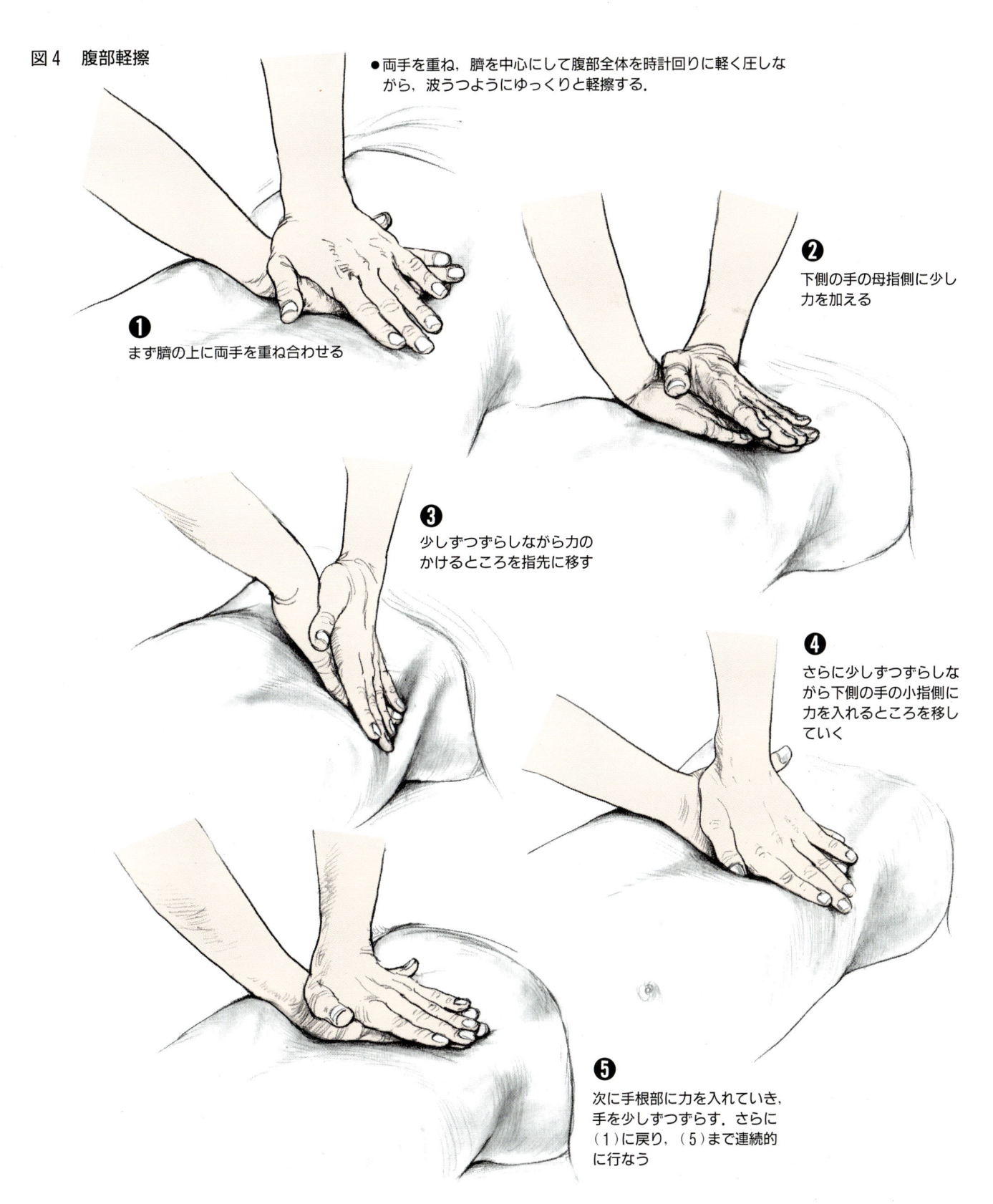

● 両手を重ね，臍を中心にして腹部全体を時計回りに軽く圧しながら，波うつようにゆっくりと軽擦する．

❶ まず臍の上に両手を重ね合わせる

❷ 下側の手の母指側に少し力を加える

❸ 少しずつずらしながら力のかけるところを指先に移す

❹ さらに少しずつずらしながら下側の手の小指側に力を入れるところを移していく

❺ 次に手根部に力を入れていき，手を少しずつずらす．さらに（1）に戻り，（5）まで連続的に行なう

頭痛

使用するツボ

- **太陽**(たいよう,Ex-HN 5,図1,→44):眉毛の外端の後ろ2 cm.
- **百会**(ひゃくえ,GV 20,図2,→46):頭頂部正中線と耳介の最高部を結んだ線の交点.
- **風池**(ふうち,GB 20,図3):後頭部正中線上の後頭骨下端の凹みから4 cmほど外側のところ.下から上へ圧迫すると頭に響く.
- **丘墟**(きゅうきょ,GB 40,図4,→58) 外踝の前下縁のところ.
- **合谷**(ごうこく,LI 4,図5,→40):第1中手骨と第2中手骨の間で,中手骨底直下の第2中手骨側のところ.

手技およびポイント

- ツボに対して母指揉捏法もしくは母指圧迫法を用います.
- 頭部がもやもやする感じのある場合は手のマッサージ(図6)も効果的です.

●注意
- 頭部のツボのみに長い時間行なうと,のぼせ感を訴えることがあるので,手や足のツボを併用してください.

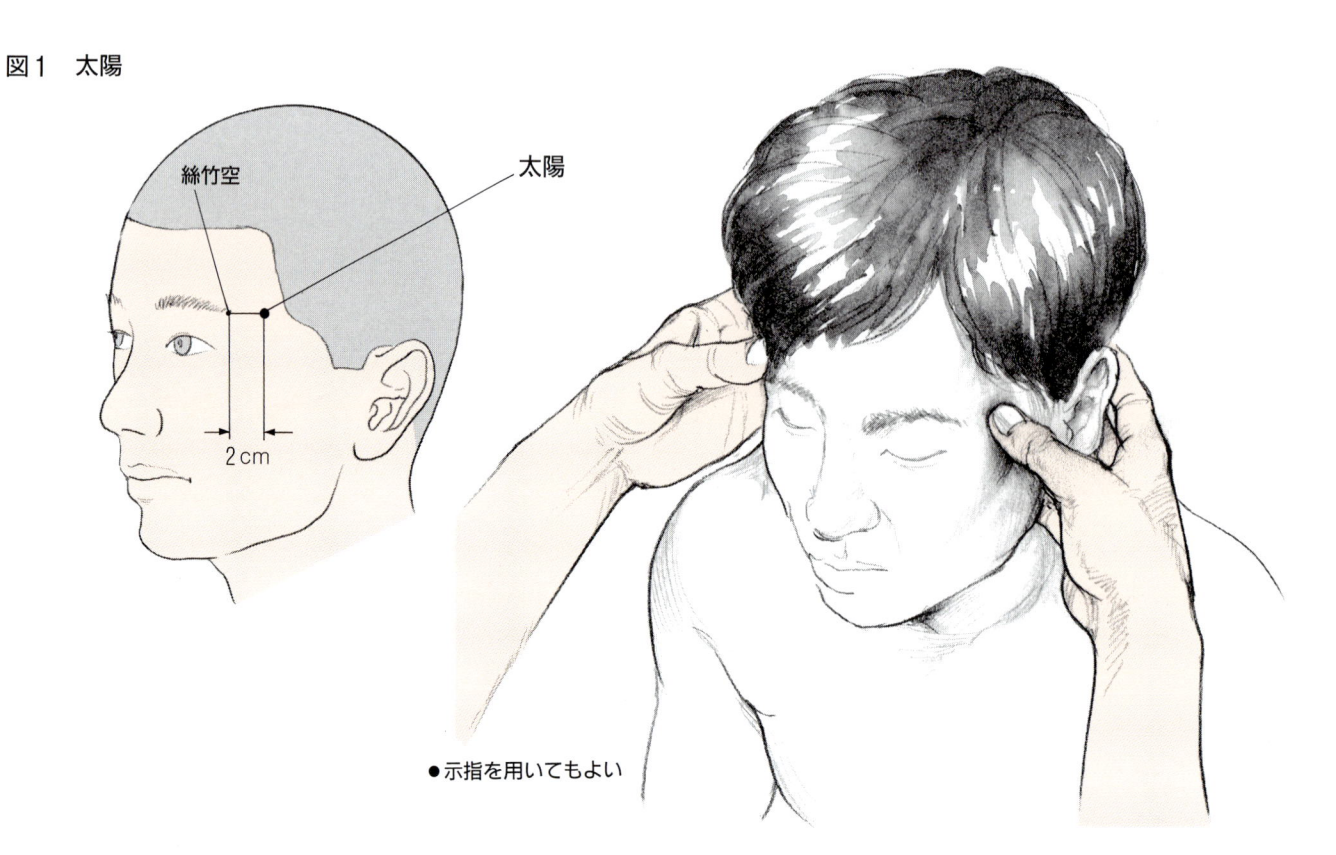

図1 太陽

絲竹空
太陽
2 cm

●示指を用いてもよい

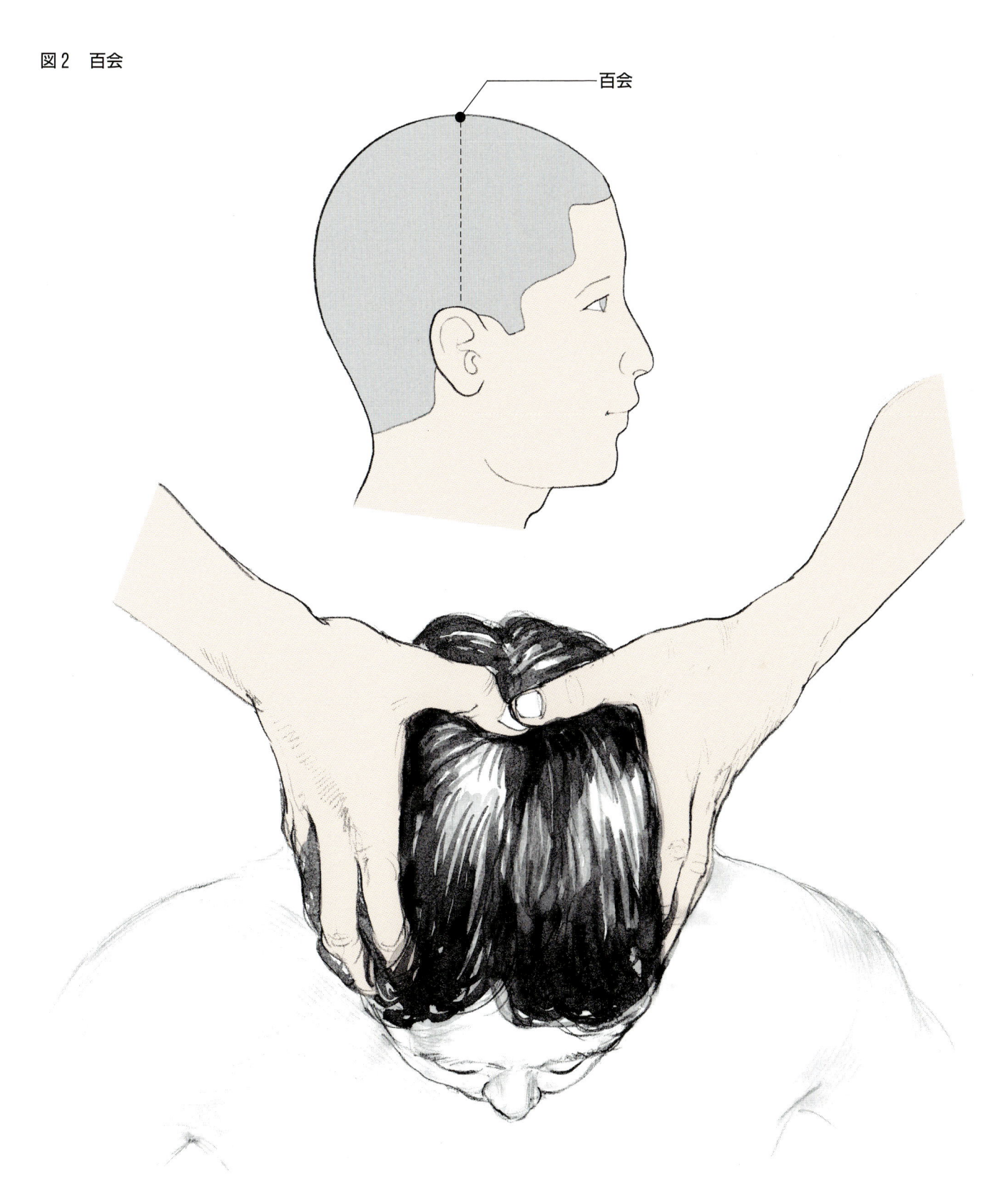

図2　百会

症状・状態別 指圧・マッサージの実際 ● 頭痛

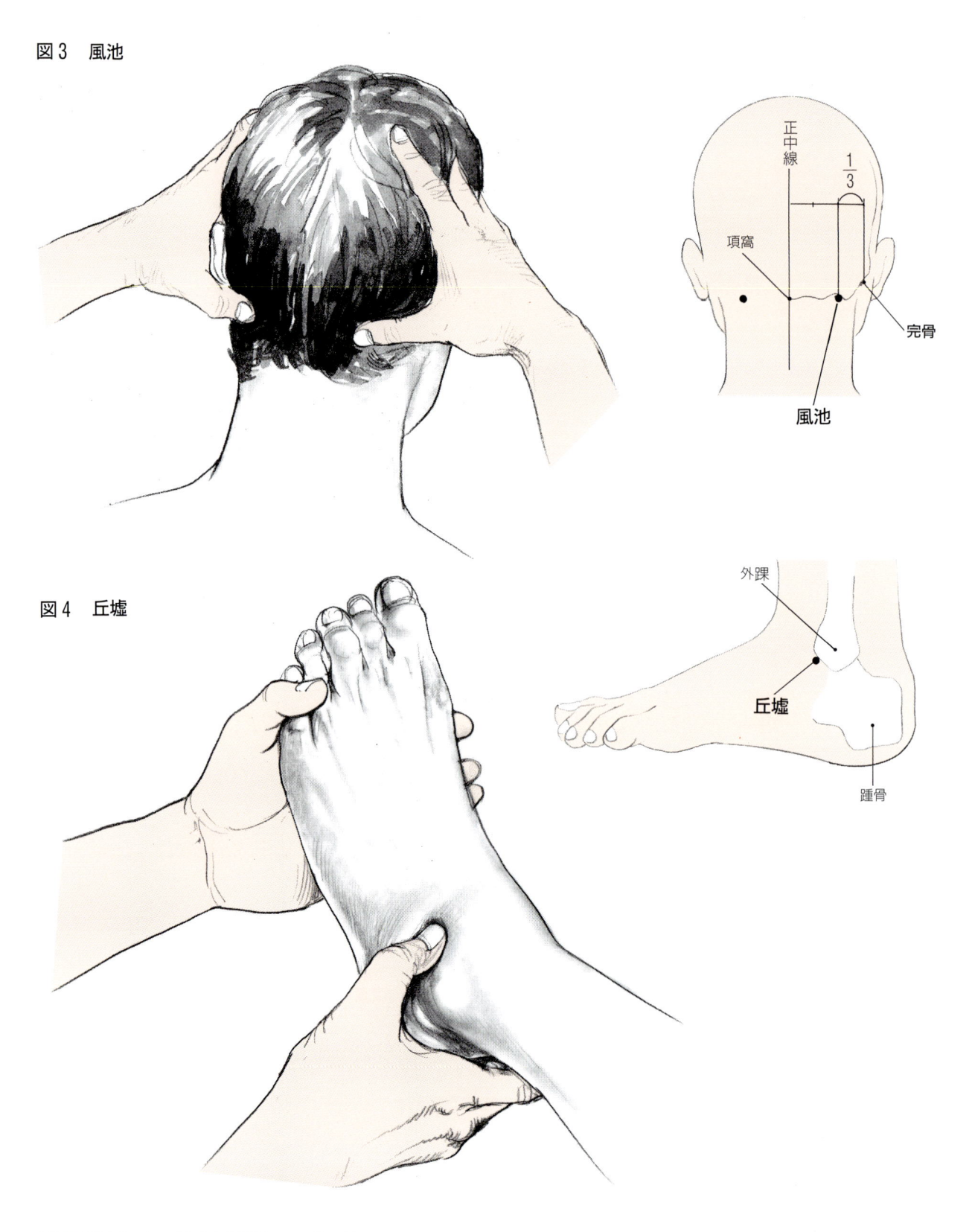

図3 風池

正中線
1/3
項窩
完骨
風池

図4 丘墟

外踝
丘墟
踵骨

図5　合谷

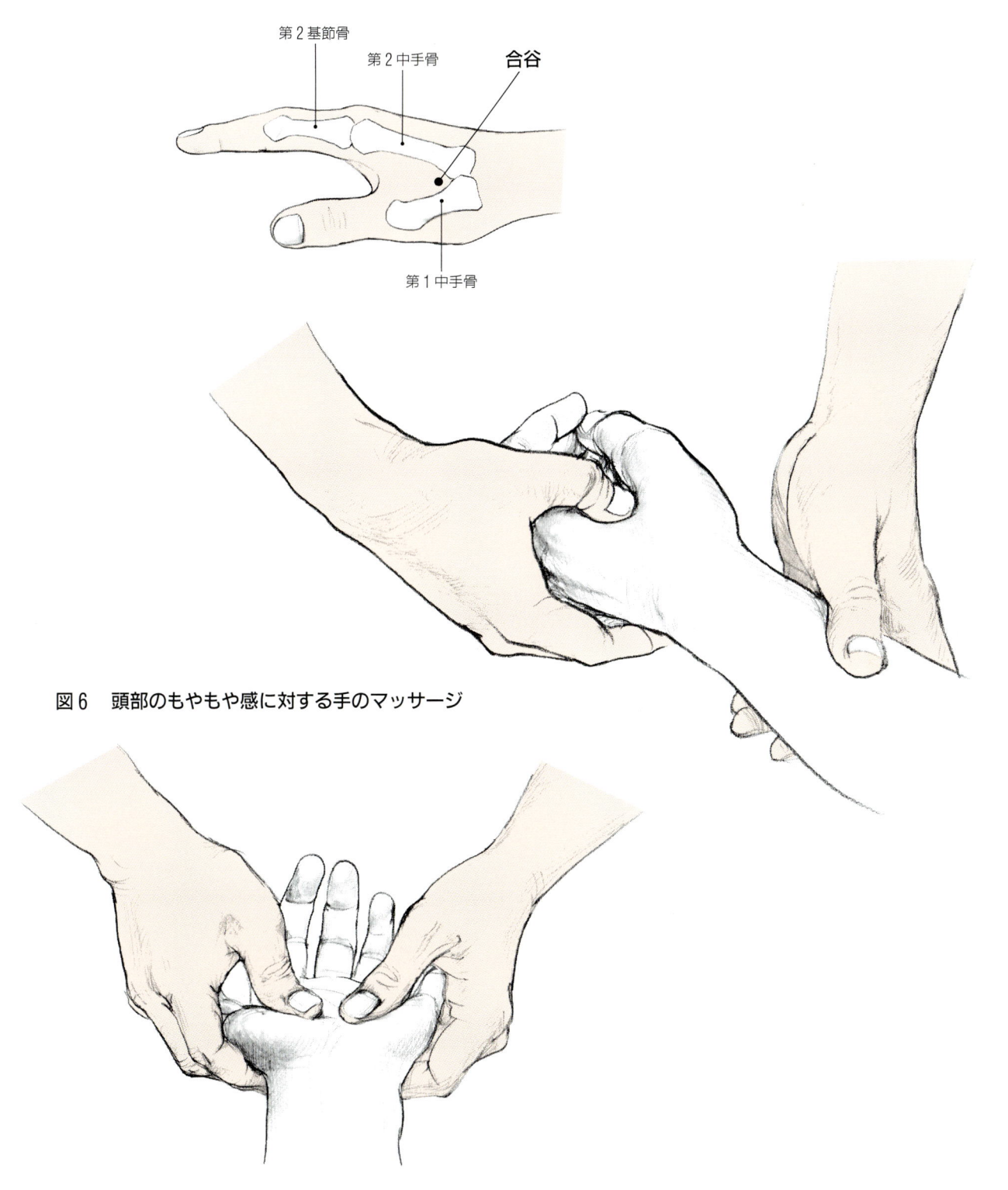

第2基節骨　第2中手骨　**合谷**

第1中手骨

図6　頭部のもやもや感に対する手のマッサージ

目の疲れ

使用するツボ

- 攅竹(さんちく，BL 2，図1，➔44)：眉毛の内端.
- 絲竹空(しちくくう，TE 23，図1，➔44)：眉毛の外端.
- 睛明(せいめい，BL 1，図1，➔44)：内眼角のわずか内方のところ.
- 四白(しはく，ST 2，図1，➔44)：瞳孔の直下で眼窩下縁の下1cmのところ.
- 風池(ふうち，GB 20，図2)：後頭部正中線上の後頭骨下端の凹みから4cmほど外側のところ．下から上へ圧迫すると頭に響く.
- 太陽(たいよう，Ex-HN 5，図3，➔44)：眉毛の外端の後ろ2cm.

手技およびポイント

- 左右の母指もしくは示指を用い，揉捏もしくは圧迫法を行ないます.
- 目の疲れも多くの人が自覚する症状です．何となく頭がボーッとしているときに用いてもすっきりとします．また眼精疲労が原因の頭痛にも効果的です.

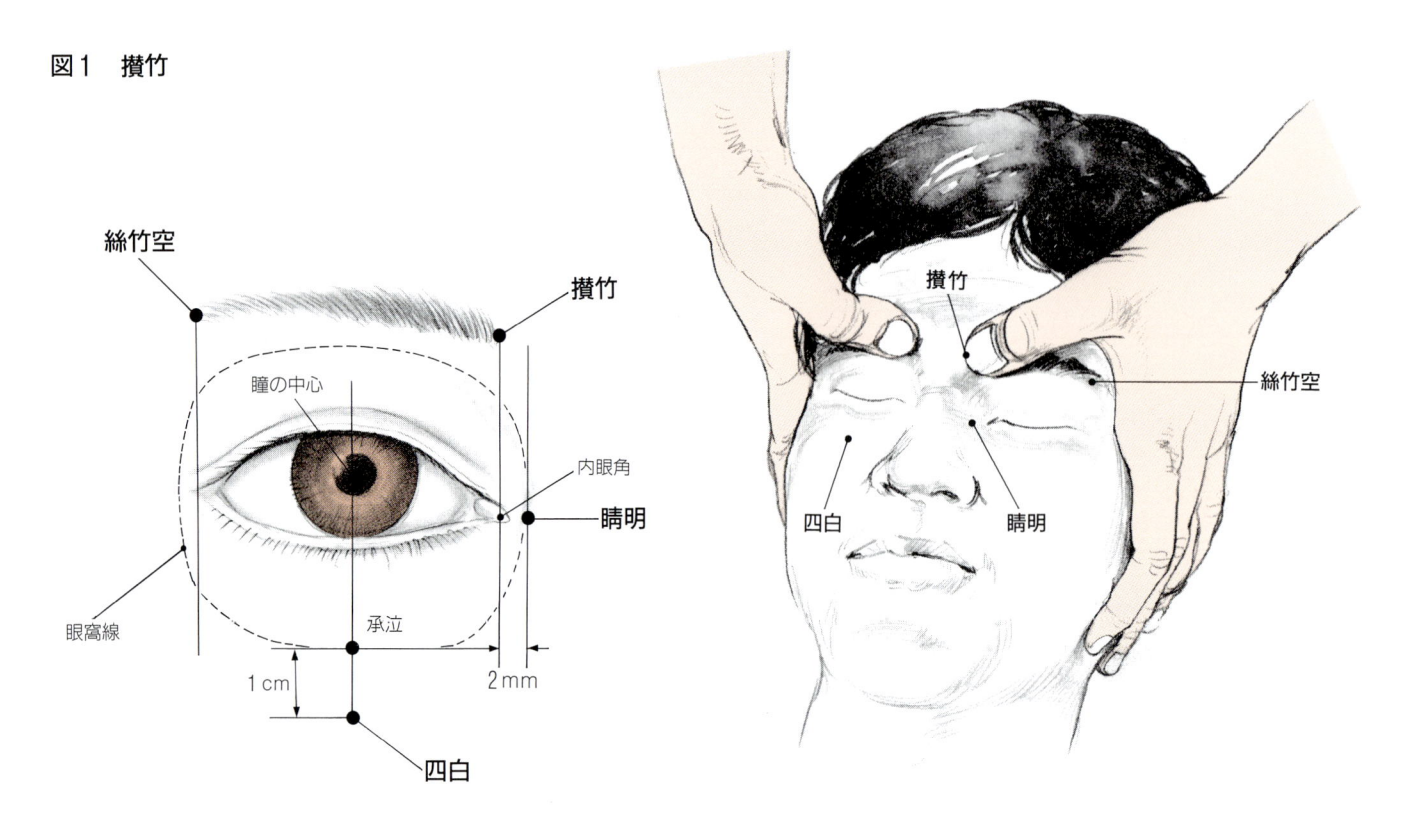

図1　攅竹

図2　風池

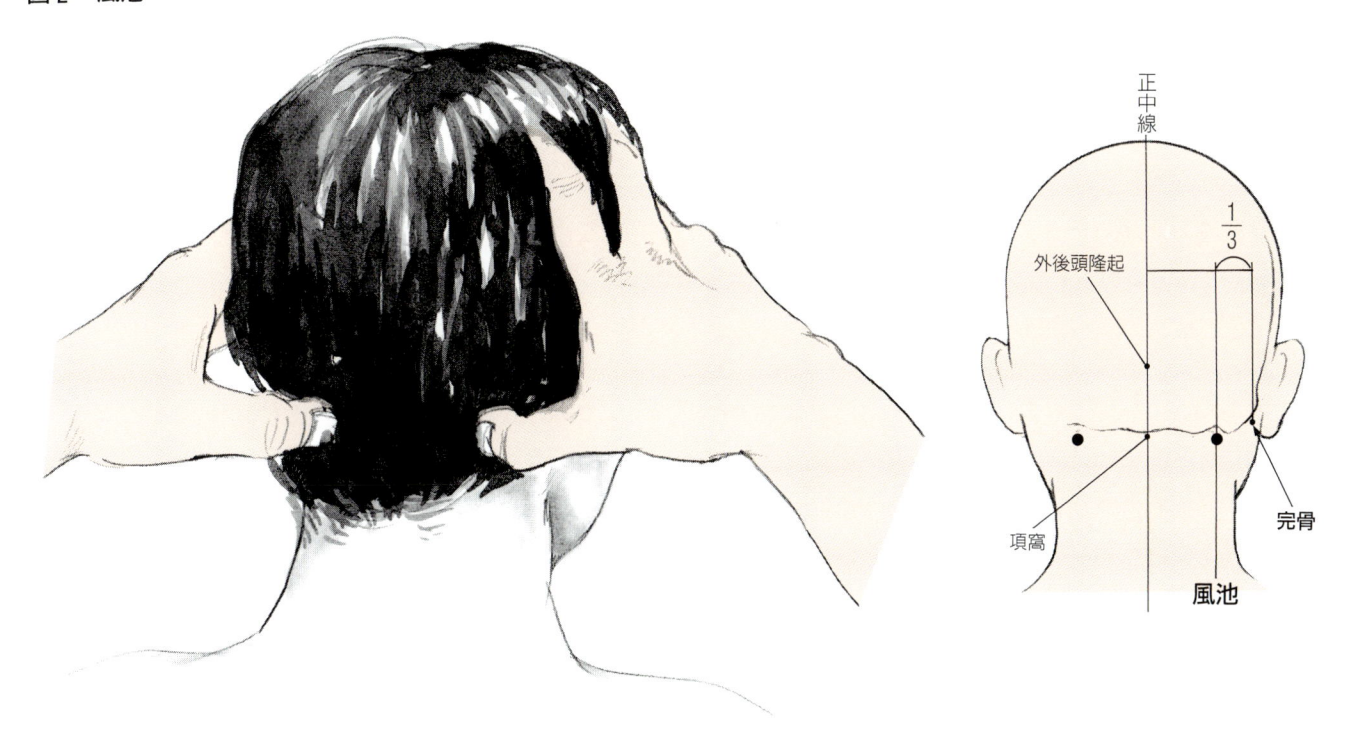

正中線
外後頭隆起
1/3
項窩
完骨
風池

図3　太陽

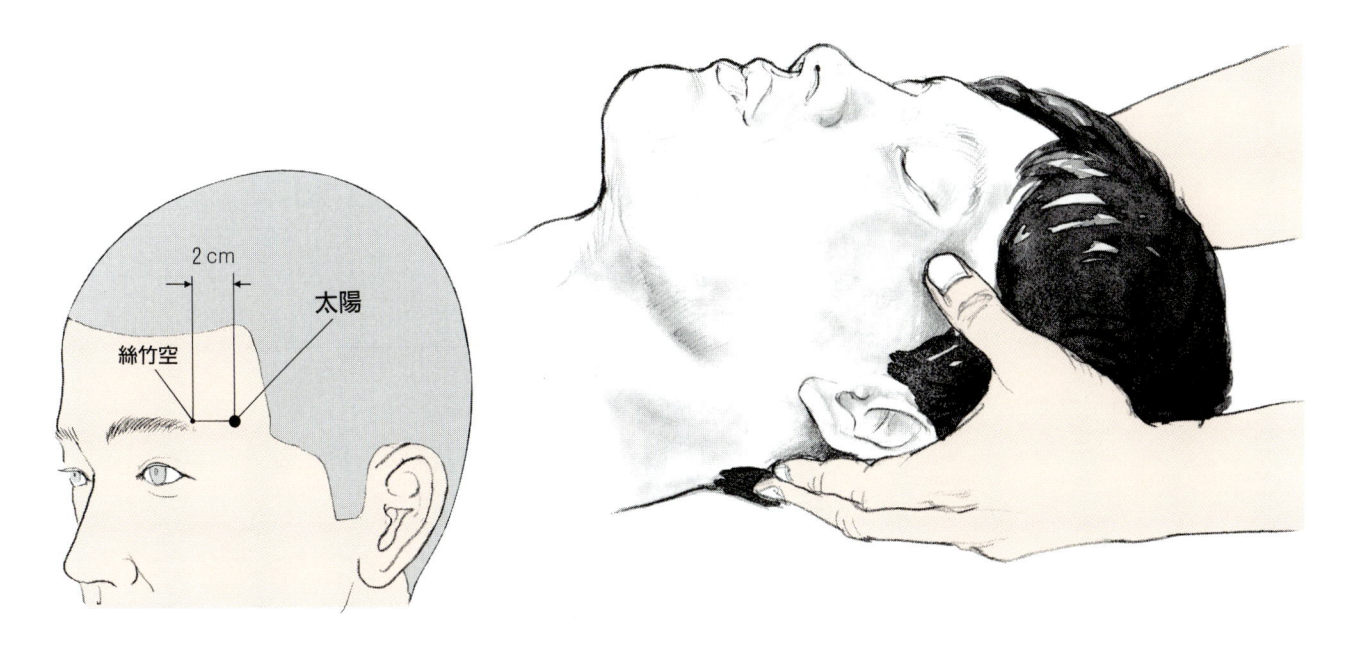

2 cm
絲竹空
太陽

のぼせ

使用するツボ

- **太衝**（たいしょう，LR 3，図1，➔58）：第1中足骨と第2中足骨の間で，下から押し上げていくと指の止まるところ．
- **足三里**（あしさんり，ST 36，図2，➔58）：脛骨の前縁を指腹でさすっていくと指の止まるところがある．そこから外側へ2cmのところ．
- **三陰交**（さんいんこう，SP 6，図3，➔59）：内踝の上4横指で脛骨後縁から1cm．
- **湧泉**（ゆうせん，KI 1，図4，➔60）：足の裏で，足の指を曲げて最も凹むところ．

手技およびポイント

- ツボに対して母指揉捏法もしくは母指圧迫法を用います．
- その他，手のマッサージや足の指を1本ずつ母指と示指ではさみ，もみほぐすなどの手技も効果的です．
- 四肢の末端のツボとマッサージを用いることが重要です．
- 緊張感の強い人にもよく認められるので，リラックスさせる手技が効果的です．

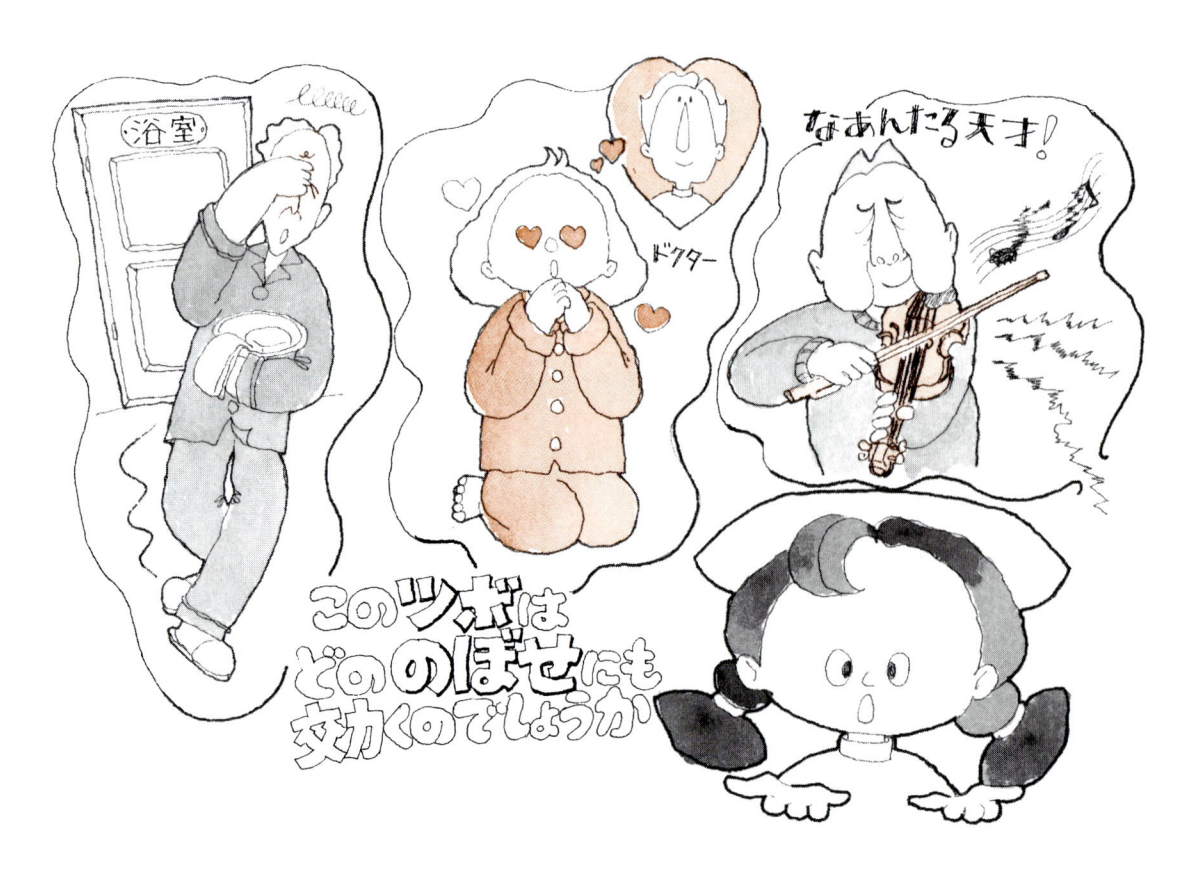

図1　太衝

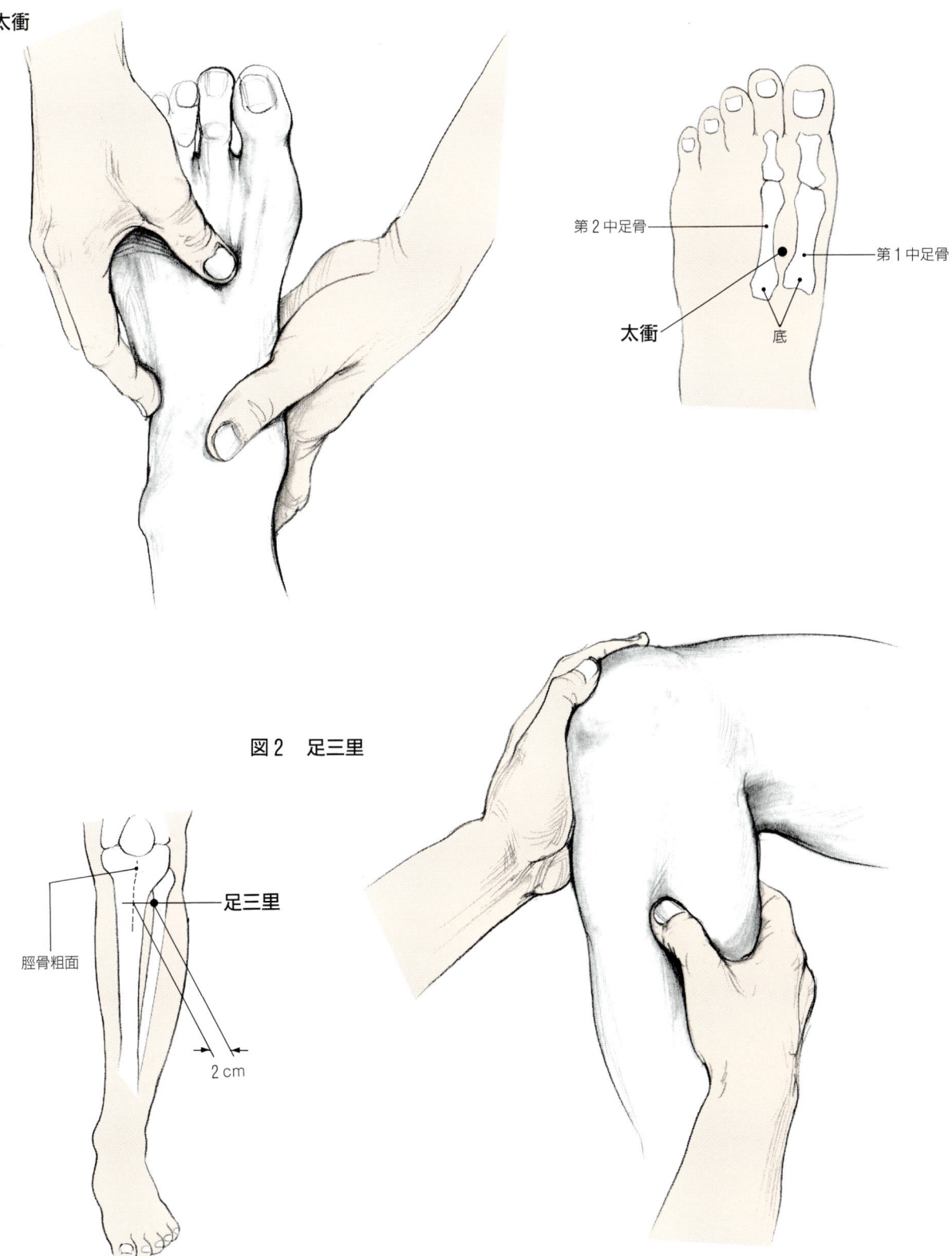

第2中足骨　　第1中足骨

太衝　　底

図2　足三里

足三里

脛骨粗面

2 cm

症状・状態別 指圧・マッサージの実際 ● のぼせ

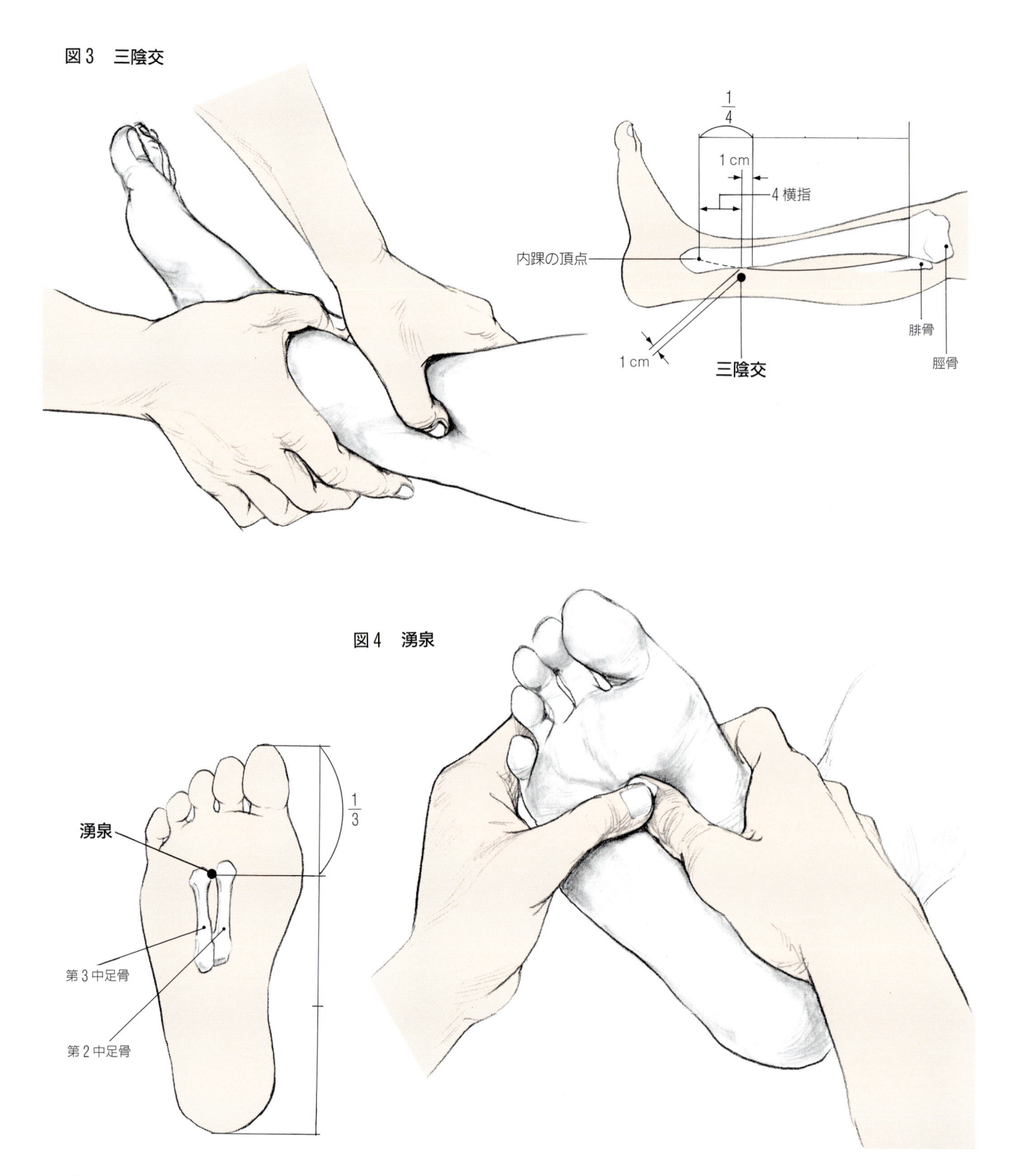

図3 三陰交

内踝の頂点　三陰交　腓骨　脛骨
1 cm　4 横指　1/4　1 cm

図4 湧泉

湧泉　第3中足骨　第2中足骨　1/3

足の冷え

使用するツボ

- **三陰交**(さんいんこう，SP 6，図1，→59)：内踝の上4横指で脛骨後縁から1 cmのところ．
- **太谿**(たいけい，KI 3，図1，→59)：内踝後縁とアキレス腱の間，少し内踝寄りのところ．
- **湧泉**(ゆうせん，KI 1，図2，→60)：足の裏で，足の指を屈して最も凹むところ．

手技およびポイント

- ツボに対して母指揉捏法もしくは母指圧迫法を用います．
- 足底部全体，内踝から踵にかけてを母指揉捏法でもみほぐします(図3)．
- 足の冷えは入院中の患者さんや女性，高齢者に多くみられる症状で，足の冷えを改善すれば身体全体が軽くなることもあります．ぜひ試してみてください．

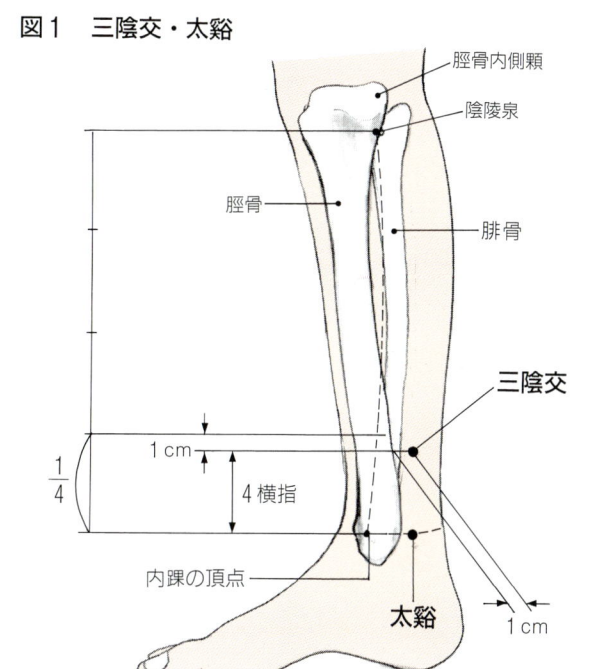

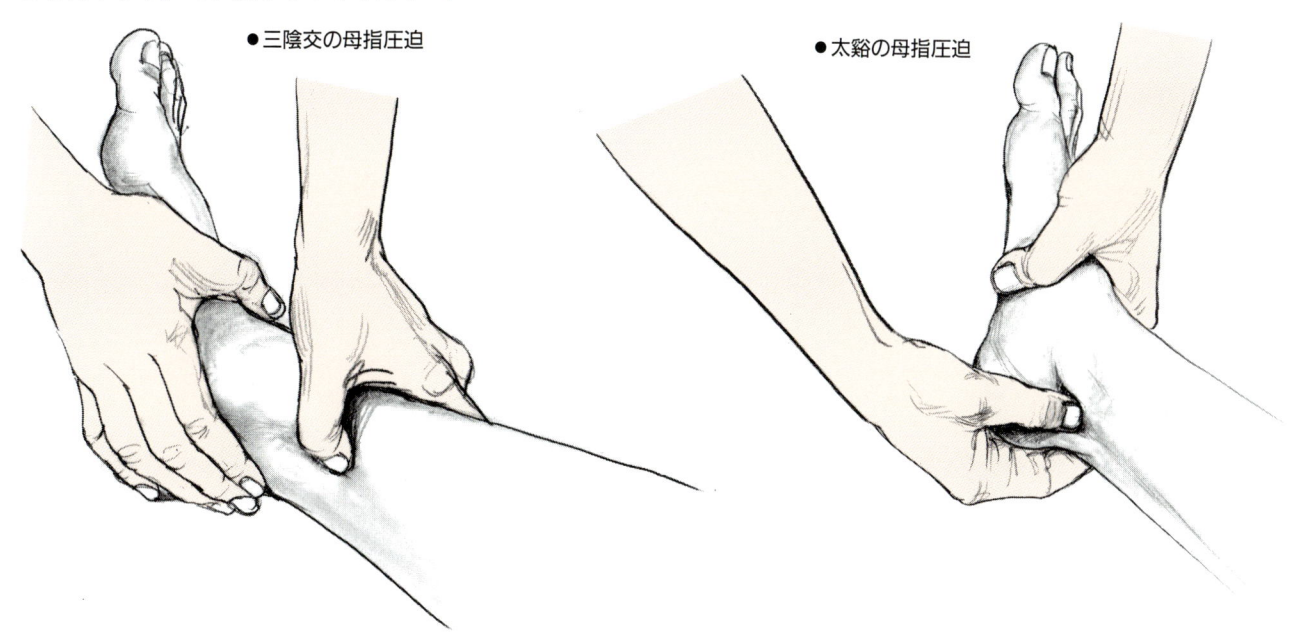

図1　三陰交・太谿

●三陰交の母指圧迫

●太谿の母指圧迫

症状・状態別 指圧・マッサージの実際 ● 足の冷え

図3　足底部全体をもみほぐす

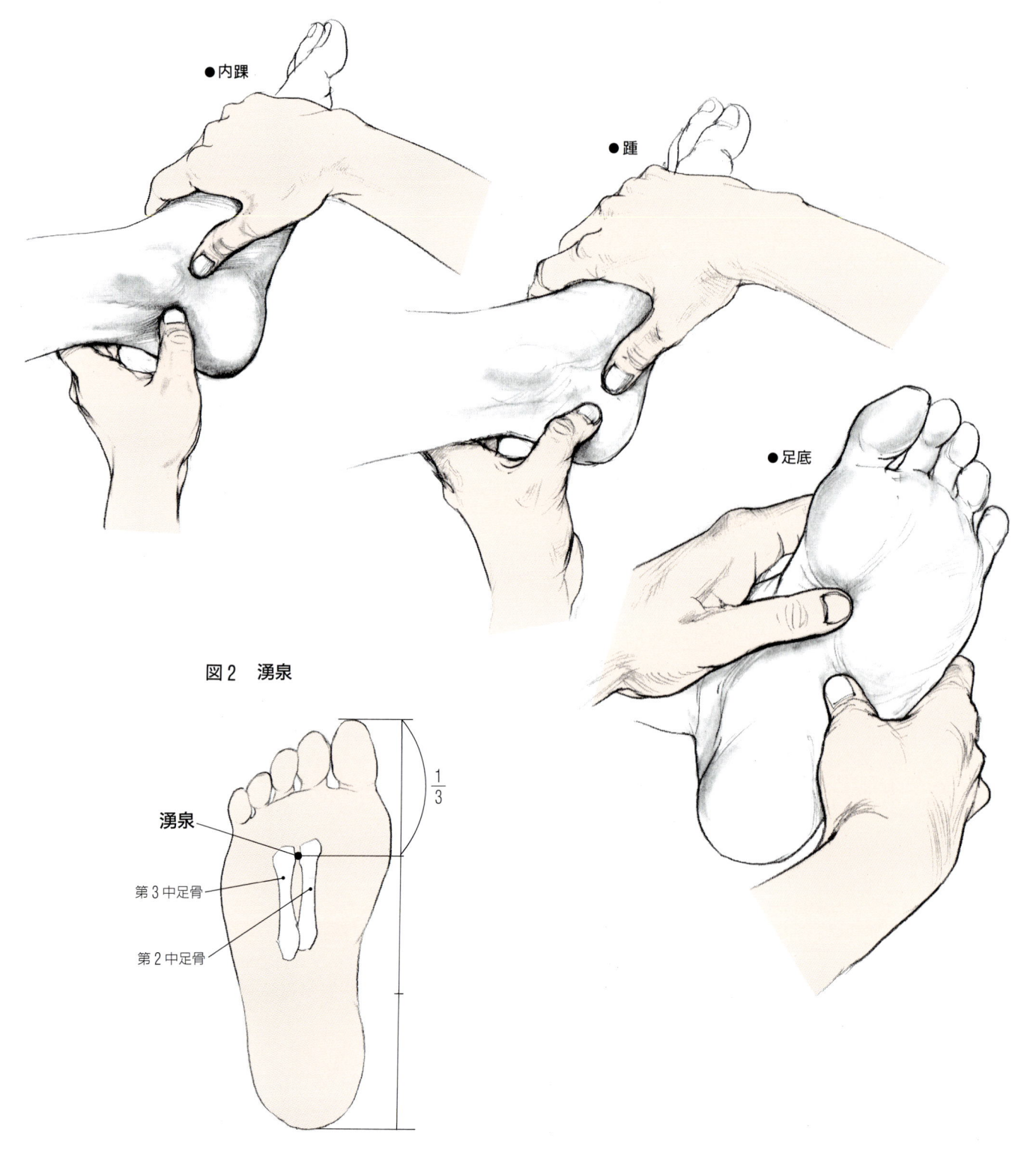

● 内踝

● 踵

● 足底

図2　湧泉

$\frac{1}{3}$

湧泉
第3中足骨
第2中足骨

食欲不振

使用するツボ

- **足三里**(あしさんり，ST 36，図1，➡58)：脛骨の前縁を指腹でさすっていくと指の止まるところがある．そこから外側へ2 cmのところ．
- **脾兪**(ひゆ，BL 20，図2，➡50)：第11胸椎棘突起と第12胸椎棘突起の間の，外側2横指のところ．
- **胃兪**(いゆ，BL 21，図2，➡50)：第12胸椎棘突起と第1腰椎棘突起の間の，外側2横指のところ．

手技およびポイント

- ツボに対して母指揉捏法もしくは母指圧迫法を用います．
- 肋骨の下縁を四指を用いてみぞおちから肋骨弓に添って軽く圧迫，揉捏します(図3)．

図1　足三里

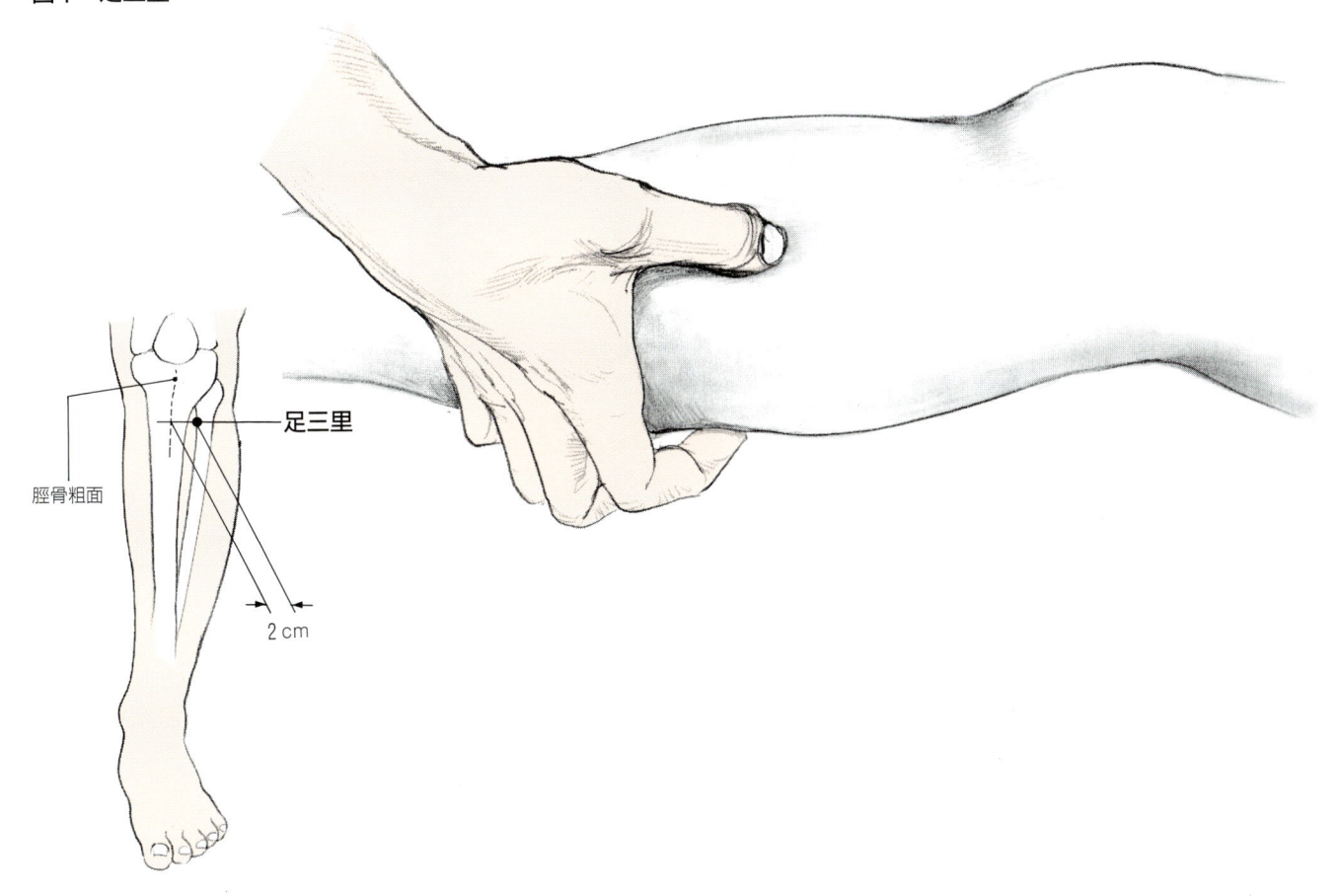

症状・状態別 指圧・マッサージの実際 ●食欲不振

図2　脾兪, 胃兪

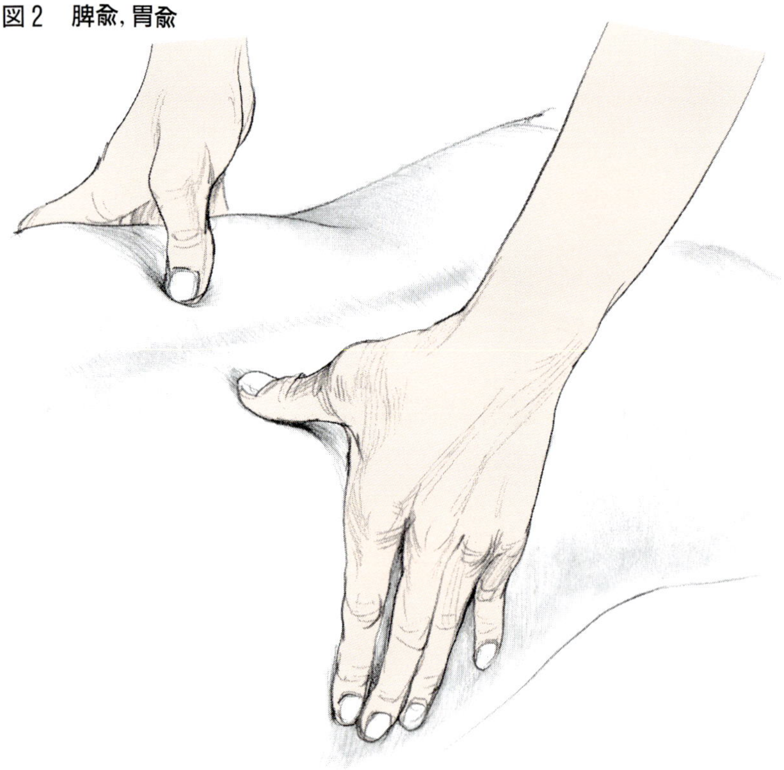

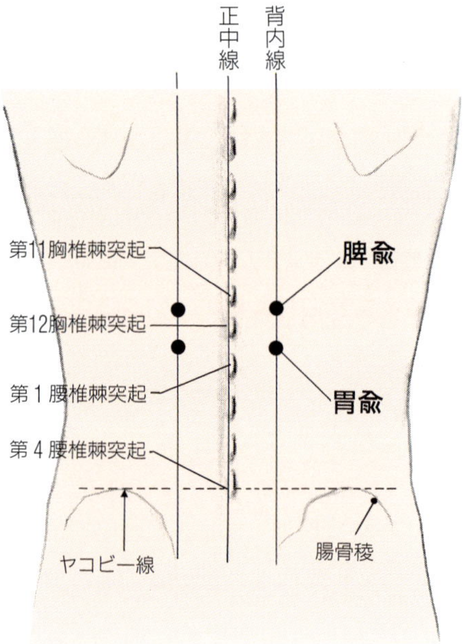

- 第11胸椎棘突起
- 第12胸椎棘突起
- 第1腰椎棘突起
- 第4腰椎棘突起
- ヤコビー線
- 正中線
- 背内線
- **脾兪**
- **胃兪**
- 腸骨稜

図3　肋骨弓の四指圧迫

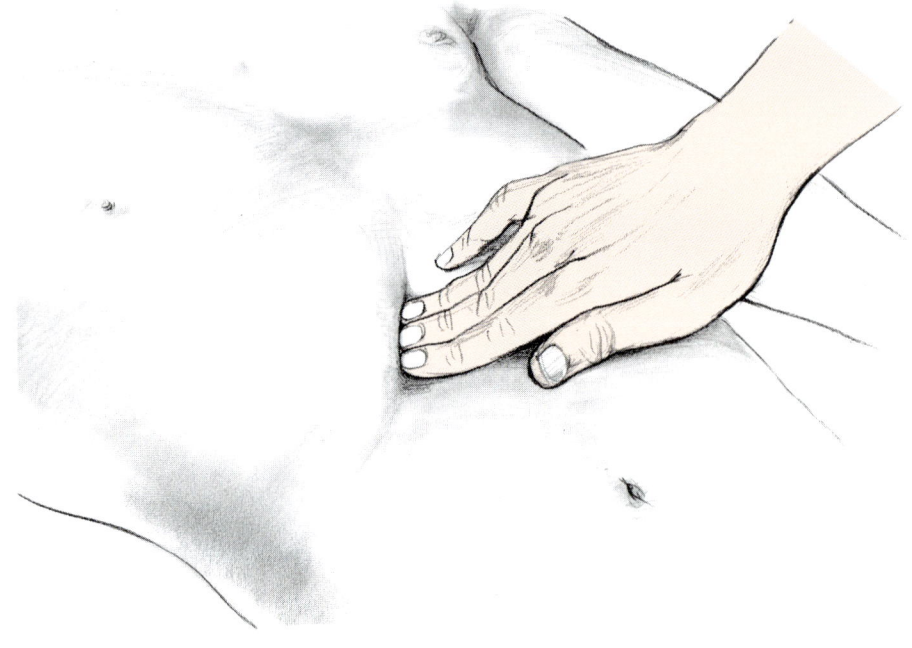

めまい

使用するツボ

- **曲泉**(きょくせん,LR 8,図1,→59):膝の内側,膝を曲げるとできるしわの端のところ.
- **大敦**(だいとん,LR 1,図2):足の母指で爪の付け根外側の角から2〜3mmのところ.
- **天柱**(てんちゅう,BL 10,図3,→46):後頭骨下端の凹みから2cm下の,外側2cmのところ.指でもむように圧迫すると頭に響く.
- **風池**(ふうち,GB 20,図3):後頭部正中線上の後頭骨下端の凹みから4cmほど外側のところ.下から上へ圧迫すると頭に響く.
- **俠谿**(きょうけい,GB 43,図4):足の第4,5指基節骨底間の前縁.

手技およびポイント

- 曲泉,天柱,風池,俠谿には母指揉捏法,母指圧迫法などを用います.
- 大敦は,術者の母指と示指で,母趾の爪の付け根をはさむように持ってもみほぐします(図4).
- めまいを訴える患者さんには肩凝りのひどい人が多いようです.この場合には肩凝りの治療を併用すると効果的です.肩凝りをとるだけで改善することもあります.

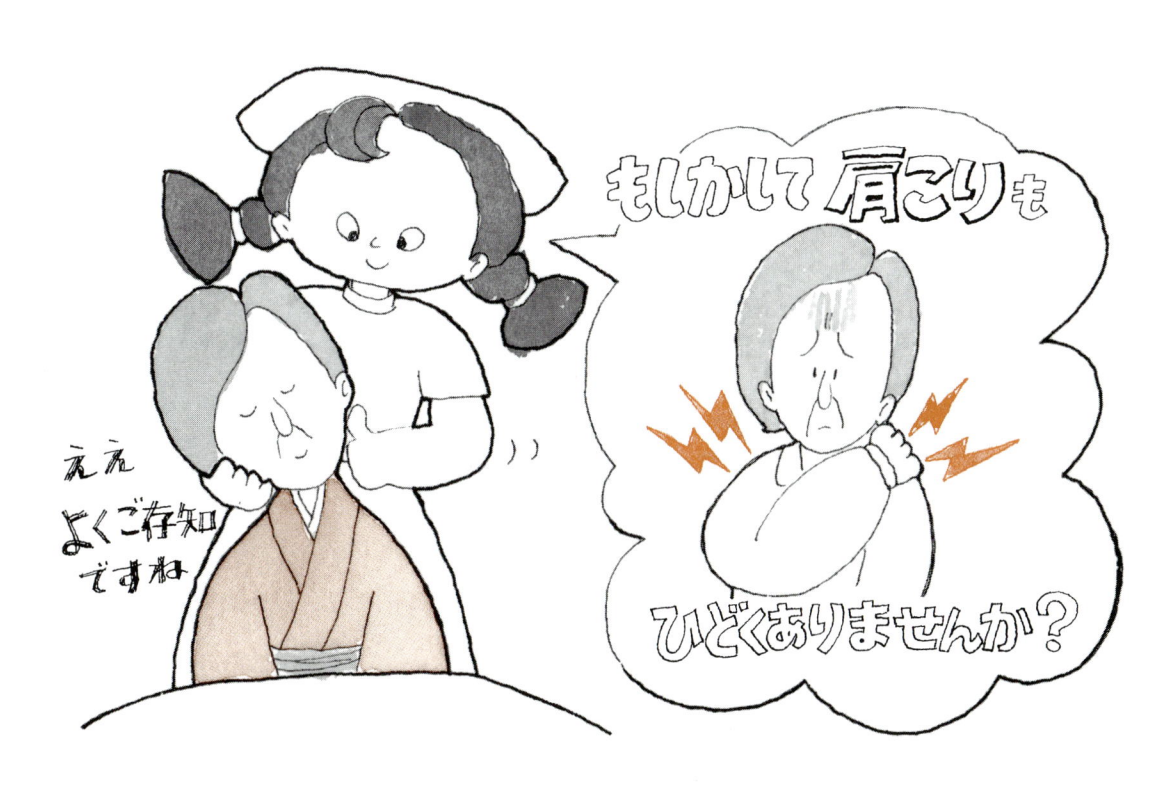

症状・状態別 指圧・マッサージの実際 ●めまい

図1 曲泉

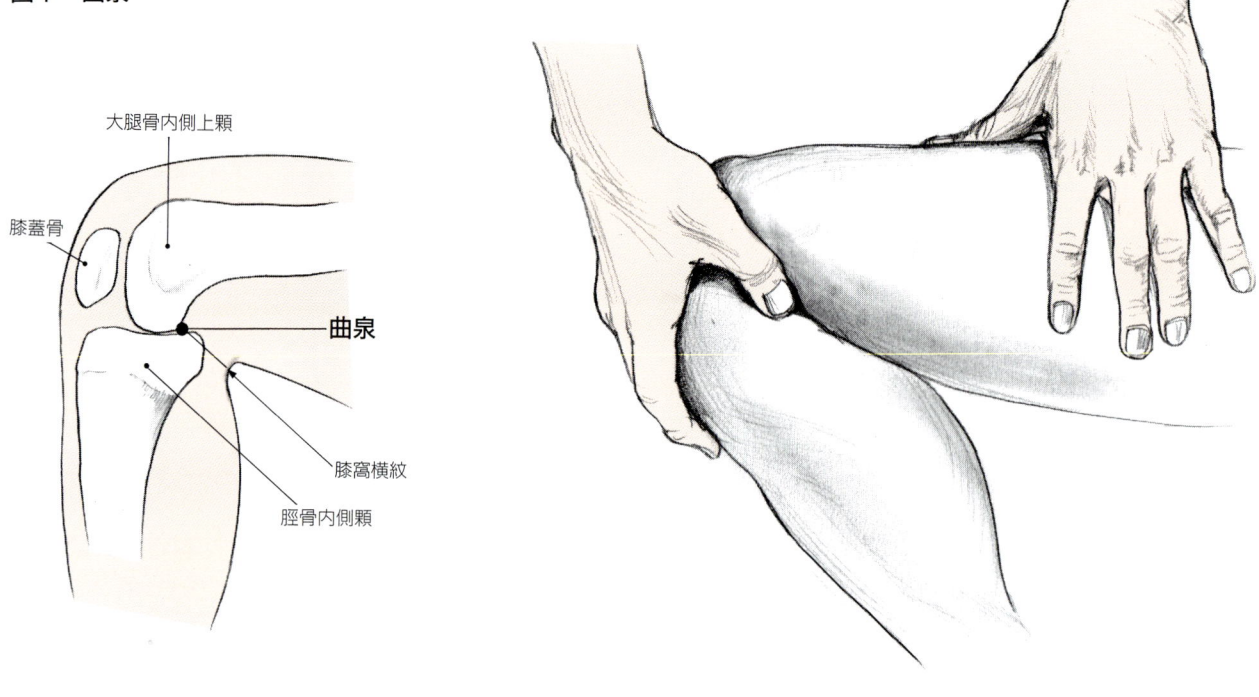

- 大腿骨内側上顆
- 膝蓋骨
- 曲泉
- 膝窩横紋
- 脛骨内側顆

図2 大敦

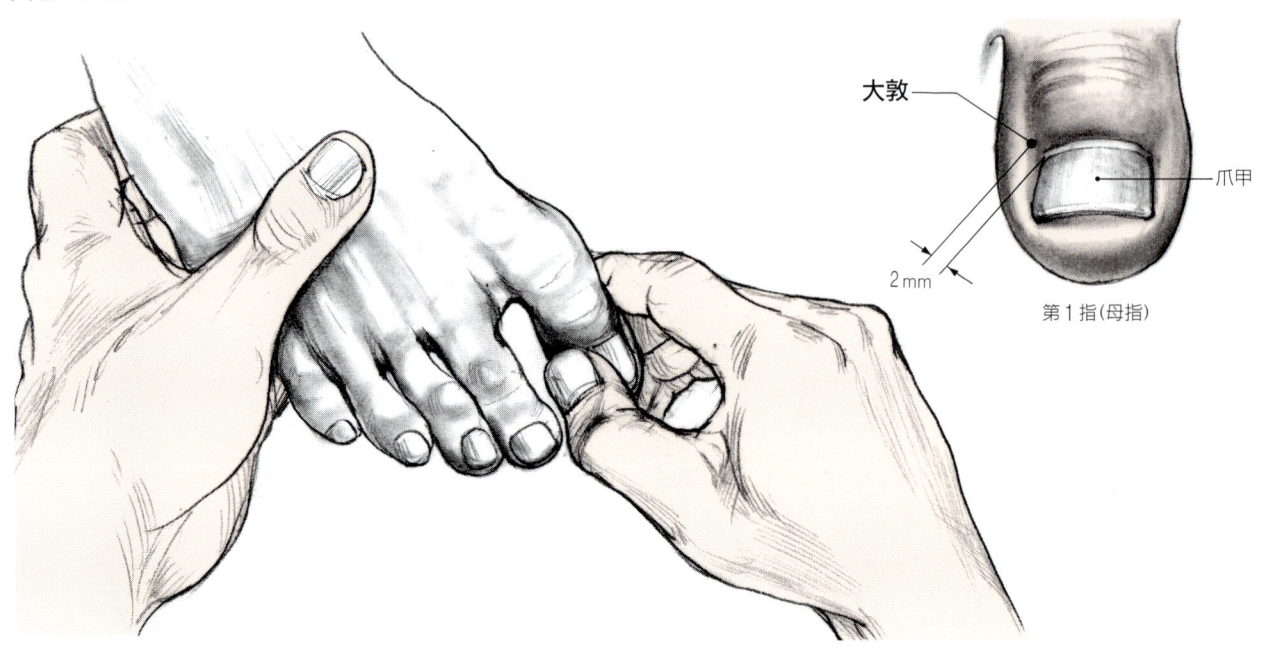

- 大敦
- 爪甲
- 2mm
- 第1指（母指）

図3　天柱，風池

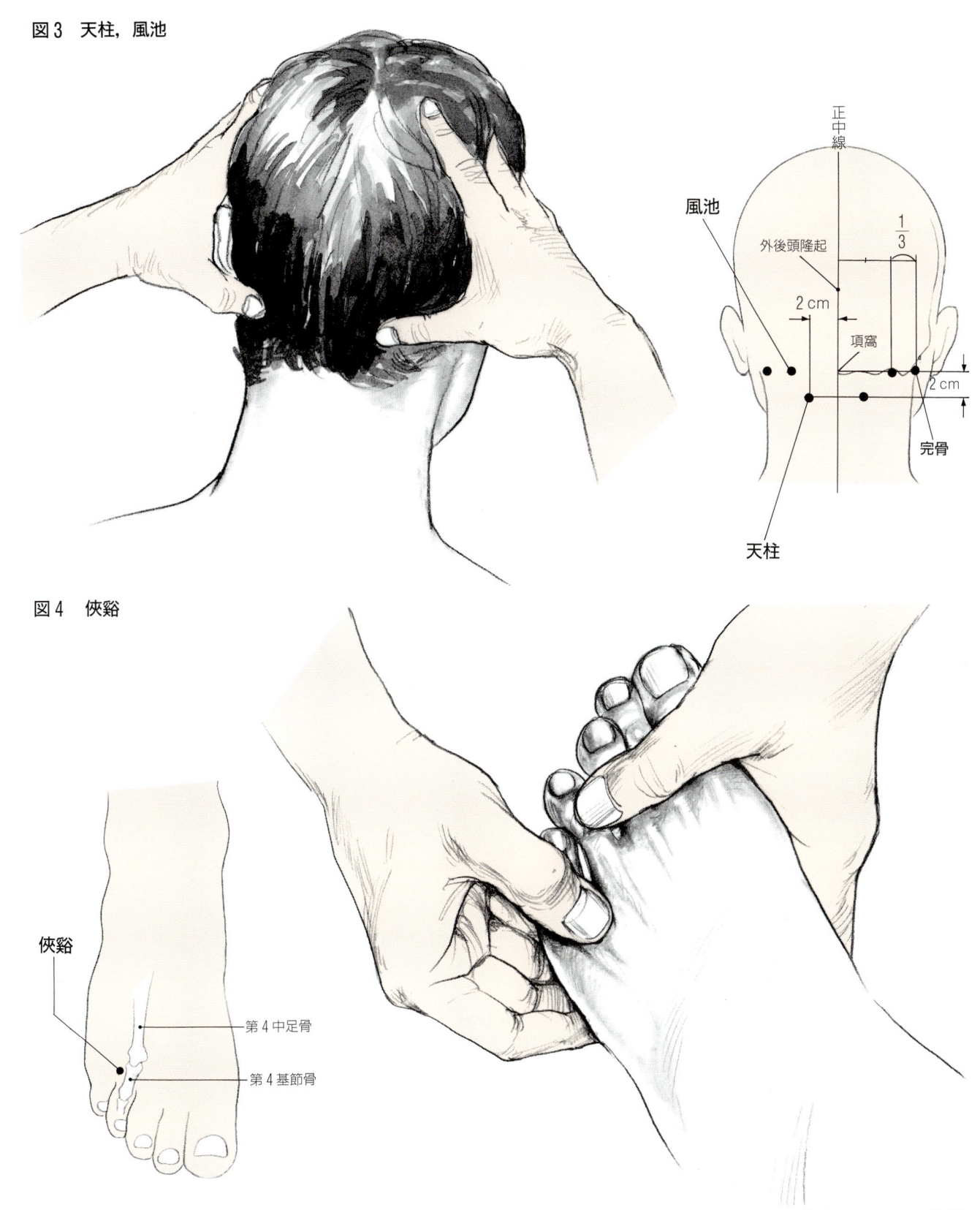

正中線
風池
外後頭隆起
1/3
2 cm
項窩
2 cm
完骨
天柱

図4　俠谿

俠谿
第4中足骨
第4基節骨

つわり

使用するツボ

- **内関**(ないかん, PC 6, 図1, ➔41)：前腕部，掌側手関節横紋の中央の上3横指のところ．
- **陽池**(ようち, TE 4, 図2, ➔40)：手関節を背屈するとできるしわの中央．
- **足三里**(あしさんり, ST 36, 図3, ➔58)：脛骨の前縁を指腹でさすっていくと指の止まるところがある．そこから外側へ2 cmのところ．
- **膻中**(だんちゅう, CV 17, 図4, ➔54)：胸骨前面の正中両乳頭間の中央．

手技およびポイント

- ツボに対して母指揉捏法もしくは母指圧迫法を用います．
- 精神的な要因や緊張によっても悪化するため，リラックスすることが大切です．
- 内関のツボに市販の磁石粒をはると効果がある場合もあります．

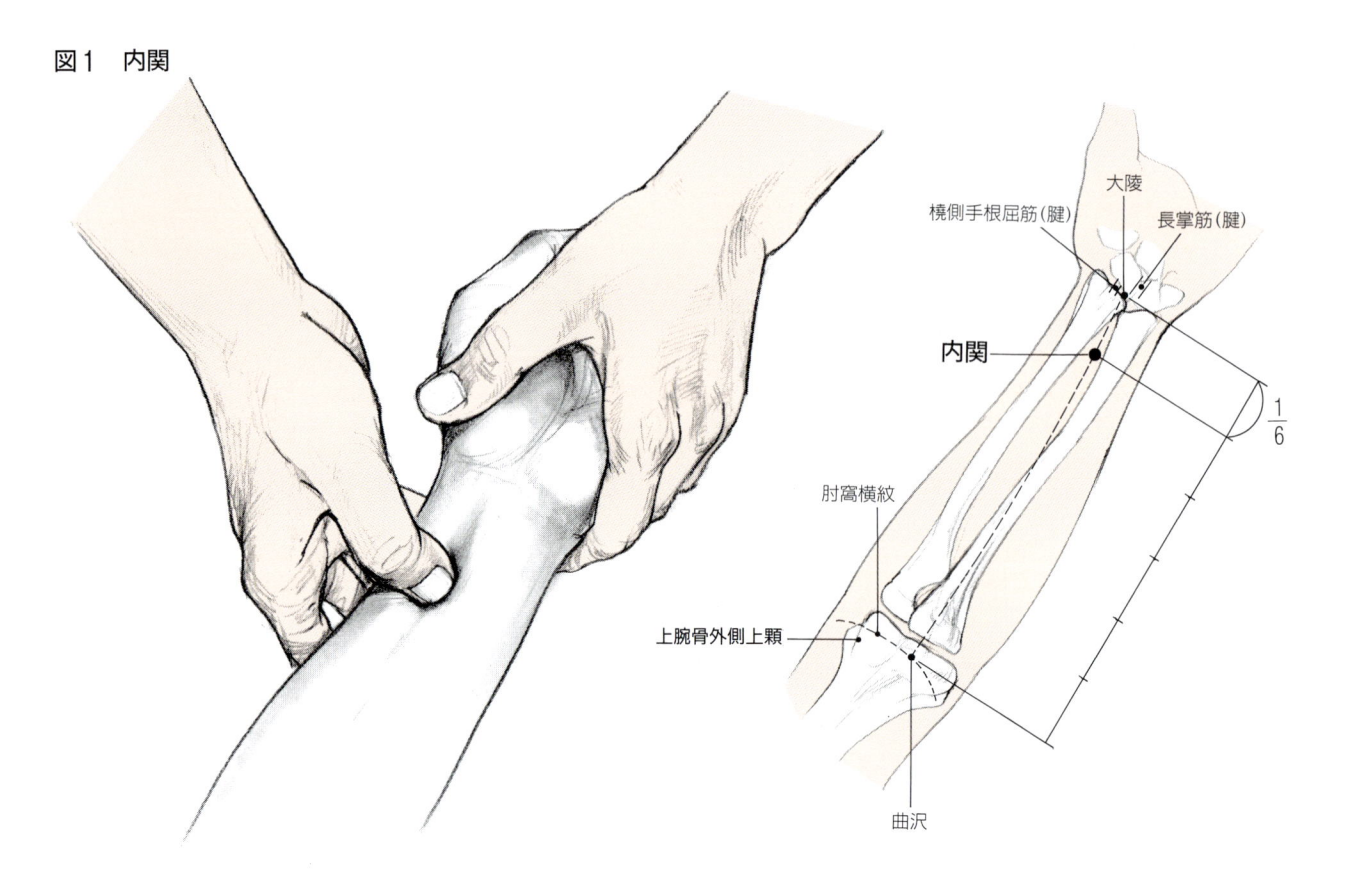

図1　内関

橈側手根屈筋(腱)　大陵　長掌筋(腱)

内関

$\frac{1}{6}$

肘窩横紋

上腕骨外側上顆

曲沢

図2　陽池

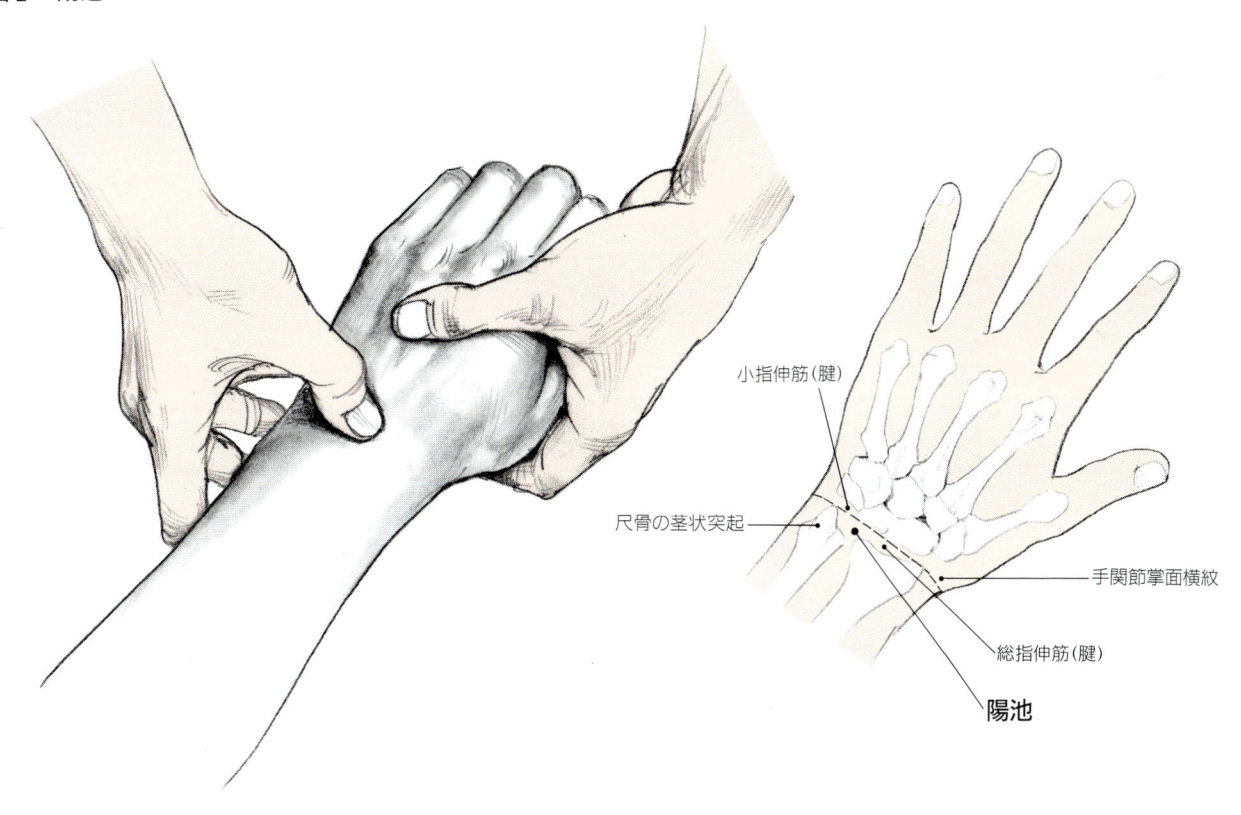

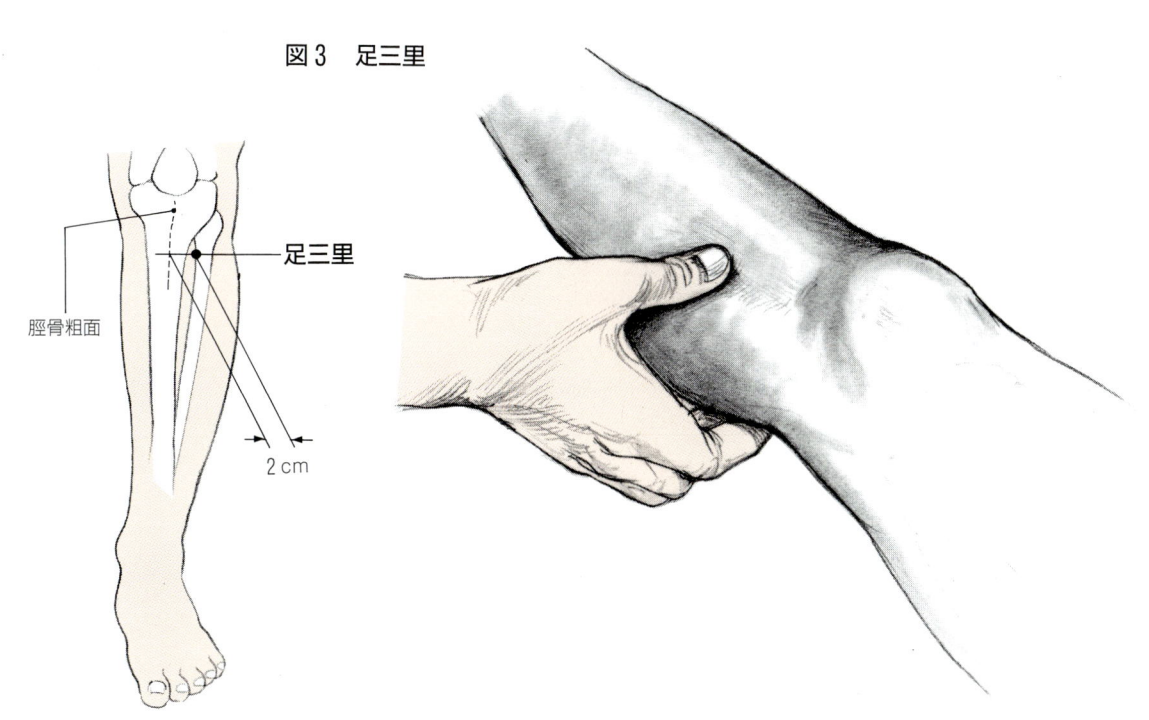

小指伸筋(腱)
尺骨の茎状突起
手関節掌面横紋
総指伸筋(腱)
陽池

図3　足三里

脛骨粗面
足三里
2 cm

症状・状態別 指圧・マッサージの実際●つわり

図4　膻中

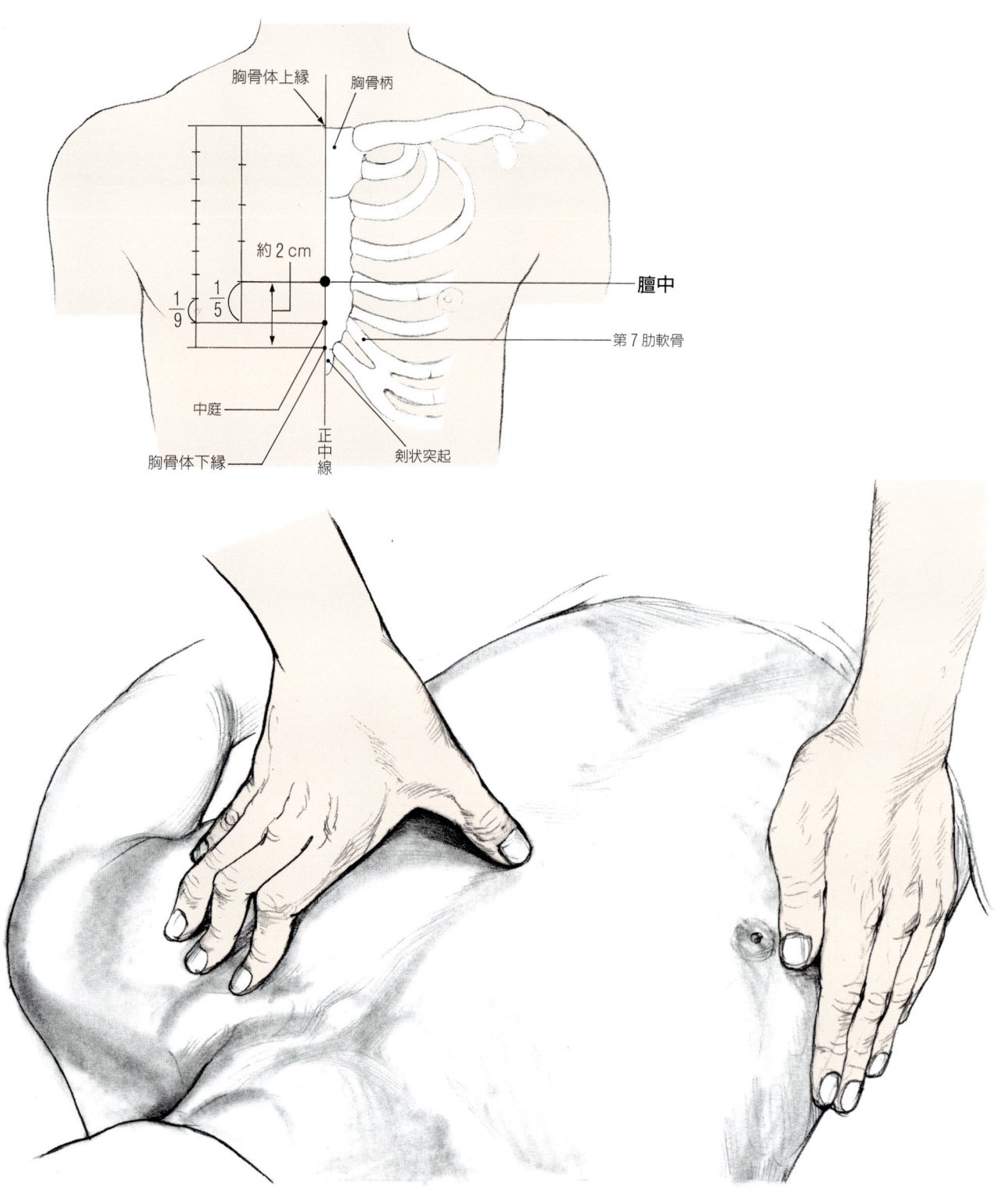

胸骨体上縁　胸骨柄
約2cm
$\frac{1}{9}$　$\frac{1}{5}$
膻中
第7肋軟骨
中庭
胸骨体下縁　正中線　剣状突起

吐き気

使用するツボ

- **内関**(ないかん，PC 6，図1，→41)：前腕部，掌側手関節横紋の中央の上3横指のところ．
- **中脘**(ちゅうかん，CV 12，図2，→56)：胸骨剣状突起と臍の中間点．
- **足三里**(あしさんり，ST 36，図3，→58)：脛骨の前縁を指腹でさすっていくと指の止まるところがある．そこから外側へ2 cmのところ．
- **膈兪**(かくゆ，BL 17，図4，→50)：第7胸椎棘突起と第8胸椎棘突起の間の，外側2横指のところ．
- **肝兪**(かんゆ，BL 18，図4，→50)：第9胸椎棘突起と第10胸椎棘突起の間の，外側2横指のところ．
- **脾兪**(ひゆ，BL 20，図4，→50)：第11胸椎棘突起と第12胸椎棘突起の間の，外側2横指のところ．

手技およびポイント

- 内関，足三里は母指揉捏法または母指圧迫法を行ないます．
- 中脘は四指を用い，息をはくときにゆっくり圧迫，もしくは揉捏します．
- 膈兪，肝兪，脾兪は腹臥位で，ゆっくりと順に母指圧迫を加えていくと効果的です．

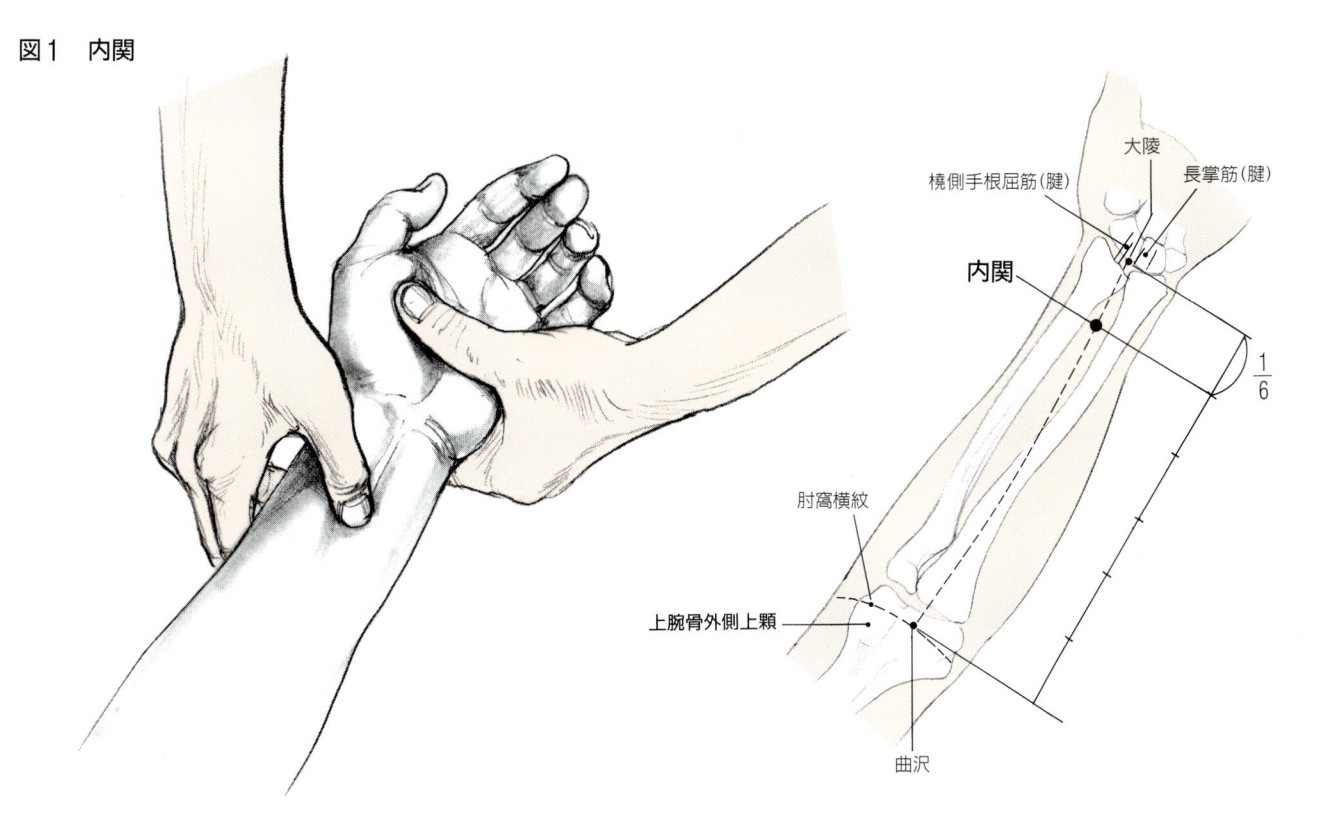

図1　内関

症状・状態別 指圧・マッサージの実際 ●吐き気

図2　中脘

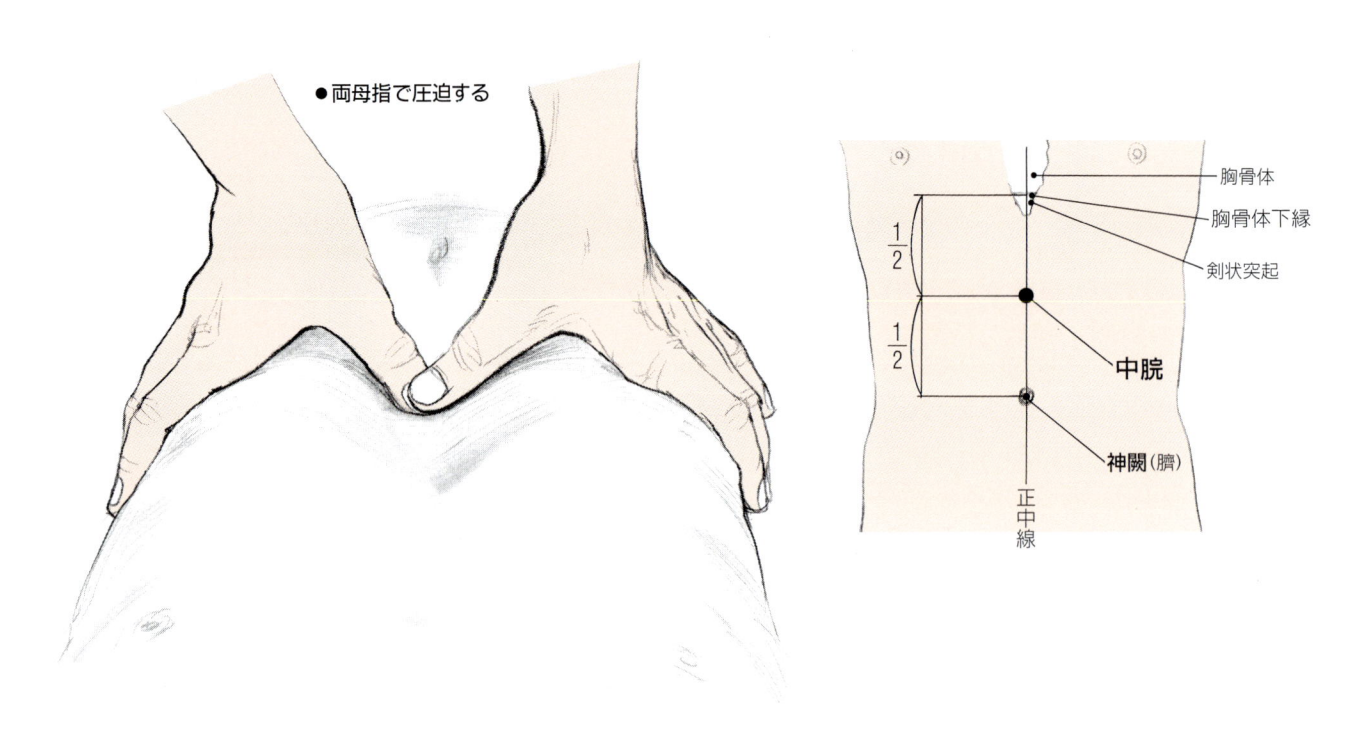

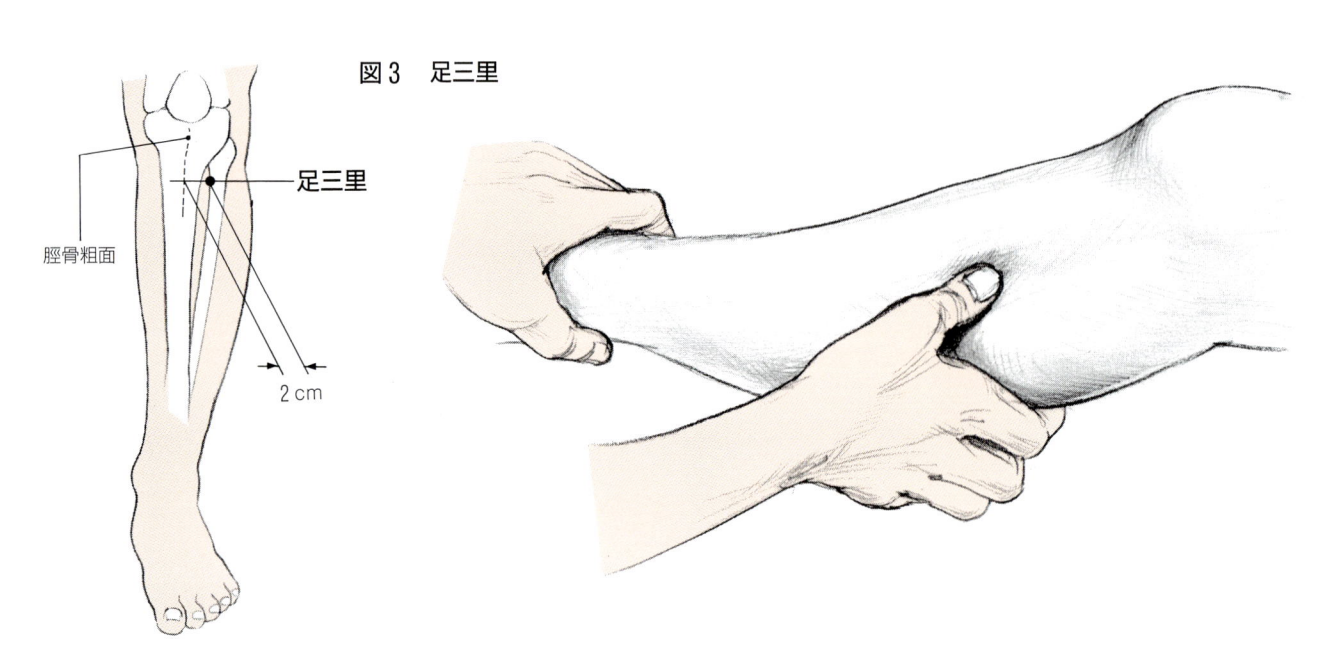

●両母指で圧迫する

胸骨体
胸骨体下縁
剣状突起
中脘
神闕(臍)
正中線

図3　足三里

足三里
脛骨粗面
2 cm

図4　膈兪，肝兪，脾兪

第7胸椎棘突起
第8胸椎棘突起
第10胸椎棘突起
第12胸椎棘突起

正中線
背内線

膈兪
肝兪
脾兪

膈兪

JJNブックス〈絵でみる指圧・マッサージ〉●105

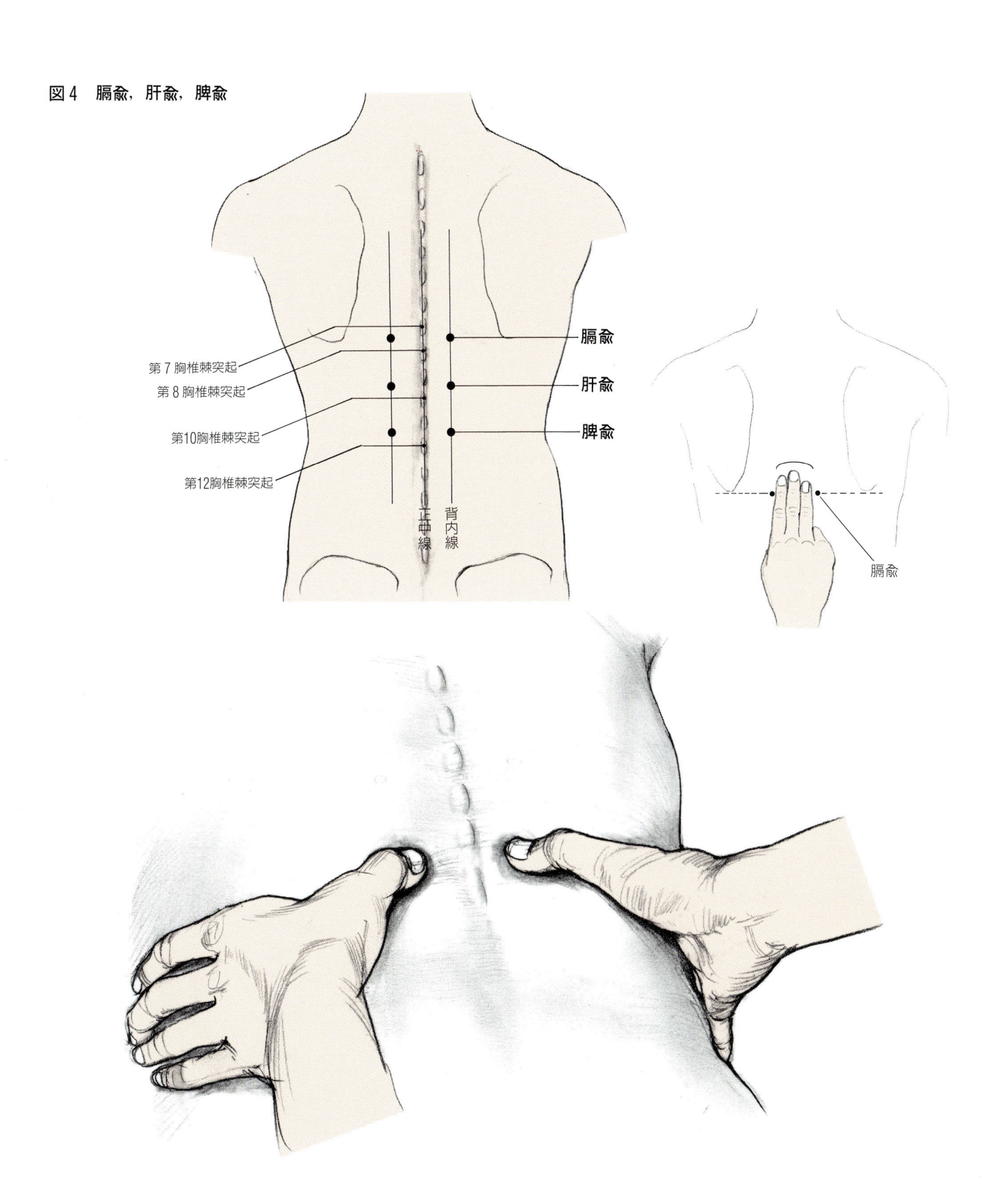

知っておきたい東洋医学

体質のとらえ方

東洋医学では患者さんを具体的にどのようにとらえているのでしょうか．ここでは看護の参考になる考え方を紹介しておきましょう．

東洋医学では患者さんをとらえる物差しとして，「陰陽」「虚実」「五行」などの考え方が用いられます．

●陰陽

まず「陰陽」ですが，物事を陰と陽の2つに分ける考え方です．プラスとマイナスと考えても結構です．表1に示したような基準で物事を区分けしていきます．例えば，1日には昼と夜があり，それが季節によって長くなったり短くなったりしていることをイメージしてください．陰と陽はその時々によって，陽が長じたり陰が長じたりしながらバランスを保っていくのが正常な状態です．病気や病人はこのバランスが崩れていると考えます．

具体的には陰陽の基準で全体的な病気の趨勢を判断します．陽に傾いているものは活動的で熱しやすく，発揚的になります．一方，陰に傾いているものは非活動的で冷えやすく，鎮静的になります．

基本的には，陽のものには陰が不足しているわけですから，冷やしたり鎮静的な陰の方向をもったアプローチが適応します．陰のものに対しては暖めたり活動的にするなど，陽の方向をもったアプローチが効果的です．

●虚実

次に「虚実」ですが，これは患者さんの体力の有無を表します．「虚」は空虚の虚，「実」は充実の実と理解してください．一般に若い人や病気の発症からそれほど時間がたっていない人は「実」傾向が強く，老人や発症からの時間が長い人は「虚」の傾向が強くなります．「実」の人は暑がりで非常に行動的です．一方「虚」の人は冷えやすく，行動的ではありません．表2に大まかな分類の基準を示しました．

現代人は運動不足や食生活の変化から「虚」の人が多いといわれています．ましてや入院が必要な患者さんでは「虚」の人が圧倒的に多いと考えられます．「虚」の傾向の強い人には暖めたり，緩やかな方法が適応します．一方「実」の人には強い方法が適応します．

入院患者さんは，一般には「虚」の状態の人が多く，老人や慢性疾患を持つ患者さんに指圧・マッサージを行なう場合には，ソフトな刺激をゆっくりと施すことが大切です．

●五行

「五行」は大自然の事象を「木，火，土，金，水」の5つに分類します．「木」は植物，「火」は火や熱，「土」は土壌，「金」は鉱物，「水」は水を表わしています．これらはさらに前述した陰陽の分類と組み合わされて，複雑な自然界の法則性をわかりやすくするために

表1 東洋医学における体質のとらえ方：「陰陽」の基本的性質

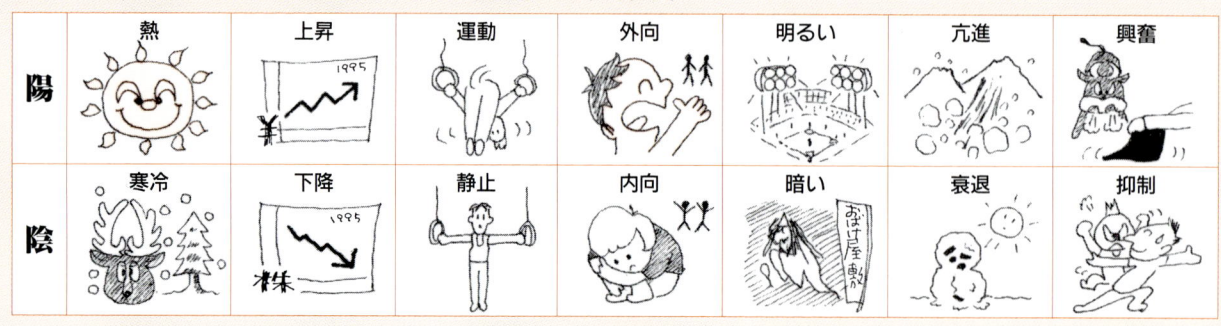

陽	熱	上昇	運動	外向	明るい	亢進	興奮
陰	寒冷	下降	静止	内向	暗い	衰退	抑制

表2 東洋医学における体質のとらえ方：「虚実」の基本的性質

項目	体力	年齢	寒熱	脈の力	顔色	発症からの時間	動静
虚	ない	高年齢	冷えやすい	ない	青白い	慢性	静
実	ある	若い	熱しやすい	ある	赤ら顔	急性	動

用いられてきました．

身近な例では十干十二支のうち十干の甲乙丙丁……を訓読みすると，「甲」は「きのえ（木の兄）」，「乙」は「きのと（木の弟）」，「丙」は「ひのえ（火の兄）」，「丁」は「ひのと（火の弟）」……と読まれ，自然界の周期を五行と陰陽（兄は陰を，弟は陽を表わす）の組み合わせで表現し，さらに十二支と組み合わせることにより，60年周期の暦としてきました．例えば，「丙午（ひのえうま）」は60年に1回めぐってくる丙（ひのえ）と午（うま）の組み合わせの年を指しています．

大自然の運行を陰陽と五行で表現するように，東洋医学では人体を小宇宙と考え，これもまた陰陽や五行で表現しています．例えば内臓の場合，「木」を肝の臓に当てはめ，「火」を心の臓に，「土」を脾の臓に，「金」を肺の臓に，「水」を腎の臓に当てはめてその機能や性質を表わしています（ここでいう臓は現代医学の内臓とは完全に一致しないので注意）．

表3に「五行の色体表」とよばれる分類の大まかな基準を表現した表を示しました．この表を参考にすればさまざまな事項が何と関連し，それぞれの性質がどのようなものか大まかに理解できると思います．例えば「肝の臓」は「木」に属し，感情では「怒り」，身体の器官では「筋」に関係しているということです．実際に肝疾患の患者さんは筋がひきつったり，普段よりイライラすることが多いようです．ただし，すべてを5つに分けるという若干強引な側面もあり，実際にそぐわない点もあります．また，この表はあくまでもそれぞれの関係性を提示しているだけでそれぞれが具体的にどのように関係しているかはわかりません．このあたりはファジーに考えて，参考になるものはおおいに活用してください．

表3　東洋医学における体質のとらえ方：五行色体表

五臓	肝	心	脾	肺	腎	膵臓は孤独の府といって三焦のうちに属する．
五腑	胆	小腸	胃	大腸	膀胱	これに三焦を加えて六腑となる．三焦に対するものは心包である．
五行	木性	火性	土性	金性	水性	例えば水瀉は水に属するから腎を用うるというような応用．
五親	水子	木子	火子	土子	金子	相性の関係を示す．例えば水子は肝である．腎と肝との相性的関係を示す．
五根	目	舌	唇（口）	鼻	耳（二陰）	五官の所属，目が悪ければ肝を治するなど．二陰は前陰（生殖器を含む尿道）と後陰（肛門）．
五主	筋	血脈	肌肉	皮	骨	五充ともいう．五臓が栄養を補充するもの．例：皮膚病は肺・大腸を治する．
五支	爪	毛（面色）	乳（唇）	息	髪	五臓の精気の発するところ．
五季	春	夏	土用	秋	冬	季節の配当．
五方	東	南	中央	西	北	方位の配当．
五兄弟	甲乙	丙丁	戊己	庚申	壬癸	十干の配当．
五色	青	赤	黄	白	黒	色の所属．各病人の皮色を診て診病に用う．例：黒きは腎．青きは肝．
五香	臊	焦	香	腥	腐	香気の所属．各病人の体臭・口臭を診る．
五味	酸	苦	甘	辛	鹹	味覚の所属．各病人の好む食味．また五臓の要求する味．過ぐれば害となる．
五悪	風	熱	湿	燥	寒	各臓のきらう外気の性状．
五志	怒	笑	思	憂（慮）	恐	感情の所属．例：怒るは肝病．甚だ怒る時は肝を傷る．
五精	魂	神	意智	魄	精志	精神の所属．例：脾は意と智とを主る．神は心に属する．
五液	泣	汗	涎	涕	唾	分泌液の所属．例：涎は脾よりいずる．
五変	握	憂	噦	欬	慄	五臓の病変の発現．
五役	色	臭	味	声	液	各臓の受持つ役割．
五声	呼	言	歌	哭	呻	病人の出す声の所属．
五音	角	徴	宮	商	羽	音階の専門的熟語．
五調子	雙調	黄鐘	一越	平調	盤渉	音律の名，調子の専門熟語．
五位	震	離	坤	兌	坎	八卦（易）の割り当て．
生数	三	二	五	四	一	五行発生の数理原則．
成数	八	七	十	九	六	生数に地の数五を加えると成数となる．
五穀	麦	黍	粟（稷）	稲	豆	五臓の食用および薬用となる穀物．
五畜	雞	羊	牛	馬	豕	同じく家畜．
五菜	韮	薤	葵	葱	藿	同じく野菜．
五果	李	杏	棗	桃	栗	同じく果実．
五経	足厥陰	手少陰	足太陰	手太陰	足少陰	各臓の属する経絡．

（代田文誌：鍼灸治療基礎学，医道の日本社より引用・一部改変）

乳汁分泌不全

使用するツボ

- **天宗**（てんそう，SI 11，図1，→48）：肩甲棘中央の下2横指のところ．
- **膻中**（だんちゅう，CV 17，図2，→54）：胸骨前面の正中，両乳頭間の中央．
- **膏肓**（こうこう，BL 43，図1）：第4胸椎棘突起と第5胸椎棘突起の間の，外側4横指のところ．

手技およびポイント

- ツボに対しては母指揉捏法，母指圧迫法を行ないます．
- その他，肩甲間部や肩背部をほぐすように揉捏法，圧迫法を用いるとより効果的です．

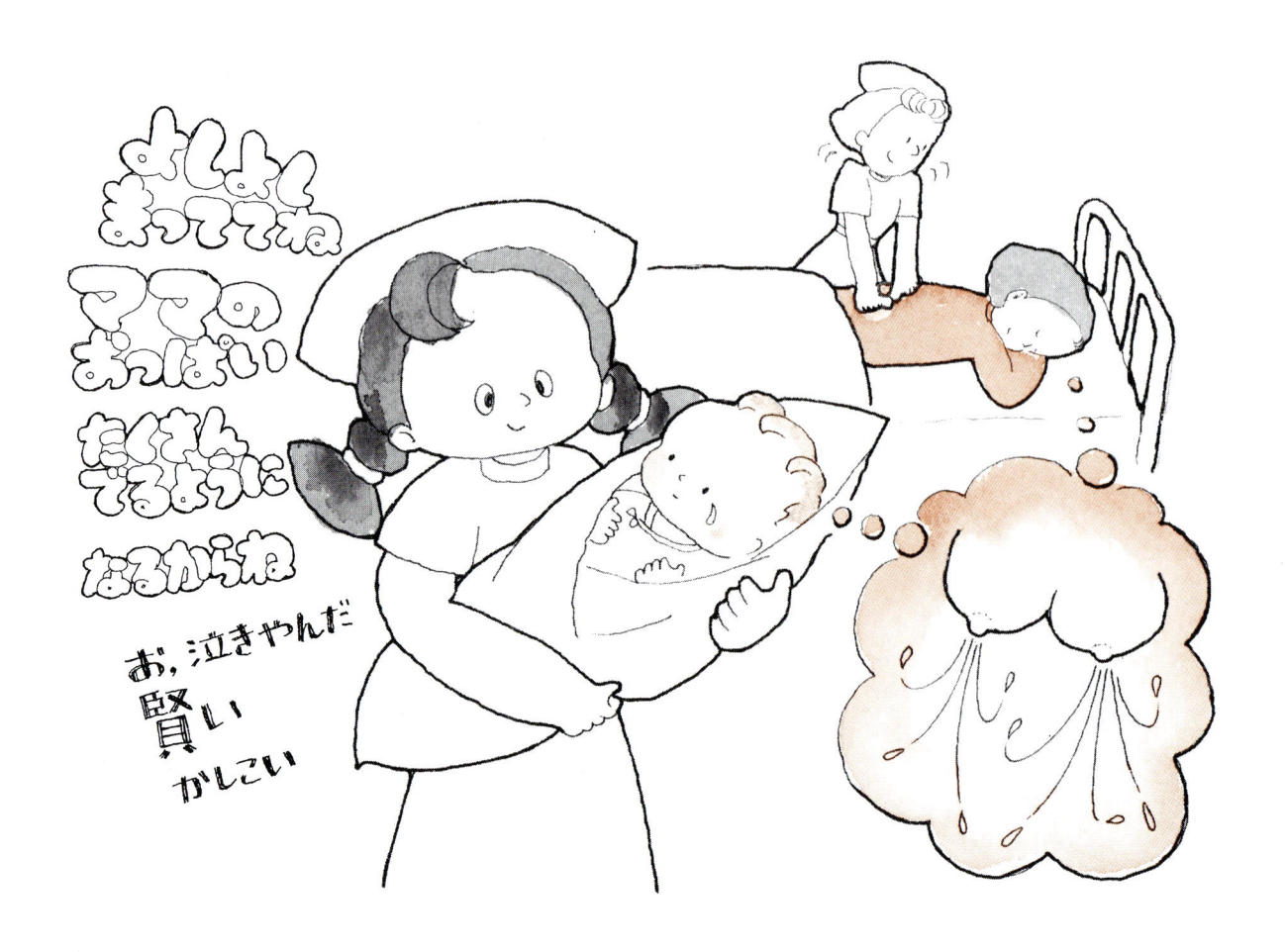

図1　天宗・膏肓

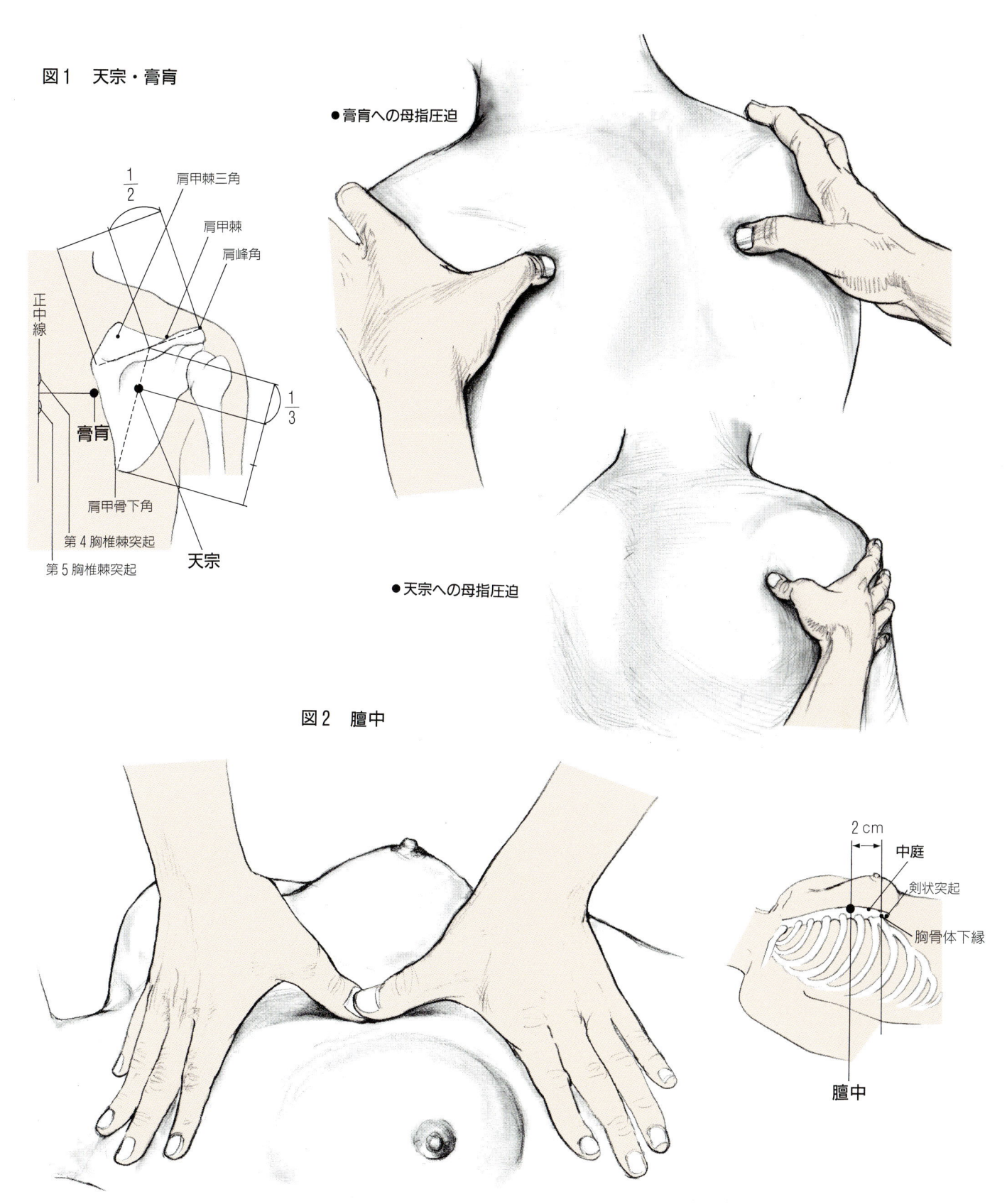

正中線
肩甲棘三角
肩甲棘
肩峰角
1/2
1/3
膏肓
肩甲骨下角
第4胸椎棘突起
第5胸椎棘突起
天宗

● 膏肓への母指圧迫

● 天宗への母指圧迫

図2　膻中

2 cm
中庭
剣状突起
胸骨体下縁
膻中

こむらがえり

使用するツボ

- **曲泉**（きょくせん，LR 8，図1，➔59）：膝の内側，膝を曲げるとできるしわの端のところ．
- **肝兪**（かんゆ，BL 18，図2，➔50）：第9胸椎棘突起と第10胸椎棘突起の間の，外側2横指のところ．
- **承山**（しょうざん，BL 57，図3，➔60）：外踝の高さと膝窩の中間点より2cm下，腓腹筋の下で「人」の字ができる中央の凹みのところ．

手技およびポイント

- ツボに対しては母指揉捏法，母指圧迫法を行ないます．
- 局所の下腿部は手根揉捏法や圧迫法を用いてほぐします．
- 寒冷刺激によりこむらがえりになりやすいときは，下肢の冷えのツボの指圧・マッサージを併用すると効果的です．

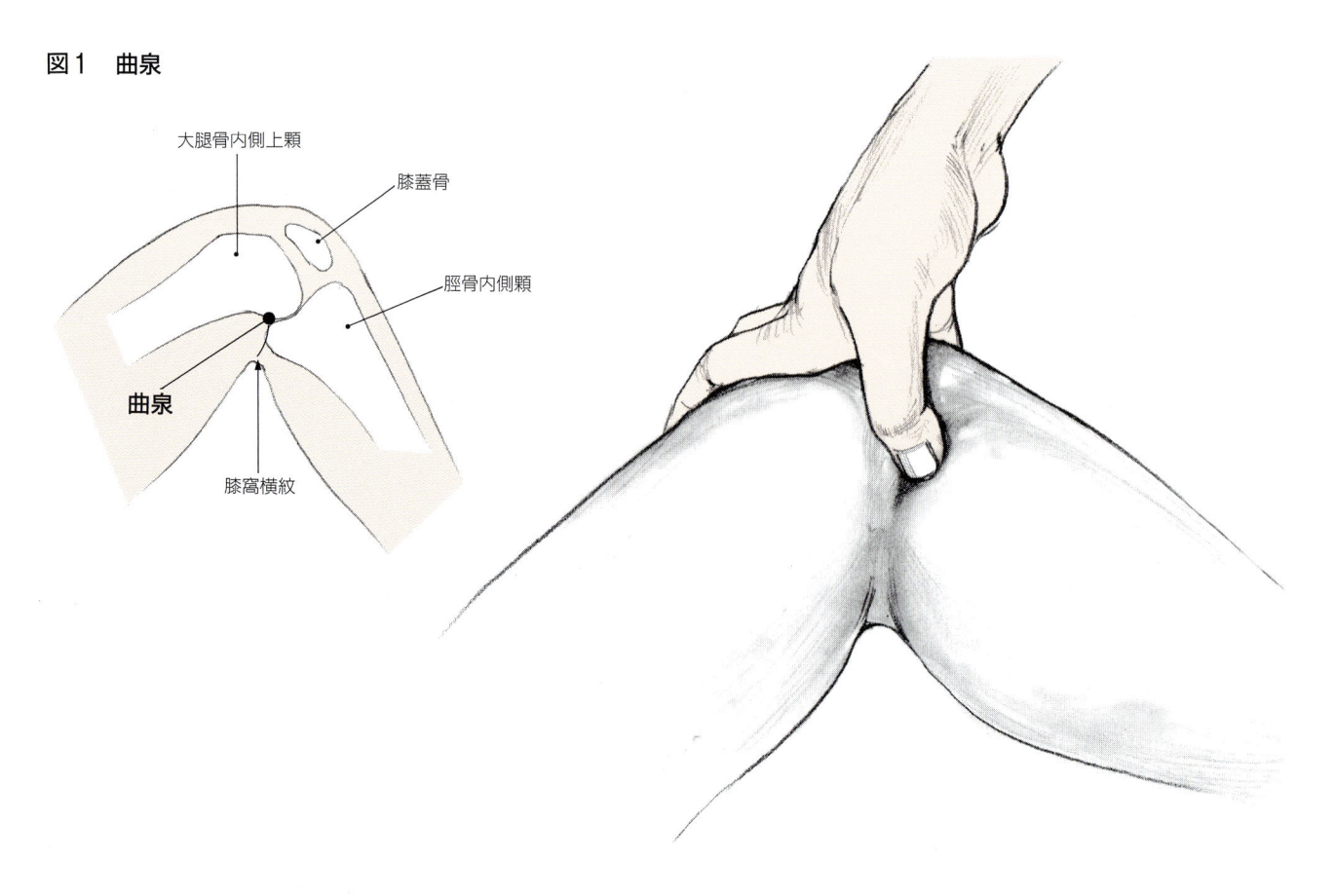

図1 曲泉

（大腿骨内側上顆／膝蓋骨／脛骨内側顆／曲泉／膝窩横紋）

図2 肝兪

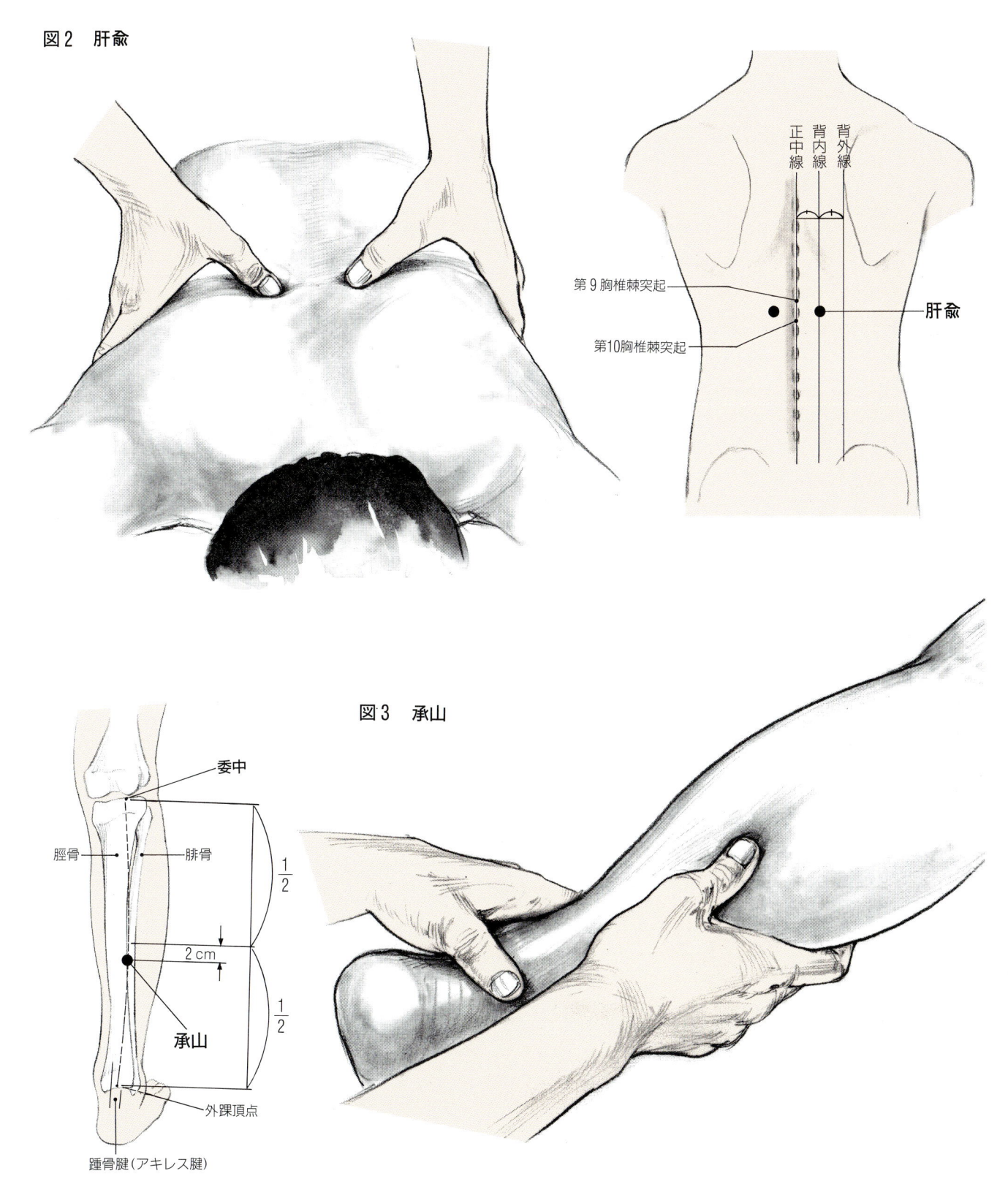

第9胸椎棘突起
第10胸椎棘突起
正中線
背内線
背外線
肝兪

図3 承山

委中
脛骨
腓骨
2 cm
承山
外踝頂点
踵骨腱(アキレス腱)
1/2
1/2

イライラ

使用するツボ

- **神門**(しんもん，HT 7，図1，→41)：手関節掌側の横紋の内端，豆状骨の上際にある．
- **膻中**(だんちゅう，CV 17，図2，→54)：胸骨前面の正中両乳頭間の中央．
- **百会**(ひゃくえ，GV 20，図3，→46)：頭頂部正中線と耳介の最高部を結んだ線の交点．
- **曲泉**(きょくせん，LR 8，図4，→59)：膝の内側，膝を曲げるとできるしわの端のところ．
- **肝兪**(かんゆ，BL 18，図5，→50)：第9胸椎棘突起と第10胸椎棘突起の間の，外側2横指のところ．

手技およびポイント

- ツボに対しては母指揉捏法，母指圧迫法を行ないます．
- 全身にゆっくりとした軽擦法を加えると効果的です．
- 病気を抱えて自宅とは違った環境での入院生活は，精神的にも非常に大きなストレスとなります．当然イライラ感や焦燥感などさまざまな精神的な症状が出現します．患者さんを取り巻く環境を少しでも快適なものに整え，このような精神的ストレスをできるだけ減らすようにするのも看護の大きな役割ですが，十分に対処できない場合，これらの方法を用いるとよいでしょう．

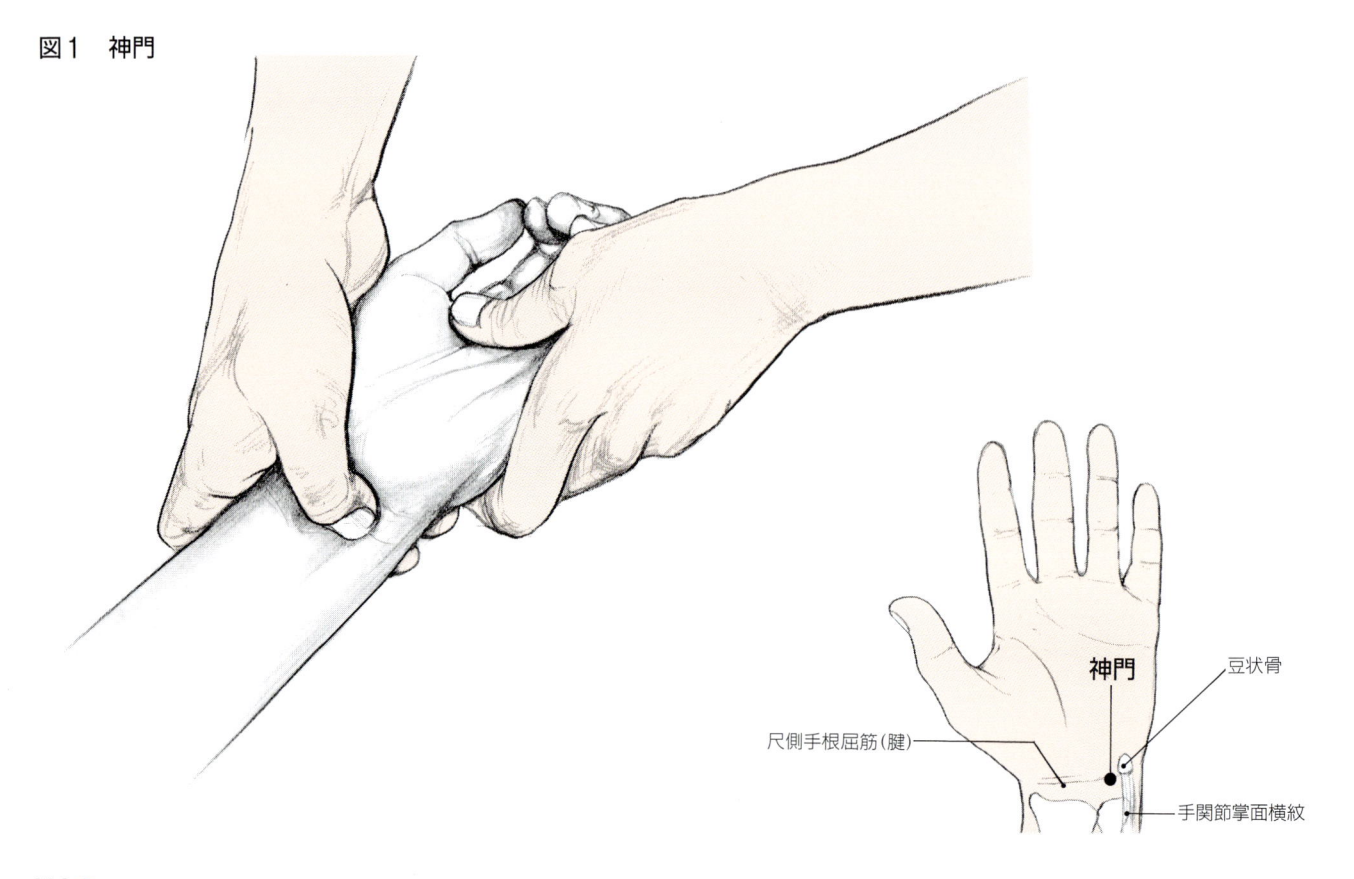

図1　神門

図2 膻中

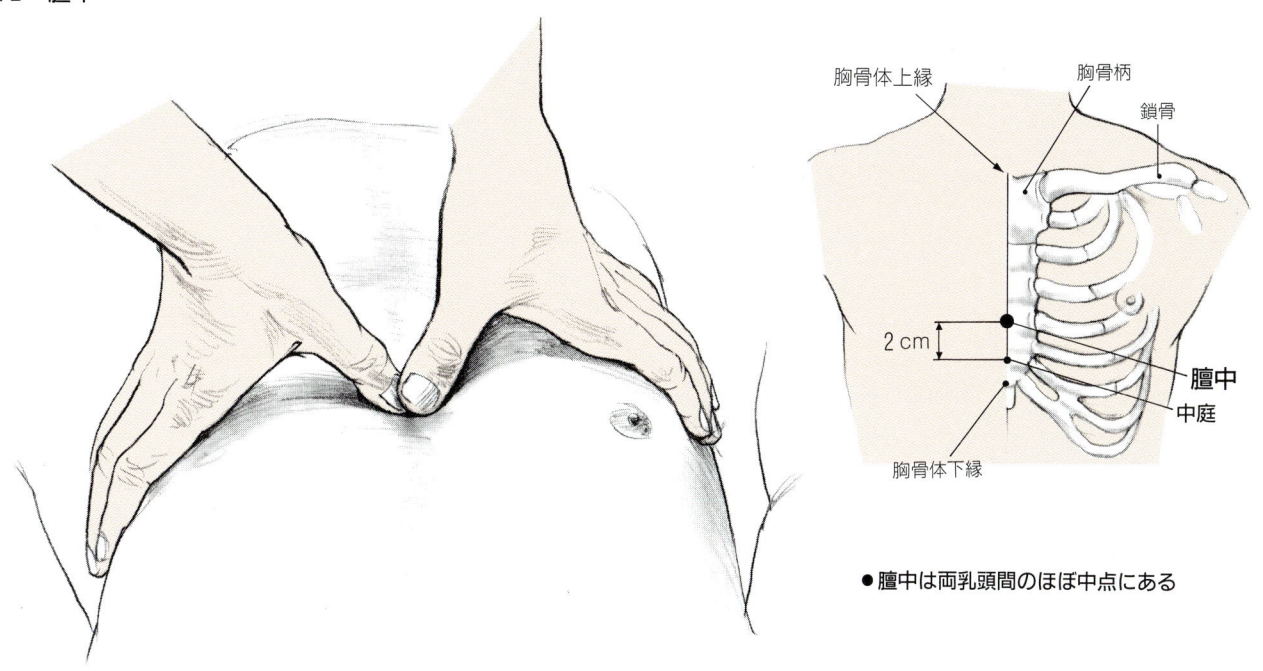

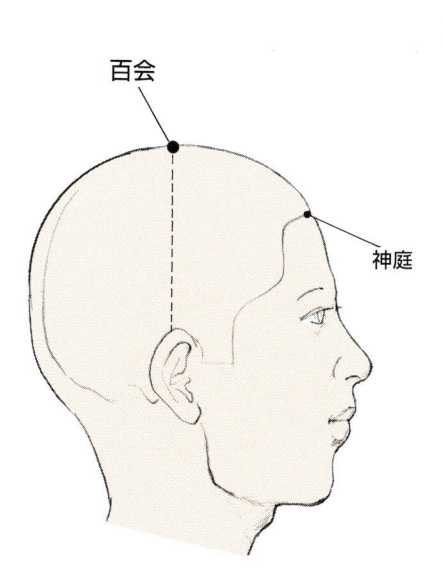

胸骨体上縁　胸骨柄　鎖骨

2 cm

膻中
中庭

胸骨体下縁

● 膻中は両乳頭間のほぼ中点にある

図3 百会

百会

神庭

● 正中線と耳介の上に上がった線が交わるところ

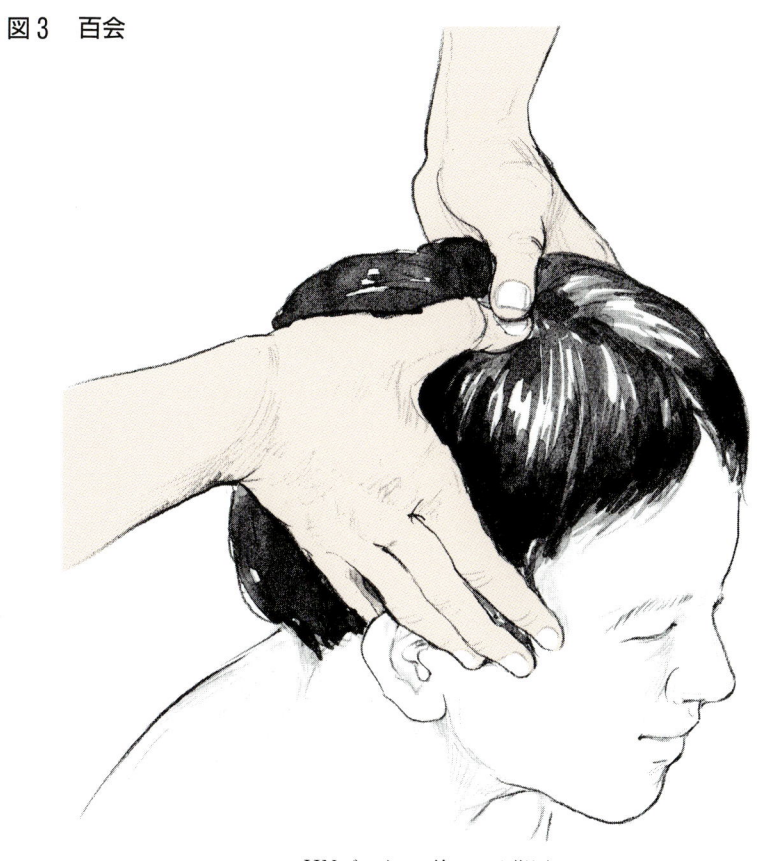

症状・状態別 指圧・マッサージの実際 ●イライラ

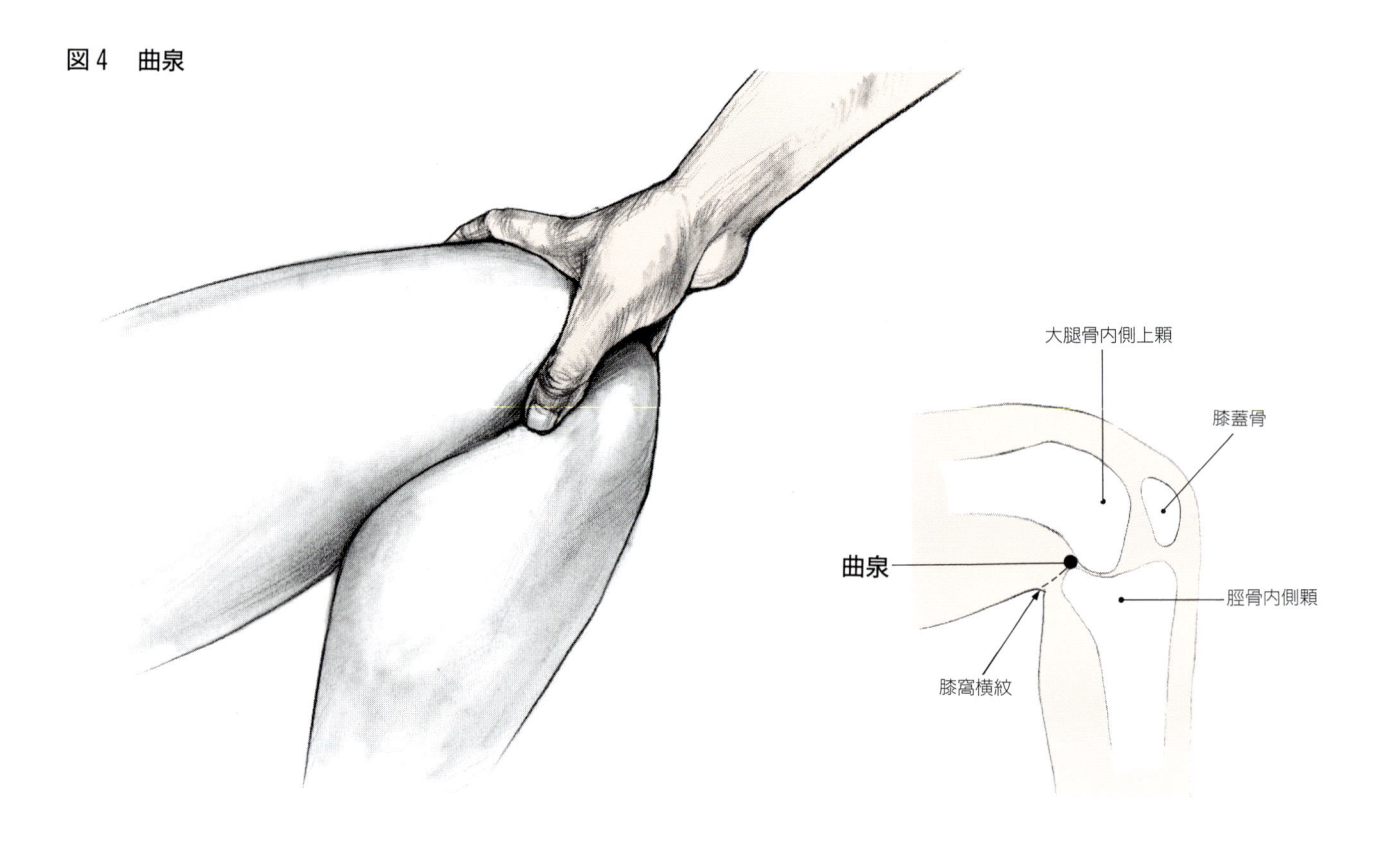

図4　曲泉

大腿骨内側上顆
膝蓋骨
曲泉
脛骨内側顆
膝窩横紋

図5　肝兪

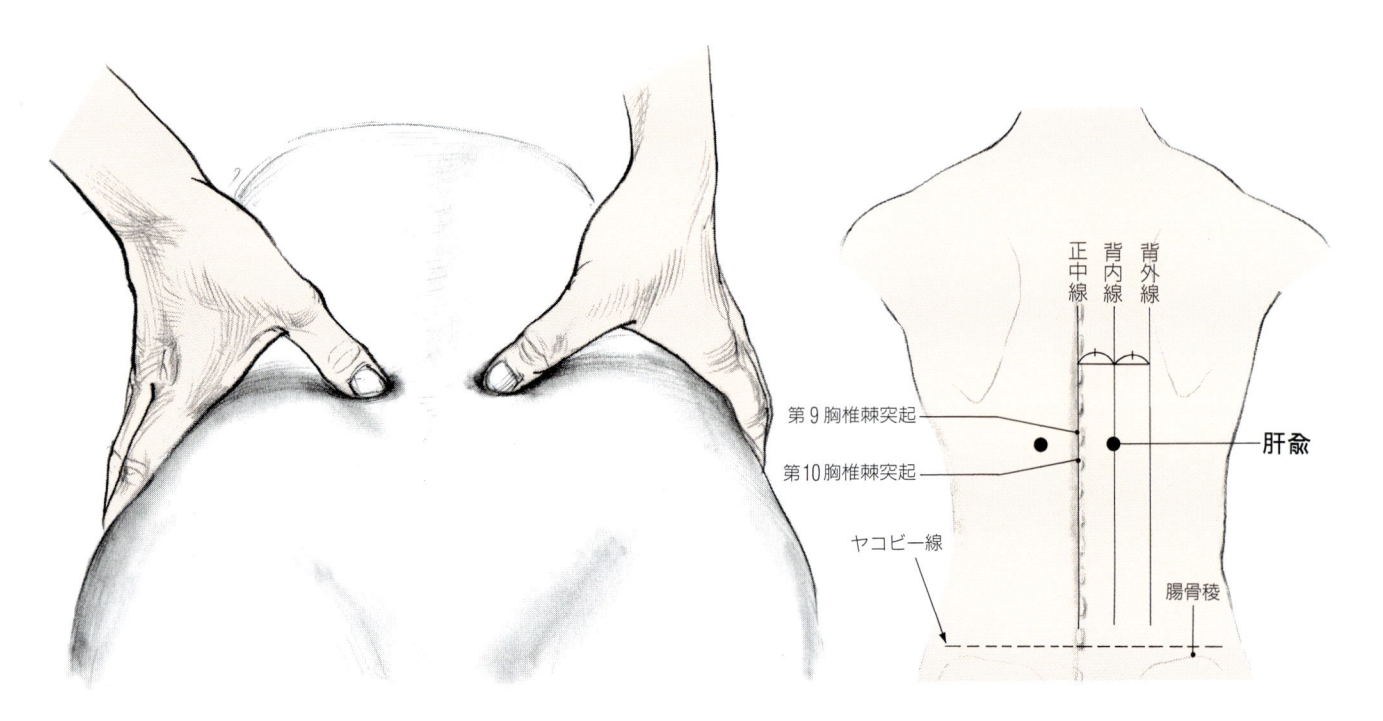

正中線
背内線
背外線
第9胸椎棘突起
第10胸椎棘突起
肝兪
ヤコビー線
腸骨稜

生理痛

使用するツボ

- **三陰交**(さんいんこう，SP 6，図1，→59)：内踝の上4横指で脛骨後縁から1cmのところ．
- **血海**(けっかい，SP 10，図2，→59)：膝蓋骨の内上角の上6〜7cmのところ．
- **次髎**(じりょう，BL 32，図3，→52)：仙骨部の上後腸骨棘の頂点から内下方1〜2cmのところ．第2後仙骨孔にあたる点．
- **関元**(かんげん，CV 4，図4，→56)：正中線上，臍の下4横指のところ．

手技およびポイント

- ツボに対しては母指揉捏法，母指圧迫法を行ないます．
- 三陰交のツボの上下に圧痛があれば，その部に対しても行ないます．
- 血海のツボにも強い圧痛があるはずです．
- 次髎のツボは指を押し込むように圧迫すると，骨盤の中に響きます．
- 生理痛が強い人は下肢の冷えを伴っていることが多いものです．下肢の冷えに対する指圧・マッサージを併用するとより効果的です．

図1　三陰交

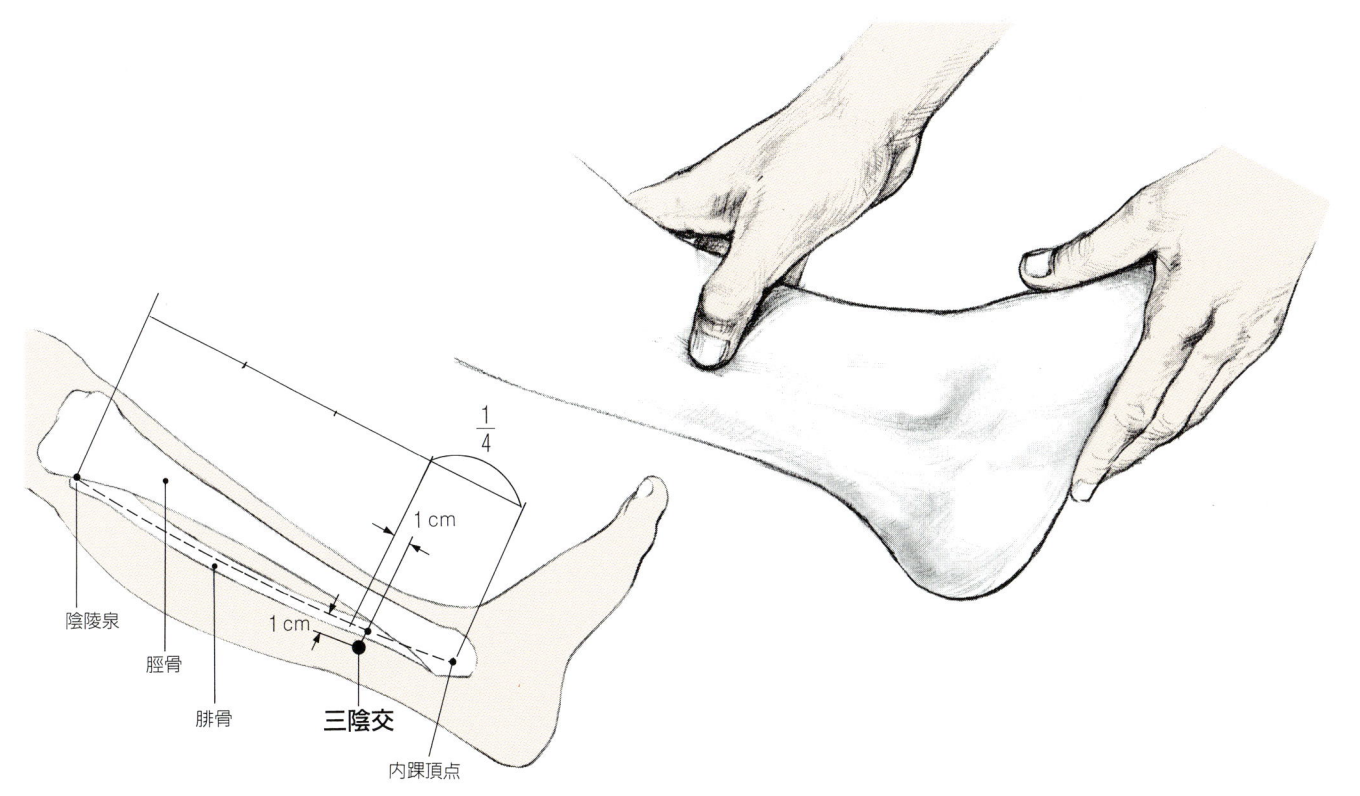

症状・状態別 指圧・マッサージの実際●生理痛

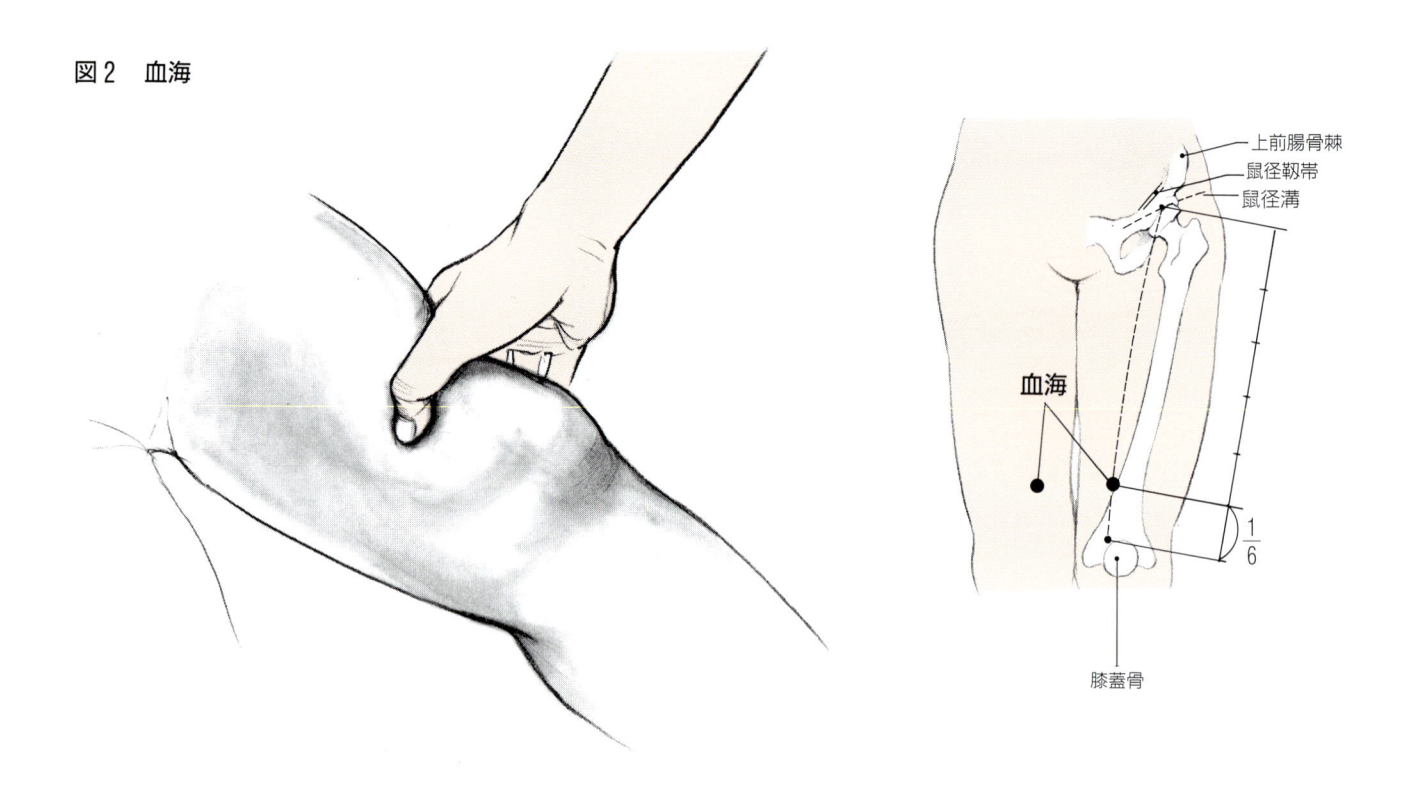

図2 血海

上前腸骨棘
鼠径靱帯
鼠径溝
血海
膝蓋骨

図3 次髎

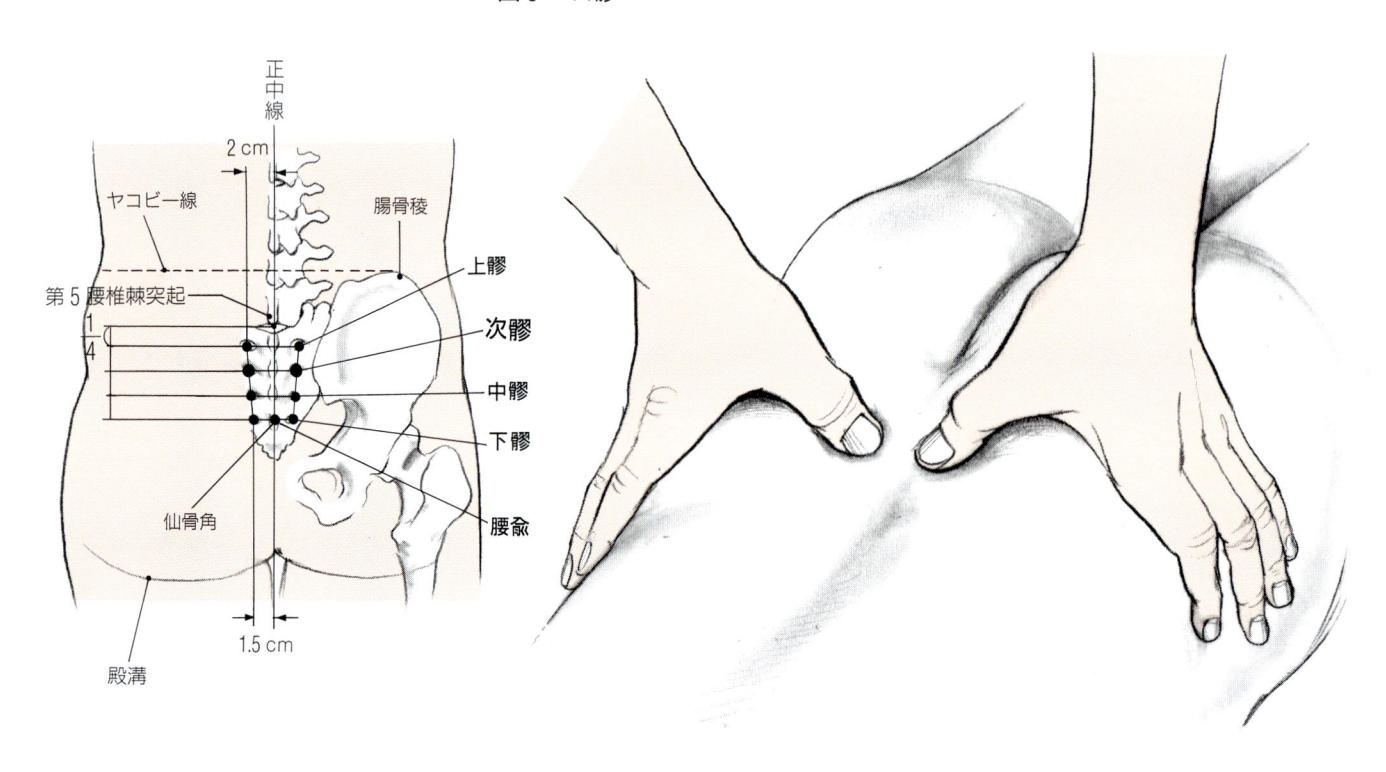

正中線
2 cm
ヤコビー線
腸骨稜
第5腰椎棘突起
上髎
次髎
中髎
下髎
仙骨角
腰兪
殿溝
1.5 cm

図4　関元

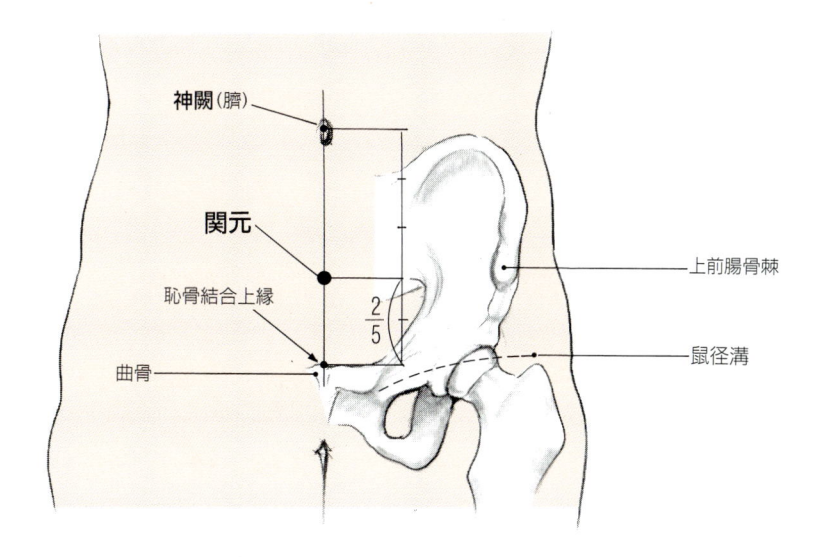

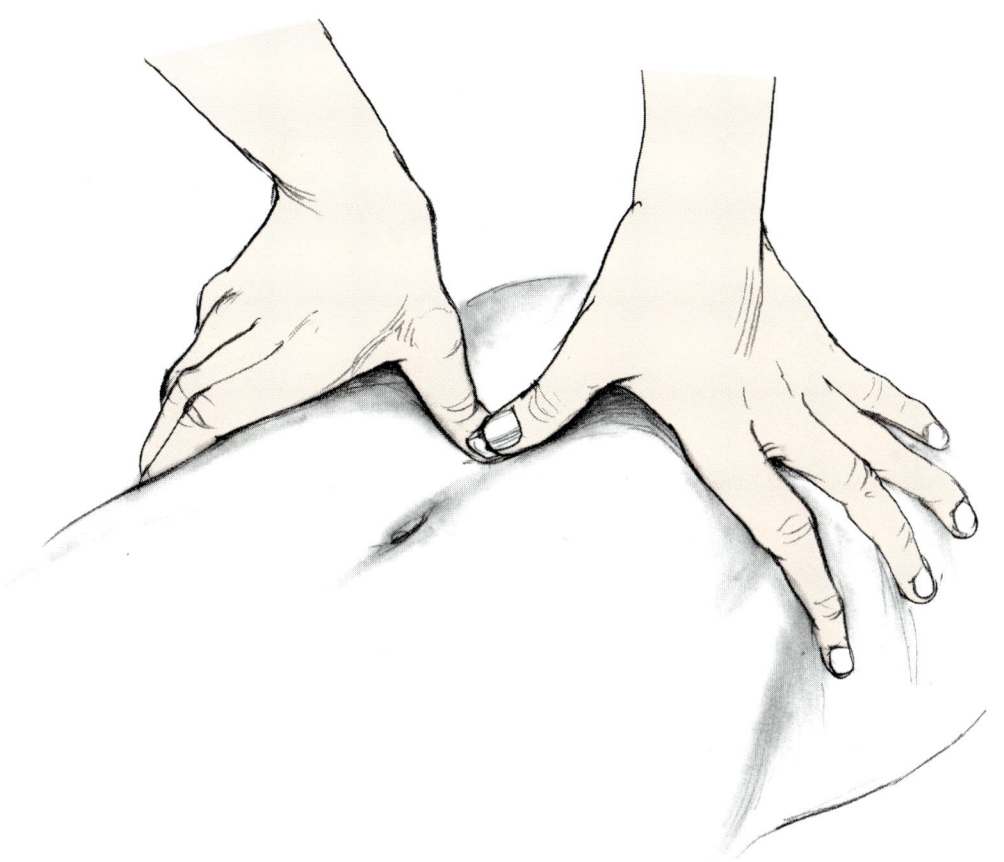

神闕(臍)

関元

恥骨結合上縁

曲骨

上前腸骨棘

鼠径溝

$\frac{2}{5}$

鼻づまり

使用するツボ

- **上星**(じょうせい，GV 23，図1，→46)：前頭部正中線上で前髪のはえ際を入ること1横指のところ．
- **印堂**(いんどう，図2)：眉間の部で両眉毛内端の中間点．
- **迎香**(げいこう，LI 20，図2，→44)：鼻翼の傍ら5〜7 mmのところ．
- **足三里**(あしさんり，ST 36，図3，→58)：脛骨の前縁を指腹でさすっていくと指の止まるところがある．そこから外側へ2 cmのところ．

手技およびポイント

- ツボに対しては母指揉捏法，母指圧迫法を行ないます．
- この他，後頸部の風池，天柱のツボに施術して改善することもあります．

図1　上星

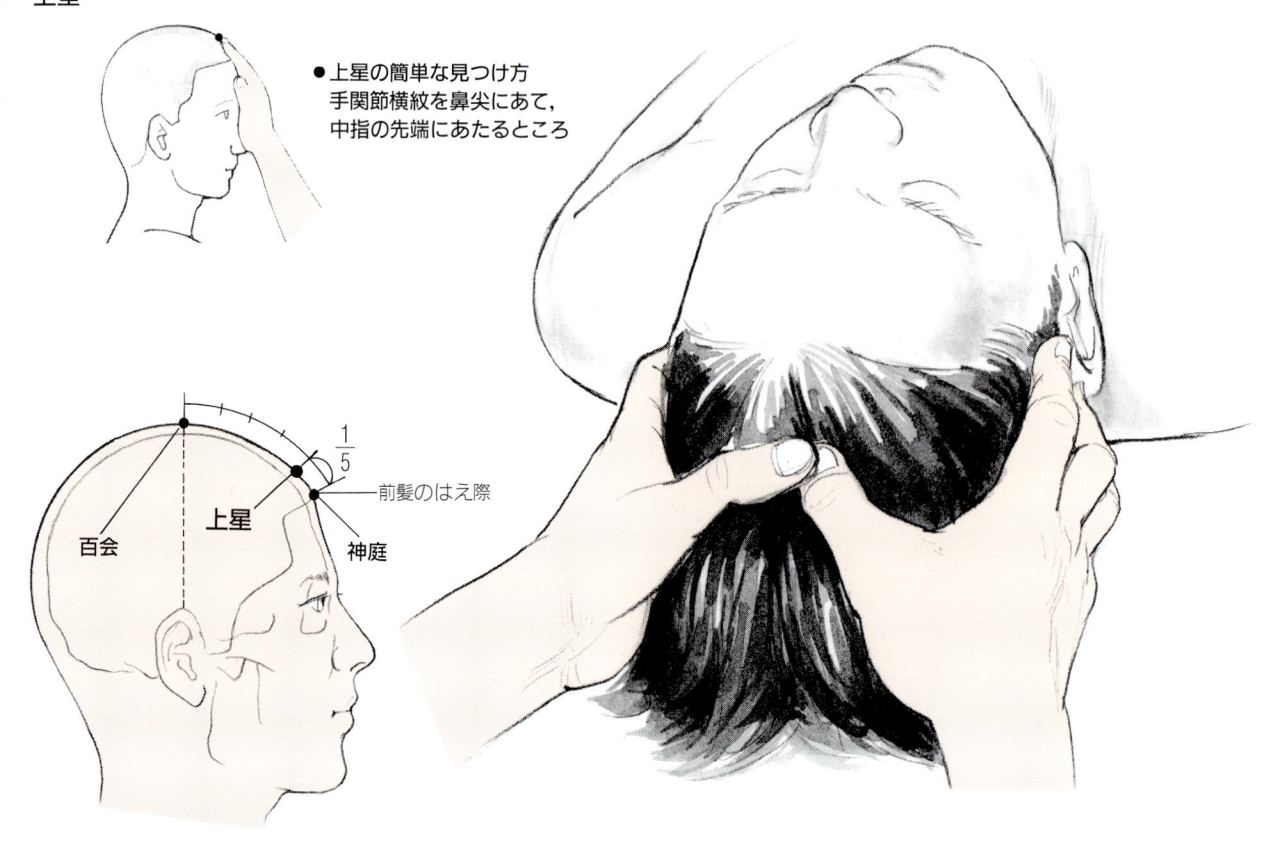

- 上星の簡単な見つけ方
  手関節横紋を鼻尖にあて，中指の先端にあたるところ

百会　上星　神庭　前髪のはえ際　1/5

図2　印堂・迎香

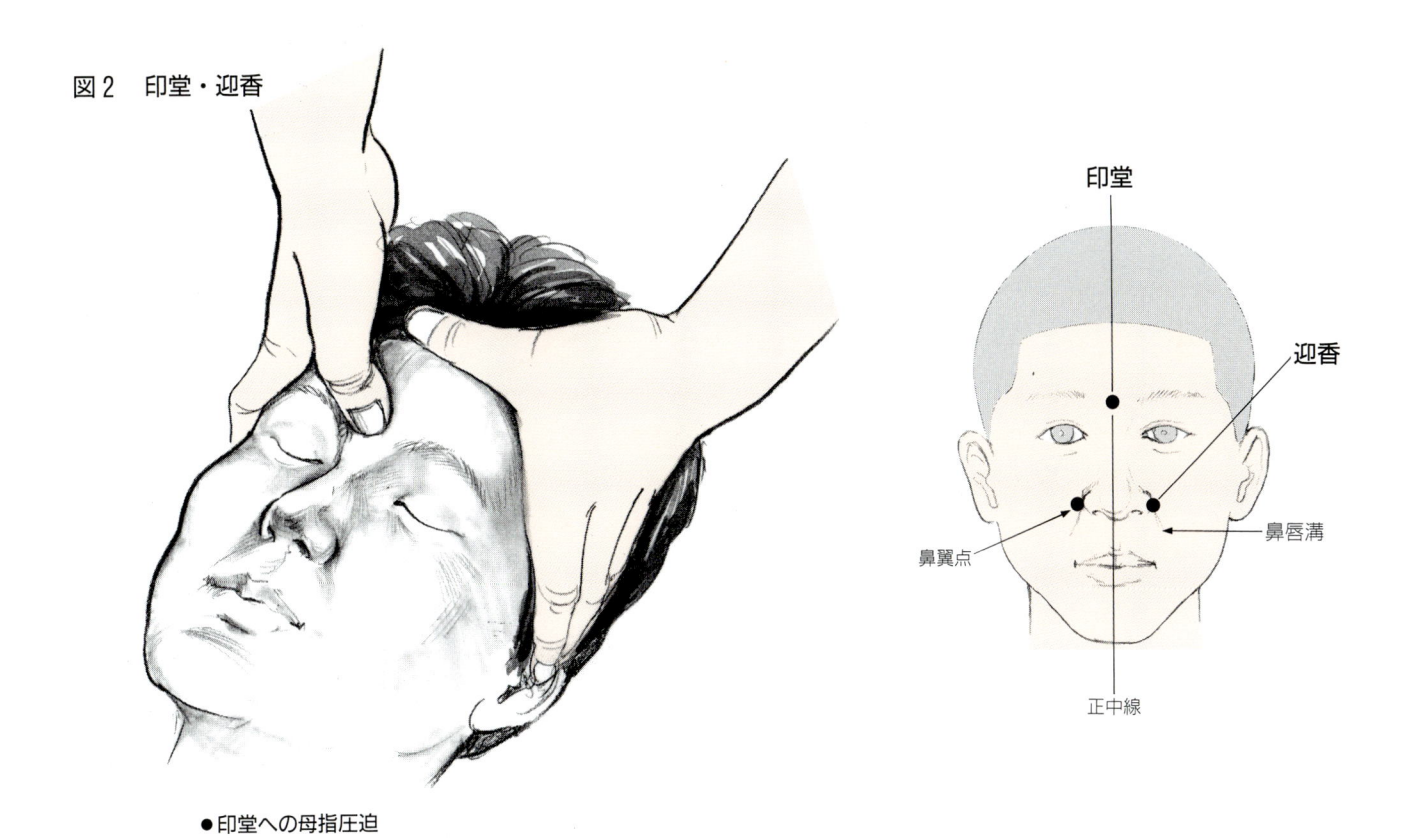

●印堂への母指圧迫

印堂
迎香
鼻翼点
鼻唇溝
正中線

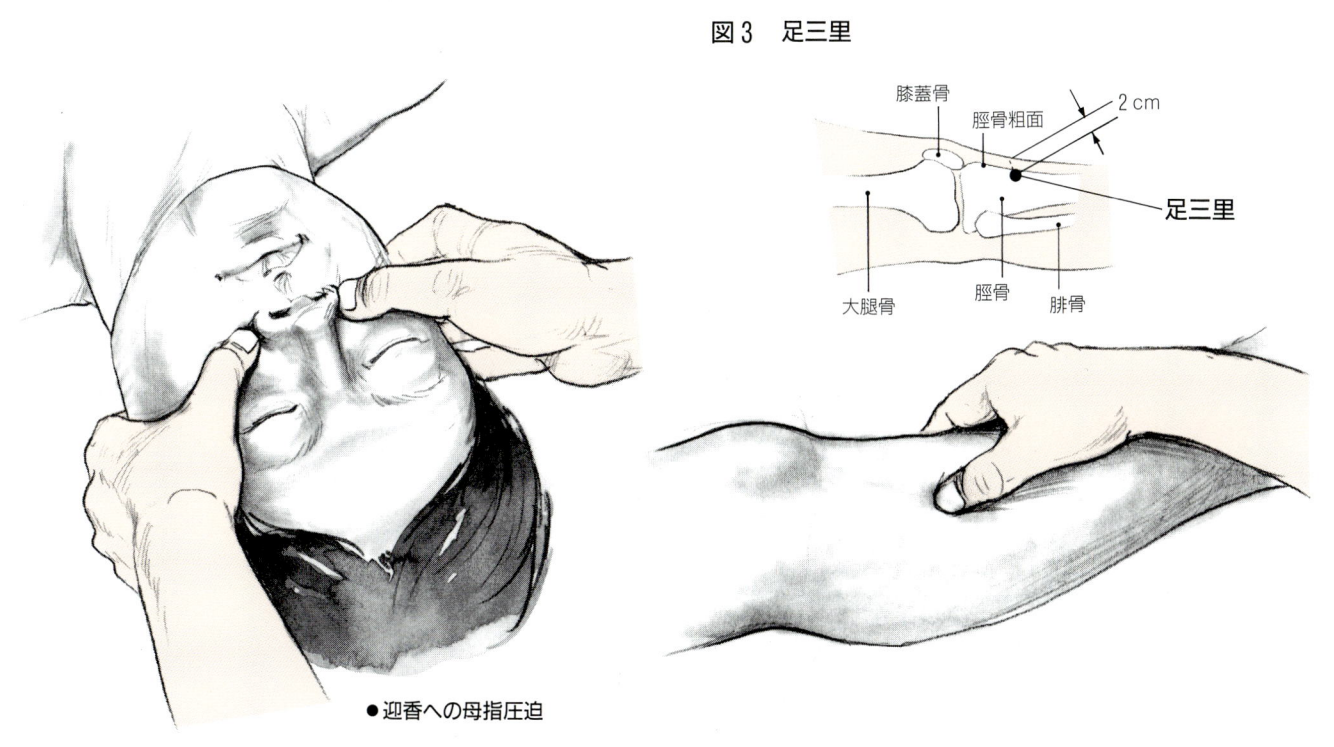

●迎香への母指圧迫

図3　足三里

膝蓋骨
脛骨粗面
2cm
足三里
大腿骨　脛骨　腓骨

不安感

使用するツボ

- **神門**(しんもん，HT 7，図1，➔41)：手関節掌側の横紋の内端，豆状骨の上際にある．
- **膻中**(だんちゅう，CV 17，図2，➔54)：胸骨前面の正中両乳頭間の中央．
- **心兪**(しんゆ，BL 15，図3，➔50)：第5，6胸椎棘突起間の外側2横指のところ．
- **厥陰兪**(けついんゆ，BL 14，図3，➔50)：第4，5胸椎棘突起間の外側2横指のところ．
- **百会**(ひゃくえ，GV 20，図4，➔46)：頭頂部正中線と耳介の最高部を結んだ線の交点．

手技およびポイント

- これらのツボに対しては母指揉捏法，母指圧迫法を行ないます．
- 精神的な安寧を目的として，背部や腹部に軽擦法を併用することも効果的です．

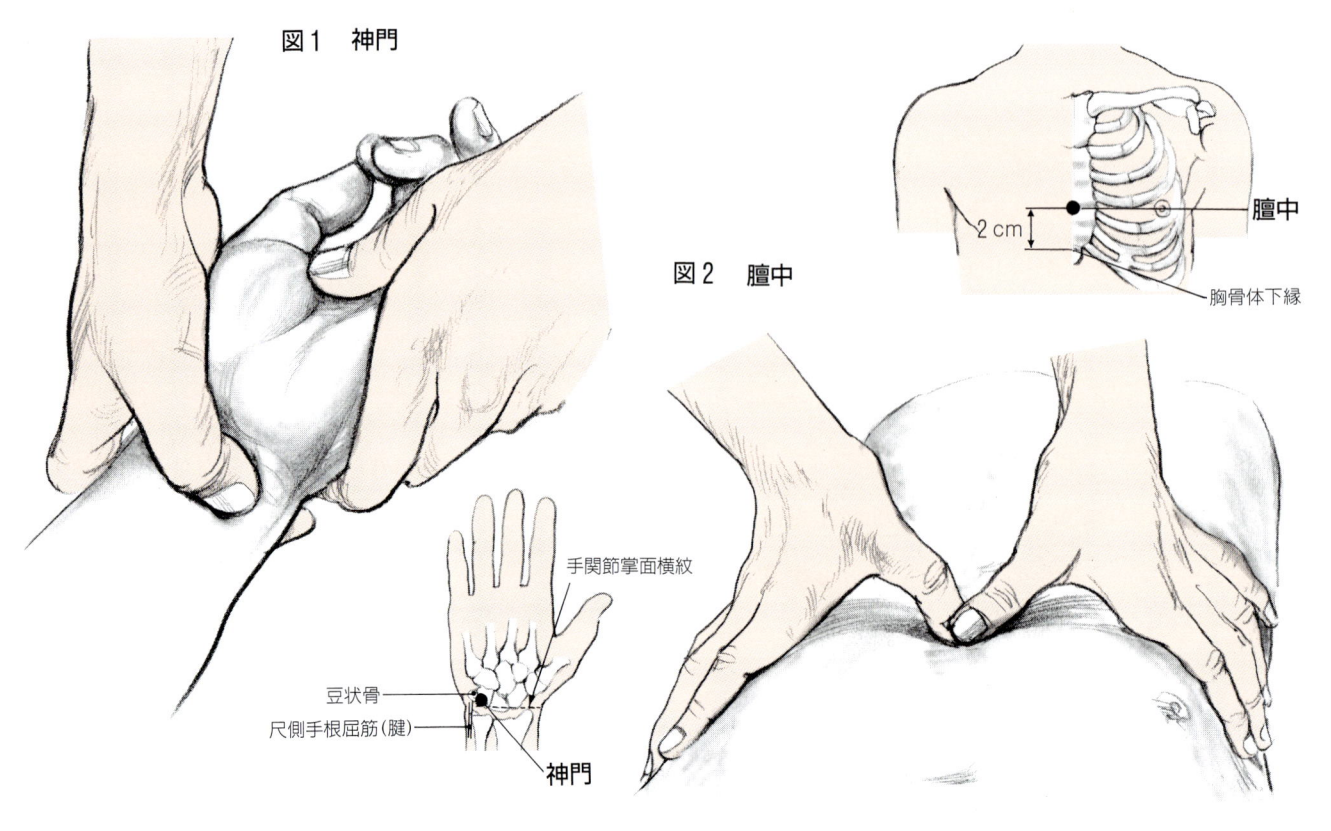

図1　神門

図2　膻中

図3　心兪・厥陰兪

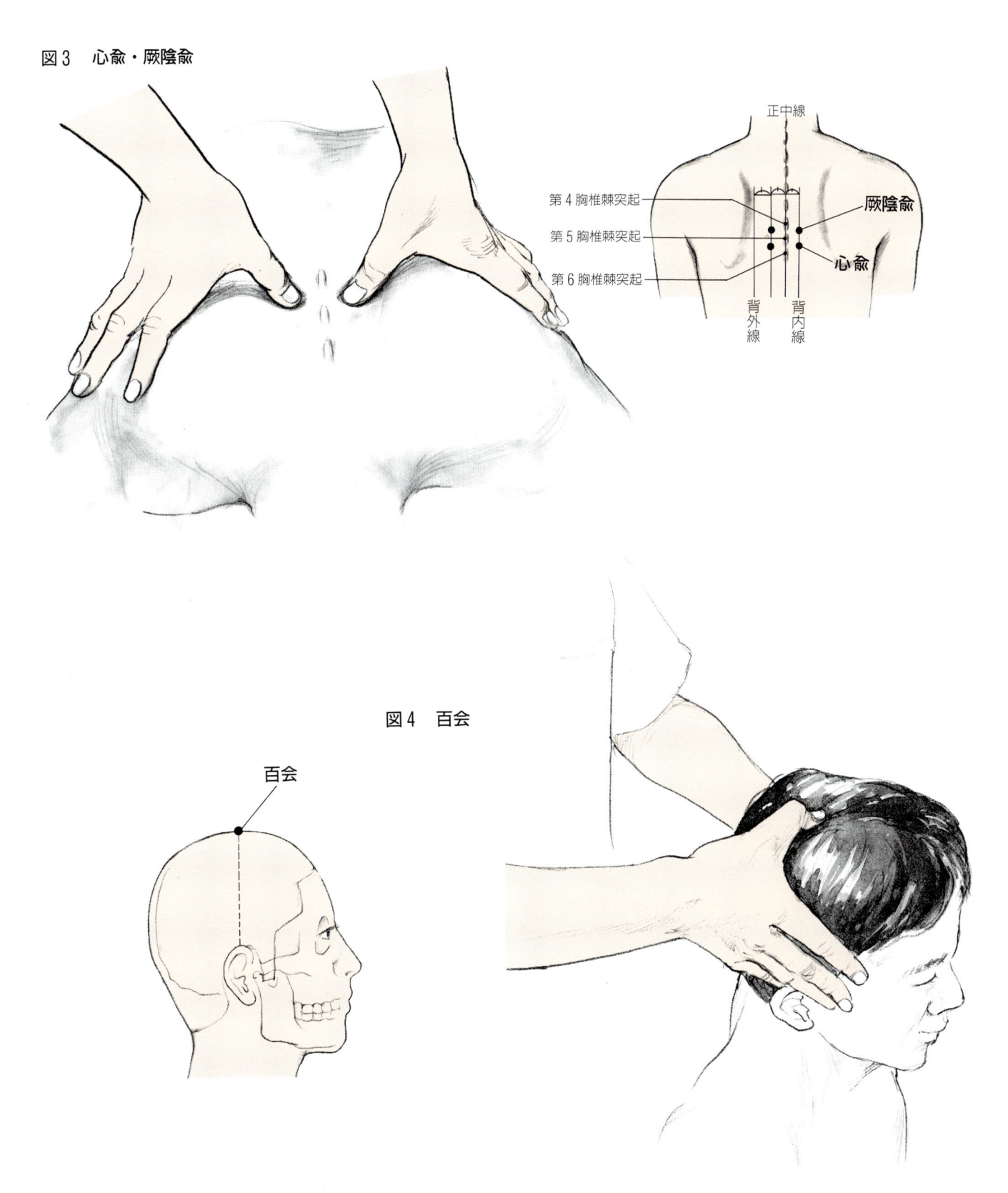

正中線
第4胸椎棘突起
第5胸椎棘突起
第6胸椎棘突起
厥陰兪
心兪
背外線
背内線

図4　百会

百会

JJNブックス〈絵でみる指圧・マッサージ〉●121

手・足のマッサージ

　手や足には重要なツボがたくさんあります．ほんの少しの時間でもマッサージすると，それだけで気分がほぐれるものです．手浴や足浴の際に試みてください．患者さんからとても喜ばれます．

手のマッサージ

- 図1のように患者さんの手掌を両手で軽く開いて，手のひら全体を左右の母指で交互に圧迫，揉捏します．
- 手の甲にも同様に行ないます．
- 指が届けば，重要なツボが多く集まる手関節周囲にも行なってください（図2）．

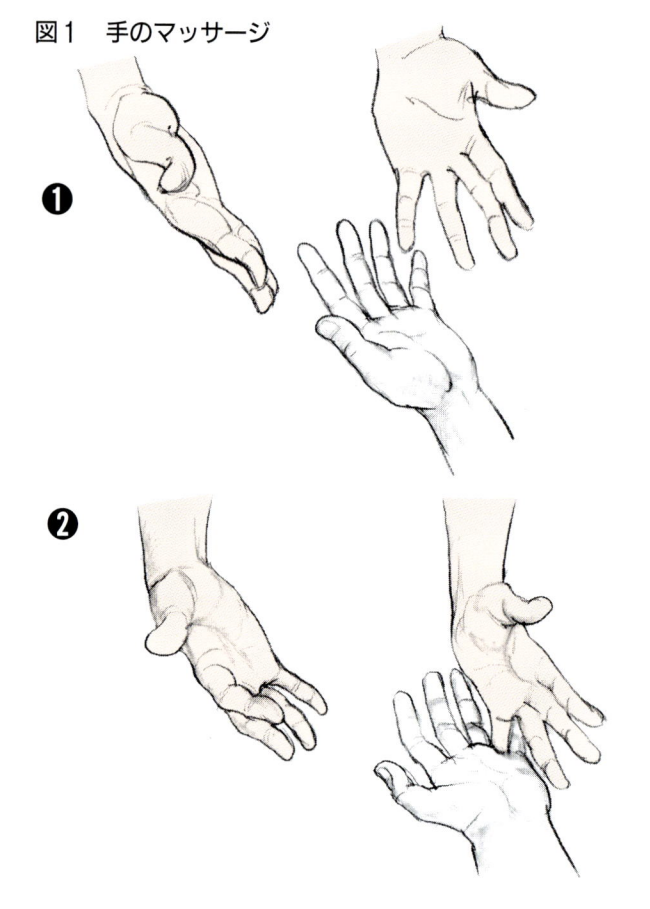

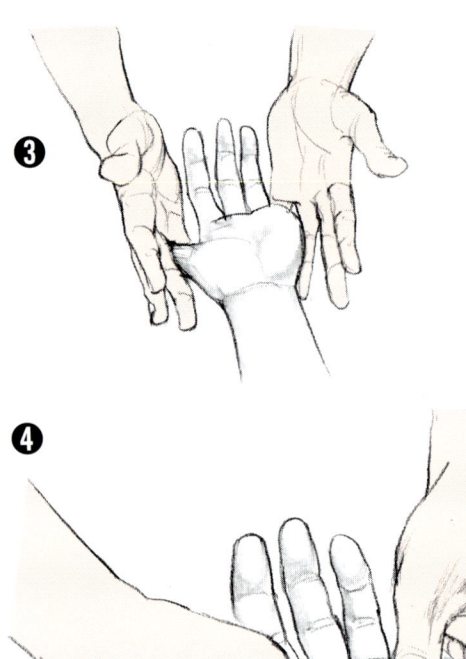

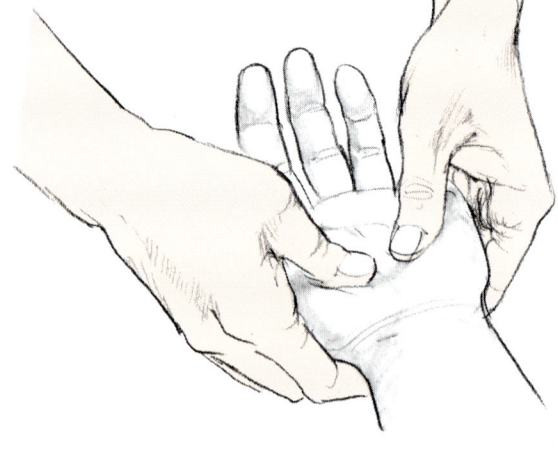

図1　手のマッサージ

❶

❷

❸

❹

図2　手関節周囲にも行なう

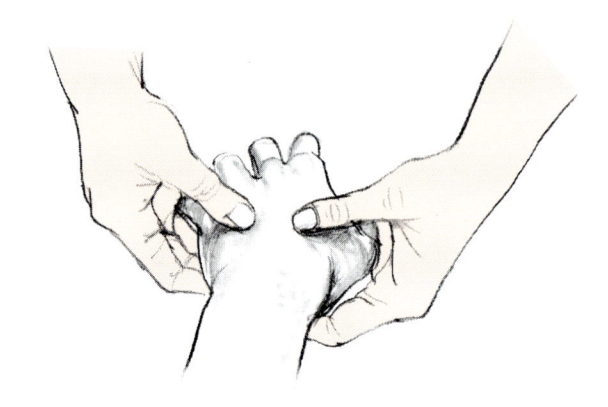

足のマッサージ

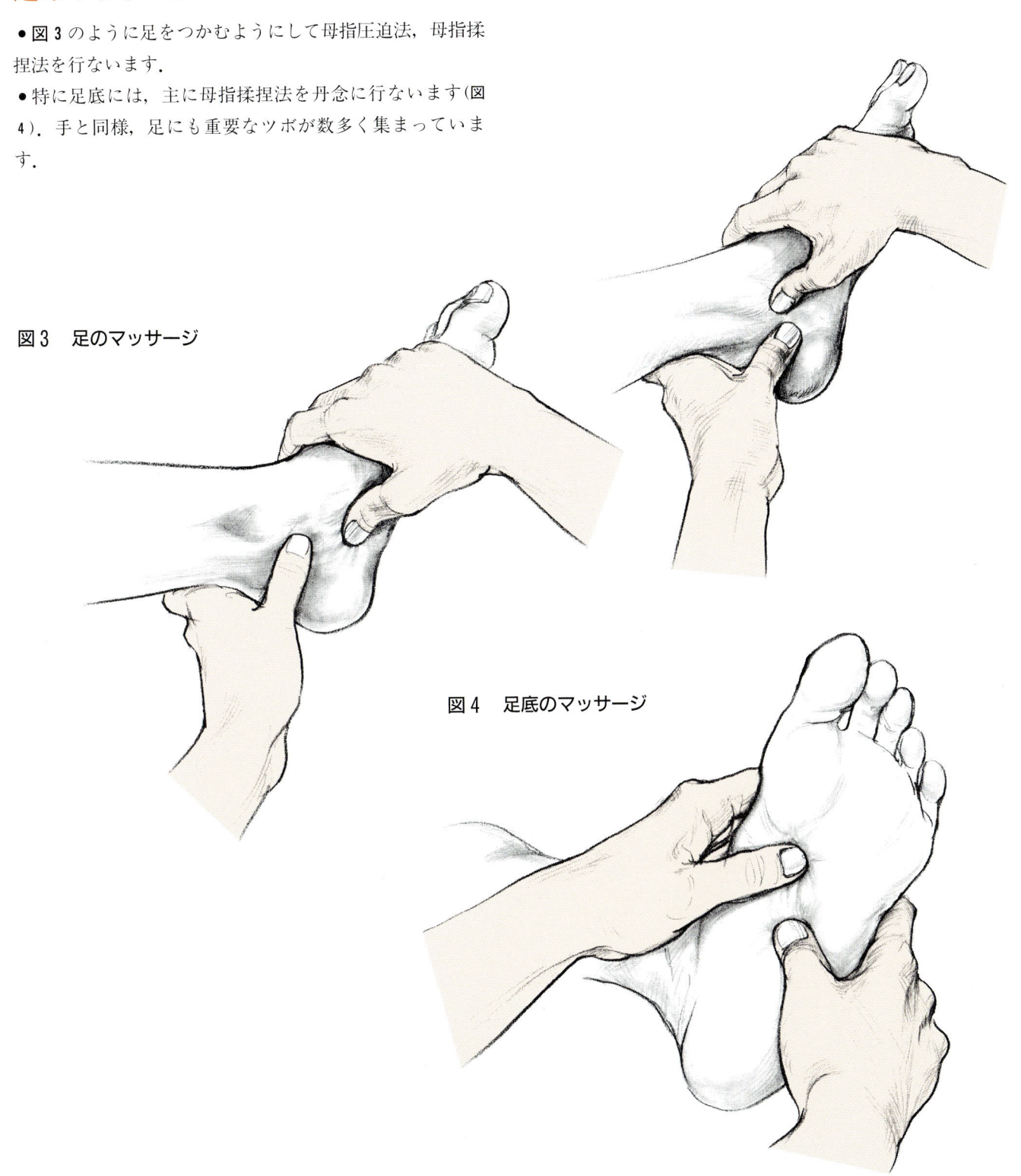

- 図3のように足をつかむようにして母指圧迫法，母指揉捏法を行ないます．
- 特に足底には，主に母指揉捏法を丹念に行ないます(図4)．手と同様，足にも重要なツボが数多く集まっています．

図3　足のマッサージ

図4　足底のマッサージ

小児へのアプローチ

　指圧・マッサージは小児にも応用できます．強い刺激は行なわず，どのような症状でも図1のように軽擦法を主体に行ない，手のマッサージ，足底への揉捏法を併用します．特にツボを意識する必要はありません．大人より時間を短めにするのがコツです．

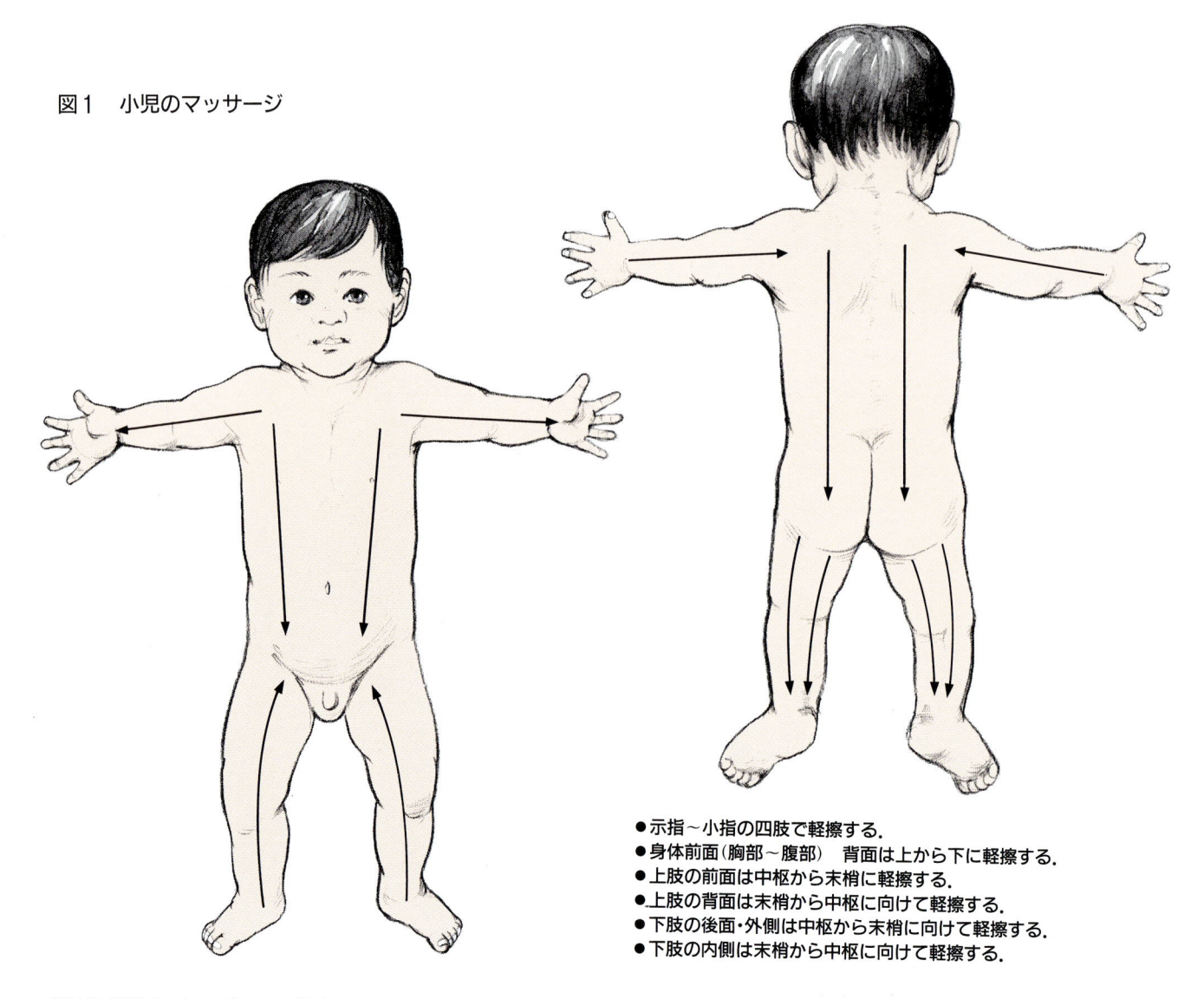

図1　小児のマッサージ

- 示指～小指の四肢で軽擦する．
- 身体前面（胸部～腹部）　背面は上から下に軽擦する．
- 上肢の前面は中枢から末梢に軽擦する．
- 上肢の背面は末梢から中枢に軽擦する．
- 下肢の後面・外側は中枢から末梢に向けて軽擦する．
- 下肢の内側は末梢から中枢に向けて軽擦する．

知っておきたい東洋医学

WHOのコード表：すべてのツボをアルファベットと数字で表示

　ほぼすべてのツボがアルファベットと数字で表記できるようになっています．これは漢字圏以外の国でツボを表示する際に用いられているものです．

　近年欧米など漢字圏以外の国々で東洋医学が普及し，ツボの表示方法が問題になってきました．そこでWHOでは，これらの国の人々に理解できるようにツボをアルファベットと数字でコード化しました．アルファベット部分でツボの所属している経絡（32ページ参照）が，数字部分でそのツボが所属経絡の何番目にあるかを表わしています．

　現在では国際的に漢字，中国語よみ，日本語よみ，コードと4種類の表記が認められています．ツボの名称が覚えられればそれにこしたことはありませんが，無理な場合はこのコードで覚えるのも一法です．

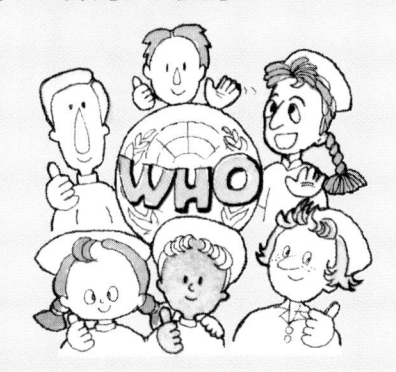

生体は刺激に都合よく反応する—「足三里」が何回もでてくるわけ

　本書の「症状・状態別指圧・マッサージの実際」の項では「足三里」のツボが異なる症状に効果のあるツボとして何回も出てきます．これは一体どういうわけなのでしょうか．他にもそういうツボがいくつか出てきますが，これにはいくつかのわけがあります．

　まず1つはツボがさまざまな作用をもたらすということがあげられます．足三里というツボは，胃腸の調子を整えるツボとして使われますが，一方で鼻のとおりをよくしたり，下肢の疲れを改善したりと多くの効用をもっています．

　このほかのツボも同様で，「百会」というツボは不眠に使われる一方，頭痛や時には痔疾に使われたりします．

　次にツボの刺激が適量であれば，生体は状態に応じて，生体にとって都合よく反応するということがあります．

　例えば胃腸の調子がおかしいときに足三里を刺激すると，生体の異常な部位に働きかけ，その機能が低下している場合は高め，亢進している場合はその機能を抑制します．つまり足三里というツボは，極端にいうと下痢のときも便秘のときも応用可能なのです．足三里というツボが「胃腸の調子を調節する」という表現をすれば理解できるかと思います．

　ツボを応用した指圧・マッサージは副作用が少ないというのは，生体がその刺激に都合よく反応するという特性からきているのです．またこれらの療法が自然でマイルドであるといわれるゆえんでもあるのです．

　足三里のツボは古くから万病に効くツボ，健脚のツボといわれ，あの『奥の細道』を著わした松尾芭蕉も全国を行脚した際に，足三里にお灸をすえながら歩いたといわれています．

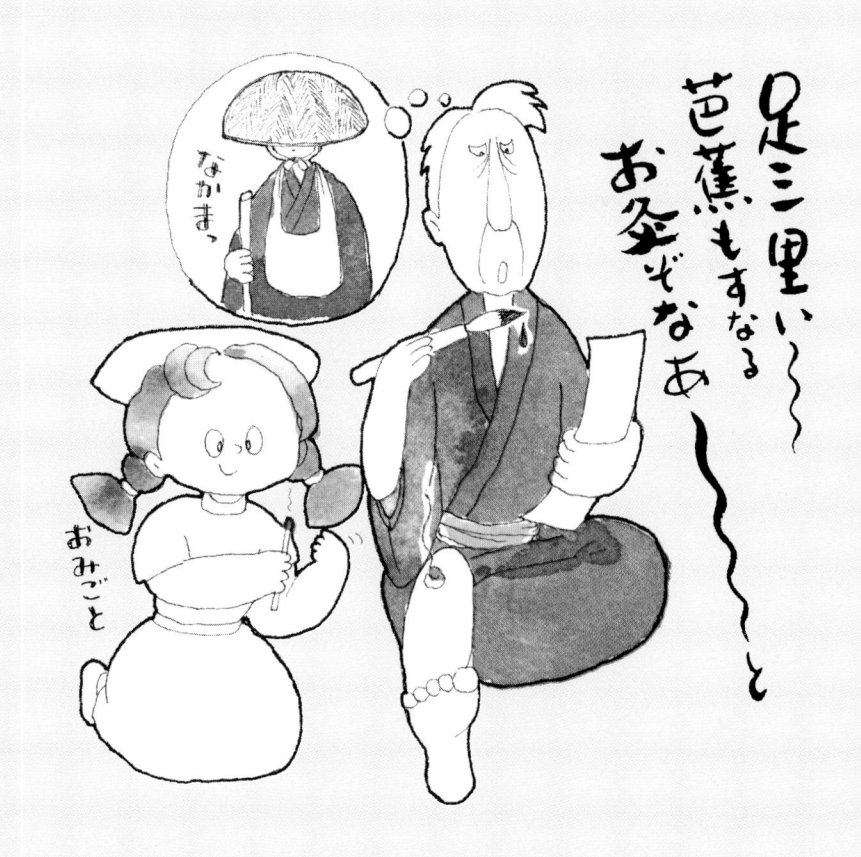

セルフマッサージ

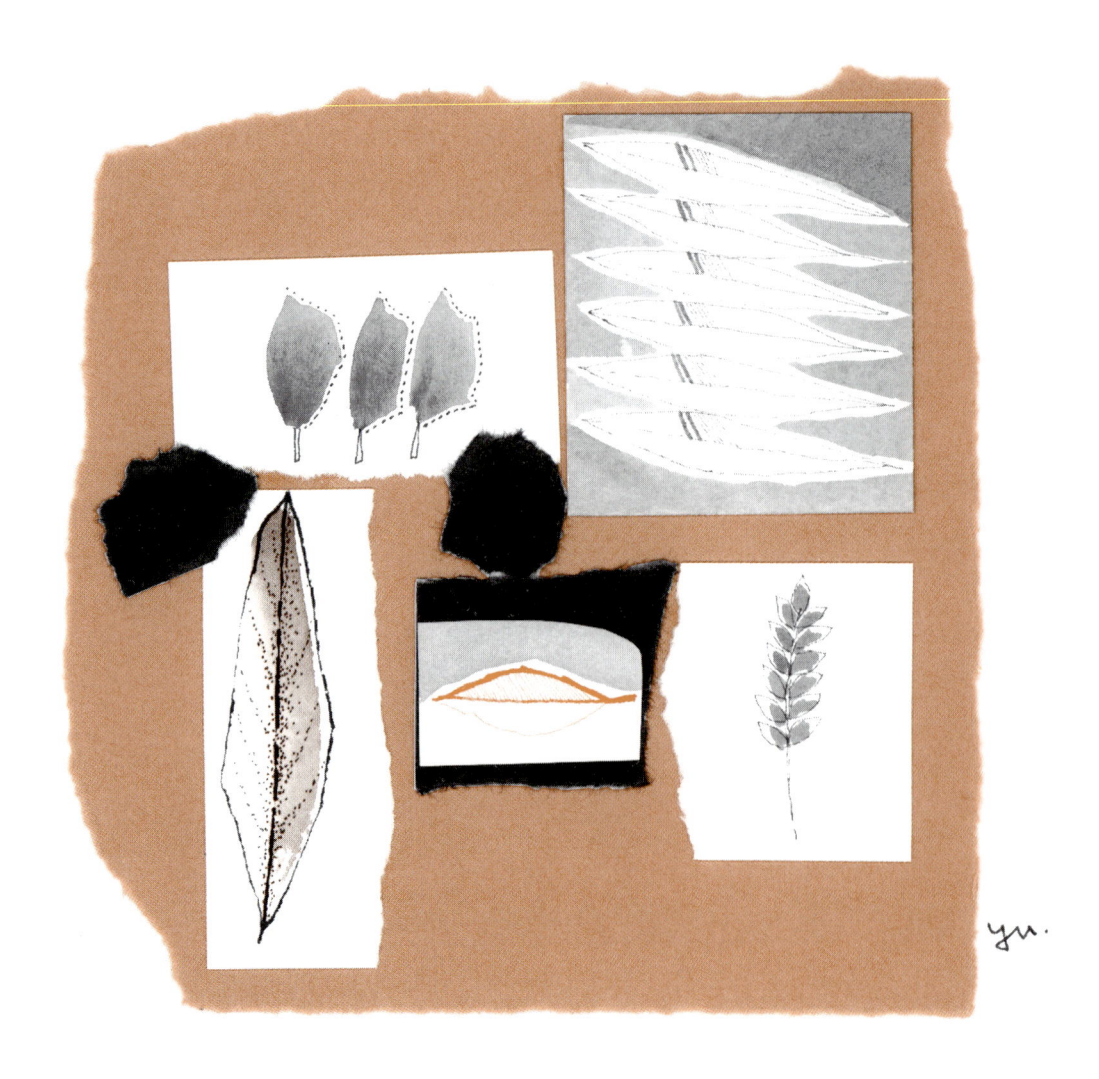

●**この項のみかた**
●正しいツボの位置は，前章「全身の重要なツボと効用」で確認してください．各ツボの後に➤マークで参照ページを示しました．

患者さんが自分で，そして あなた自身のリフレッシュのために

　指圧・マッサージは，そのほとんどが術者（ここでは看護師）が患者に行なうのですが，現実には看護師は忙しく，時間がなくて十分にやってあげられないこともあります．このような場合には，患者自身が自ら行なうマッサージ，セルフマッサージの方法を覚えてもらうとよいでしょう．

　効果的なセルフマッサージは，患者さんに自分自身のツボの位置をしっかりと覚えてもらい，指圧・マッサージの方法をよく理解してもらうことがポイントです．それには，まず皆さん自身が確実に覚え，その上で患者さんに親切，丁寧に教えてあげなければなりません．

　ここでは，患者さんのセルフマッサージと，あなた自身のリフレッシュのためのセルフマッサージのポイントを記しました．

　看護業務は大きな充実感が得られる仕事ですが，精神的にも肉体的にもストレスの多い仕事です．疲れがたまっているのではありませんか．見るからに疲れているようでは，指圧・マッサージはもちろんのこと，よい看護はできないのではないでしょうか．皆さんがハツラツとしていてこそ，よい看護ができるというものです．

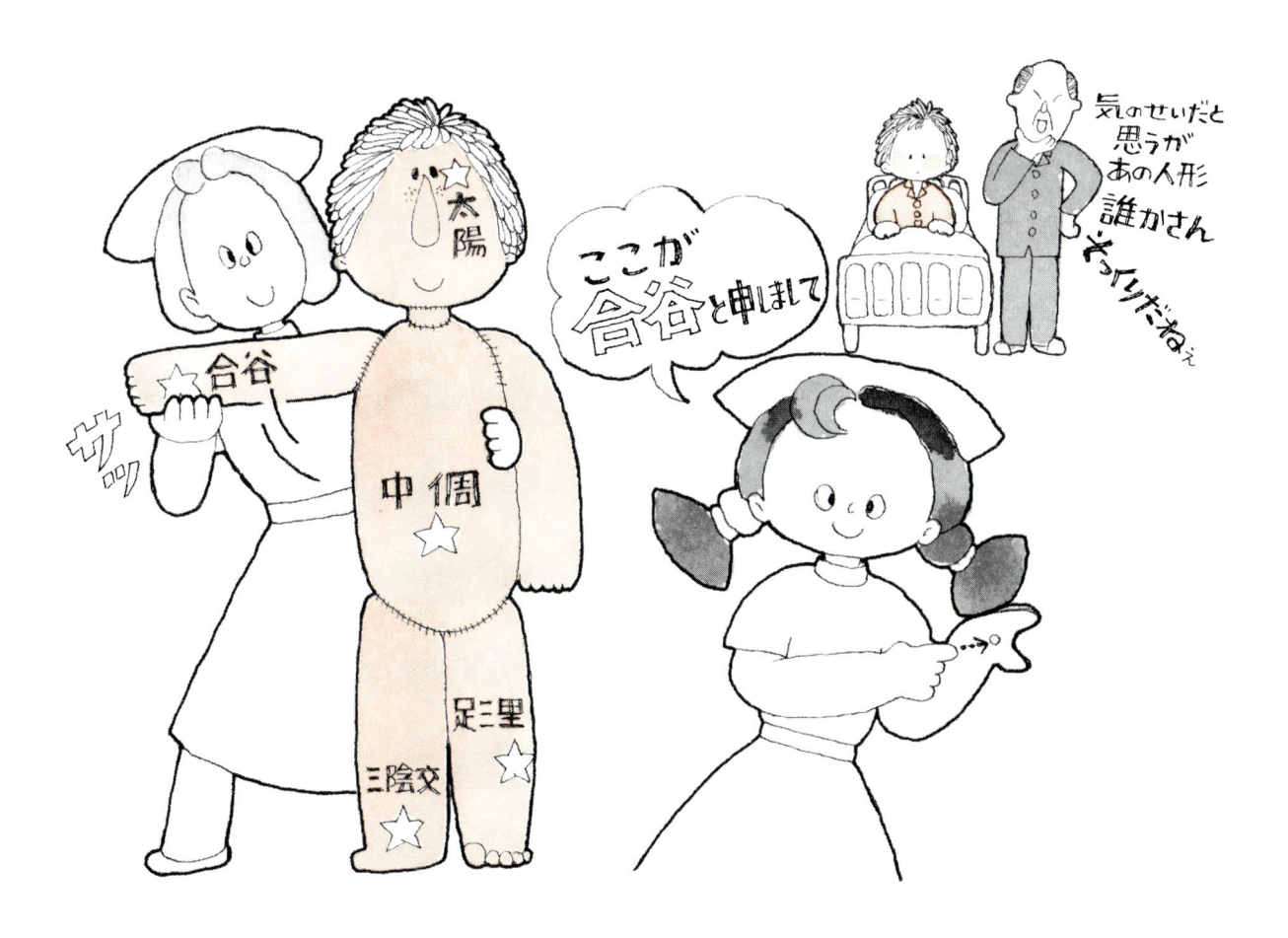

不眠

使用するツボ

- **神門**（しんもん，HT 7，図1，➔41）：手関節掌側の横紋の内端，豆状骨の上際．
- **膻中**（だんちゅう，CV 17，図2，➔54）：胸骨前面の正中，両乳頭間の中央．
- **百会**（ひゃくえ，GV 20，図3，➔46）：頭頂部正中線と耳介の最高部を結んだ線の交点．

手技およびポイント

- 自宅と環境の異なる入院生活では，不眠はしばしば出現します．不眠による夜間の孤独感から症状が日中よりも強く感じられることにもなります．
- 仰臥位で行ないます．母指または示指で各ツボを圧迫法もしくは揉捏法を用いて指圧します．
- 時間は全体を通して10分前後行ないます．
- 精神安定剤や睡眠剤を服用している患者さんに，服薬前に試みてもらうとよいでしょう．

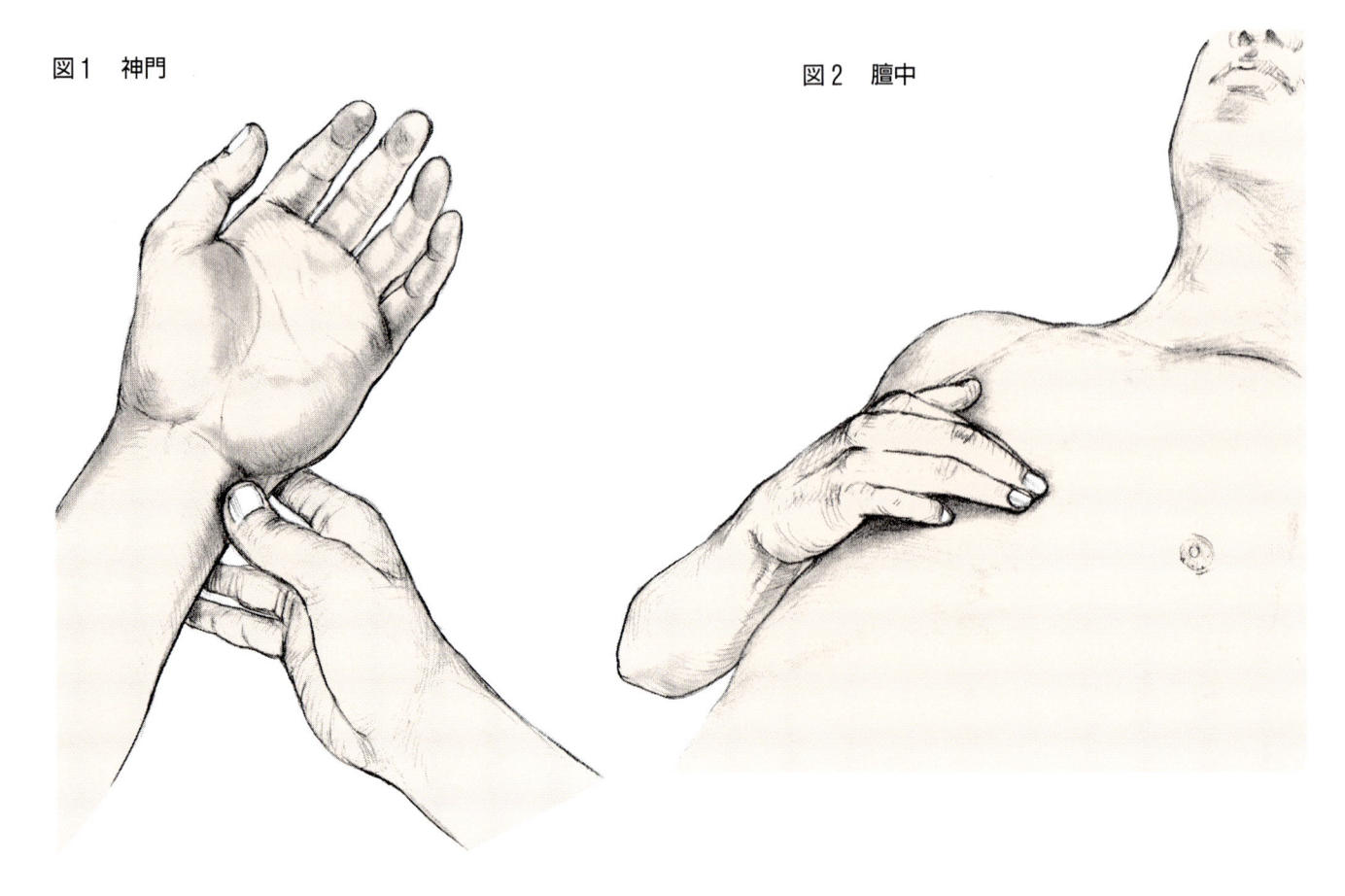

図1　神門

図2　膻中

図3　百会

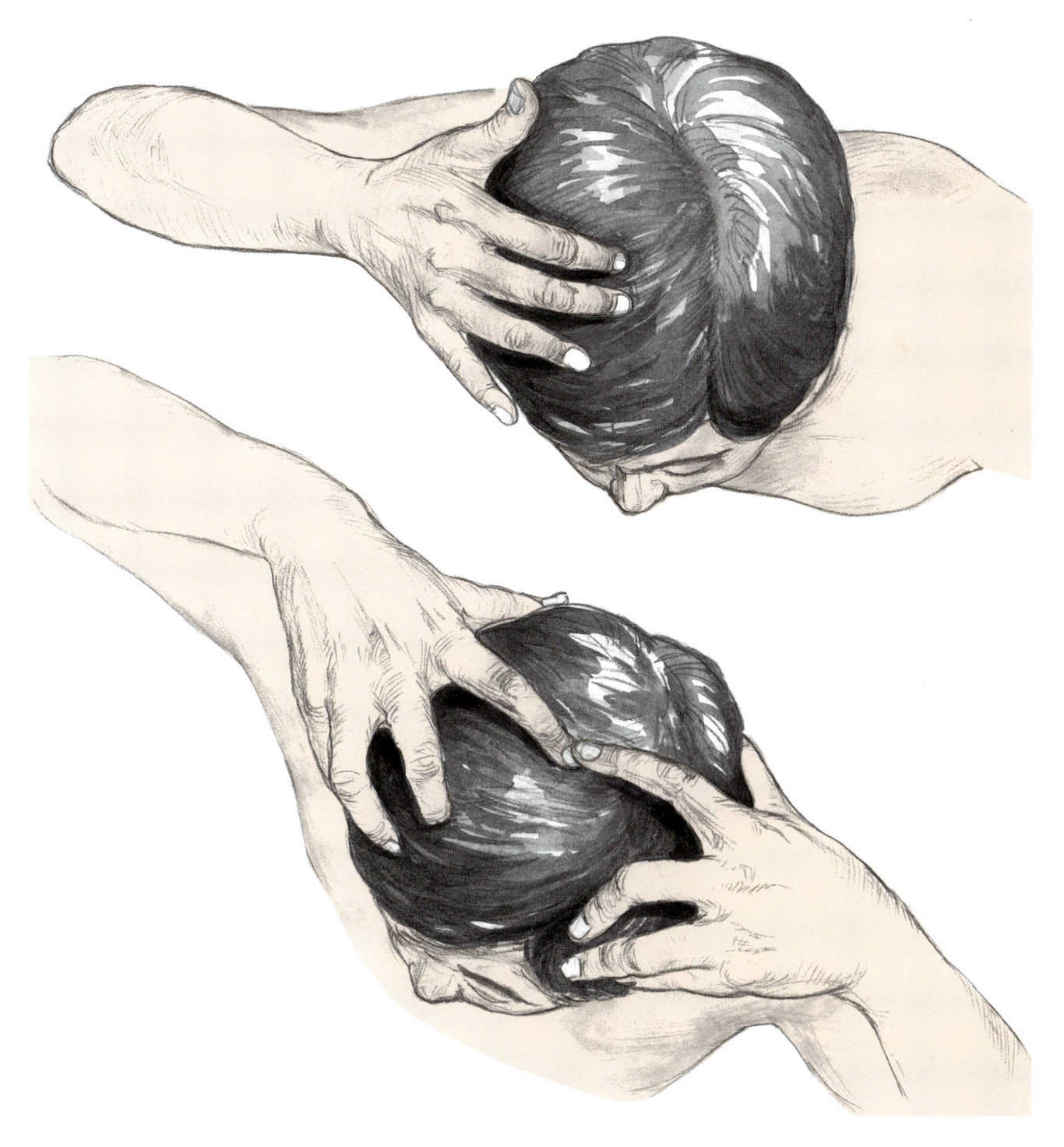

便秘

使用するツボ

- **便秘点**(べんぴてん,図1):臍から1横指左外側でそこから3横指下のところ.このツボは左側のみです.
- **足三里**(あしさんり,ST 36,図2,➡58):脛骨の前縁を指腹でさすっていくと指の止まるところがある.そこから外側へ2cmのところ.

手技およびポイント

- 常習便秘のケースはもちろん,入院による環境の変化により便秘が出現したケースにも軽いうちからこれらの方法を指導しておくことが肝要です.
- まず腹部全体を時計回りにゆっくりと軽擦法と揉捏法を行ないます.あまり強くせず,心地よい程度に行ないます.強くやれば効くということではありませんので,この点はよく理解してもらっておいてください(図3).
- 次に各ツボに母指または示指で圧迫法もしくは揉捏法を用いて指圧します(図2,3).このほか側臥位で仙骨部全体を軽くソフトに揉捏しても効果的です(図4).これらの方法は主に就寝前,起床前に行ないますが,排便時に行なっても効果的です.

図1 便秘点

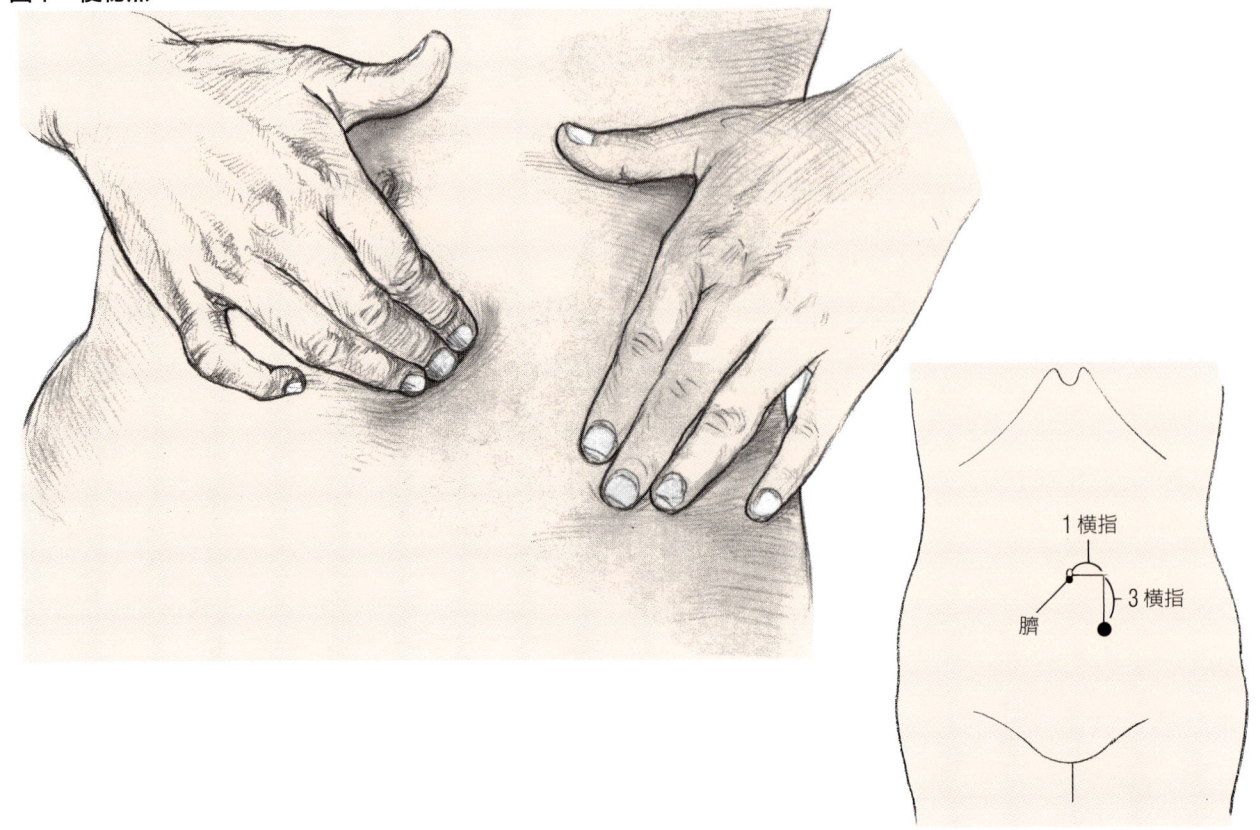

図2　足三里

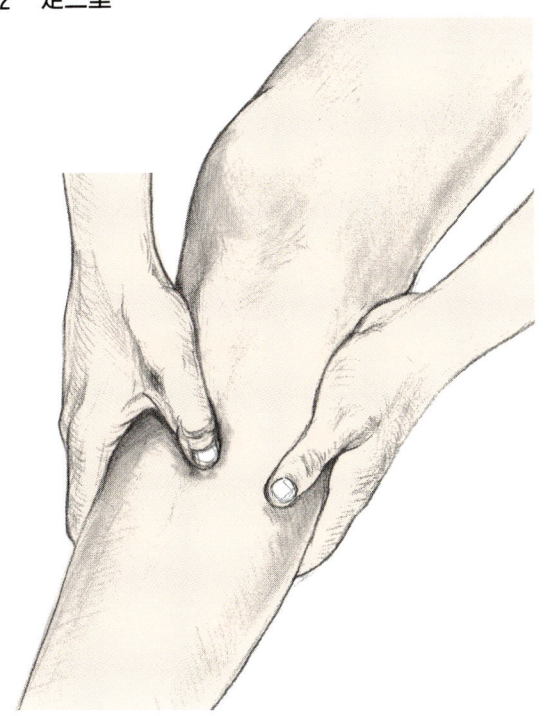

図4　仙骨部の揉捏

この部をソフトに揉捏する

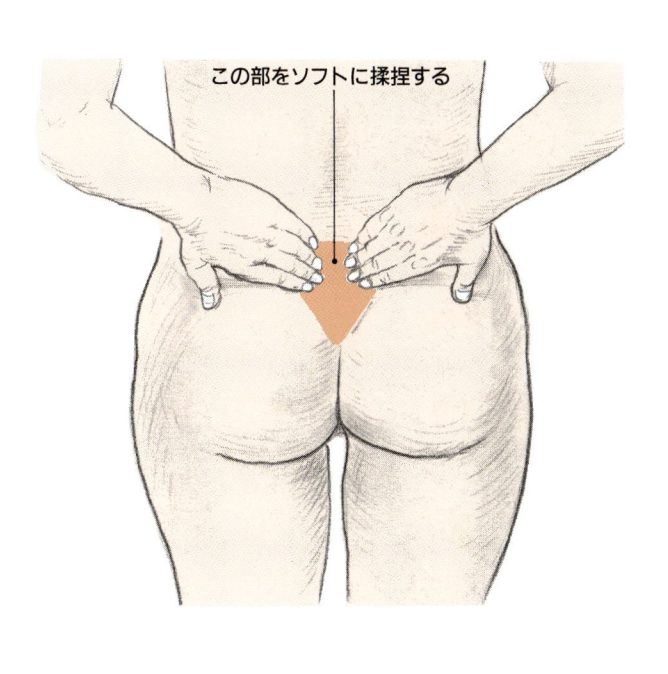

図3　腹部揉捏

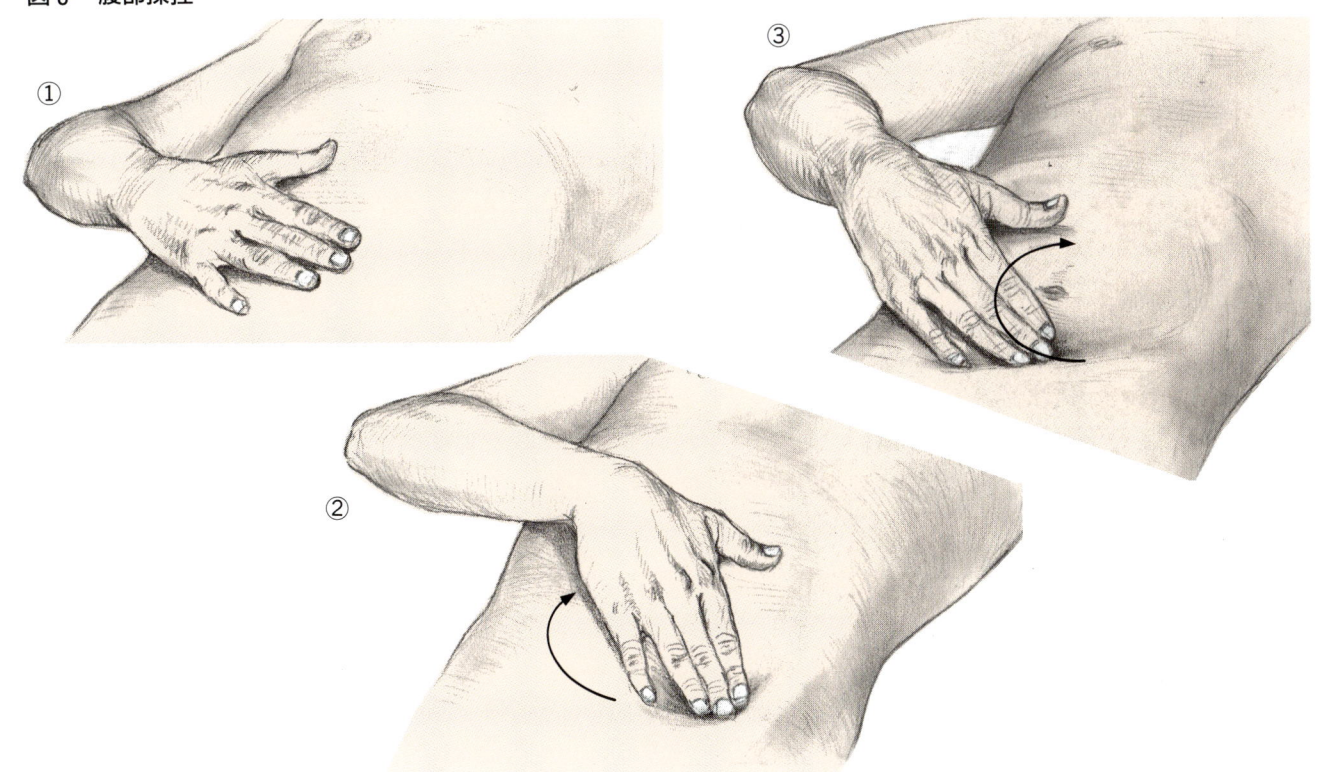

①

②

③

JJNブックス〈絵でみる指圧・マッサージ〉●131

足腰の倦怠感

使用するツボ

- 湧泉（ゆうせん，KI 1，図1，➔60）：足の裏で足の指を屈して最も凹むところ．
- 崑崙（こんろん，BL 60，図2，➔60）：外踝の一番高いところとアキレス腱の間のところ．外踝に向けて押すとよい．
- 解谿（かいけい，ST 41，図3，➔58）：足関節背面で外踝と内踝の中間，腱の間のところ．
- 太谿（たいけい，KI 3，図4，➔59）：内踝後縁とアキレス腱の間，少し内踝寄りのところ．
- 足三里（あしさんり，ST 36，図5，➔58）：脛骨の前縁を指腹でさすっていくと指の止まるところがある．そこから外側へ2cmのところ．
- 三陰交（さんいんこう，SP 6，図6，➔59）：内踝の上4横指で，脛骨後縁から1cm．
- 承山（しょうざん，BL 57，図7，➔60）：外踝の高さと膝窩の中間点より2cmばかり下，腓腹筋の下で「人」の字ができる中央の凹みのところ．
- 腎兪（じんゆ，BL 23，➔52）：第2，3腰椎局突起間の外方2横指のところ．
- 志室（ししつ，BL 52，➔52）：腎兪の外側2横指のところ．臍に向けて指で押すと圧痛がある．

手技およびポイント

- 安静臥床が多い患者さんには足腰の倦怠感がよく認められます．また，足腰の倦怠感があると行動が消極的にな

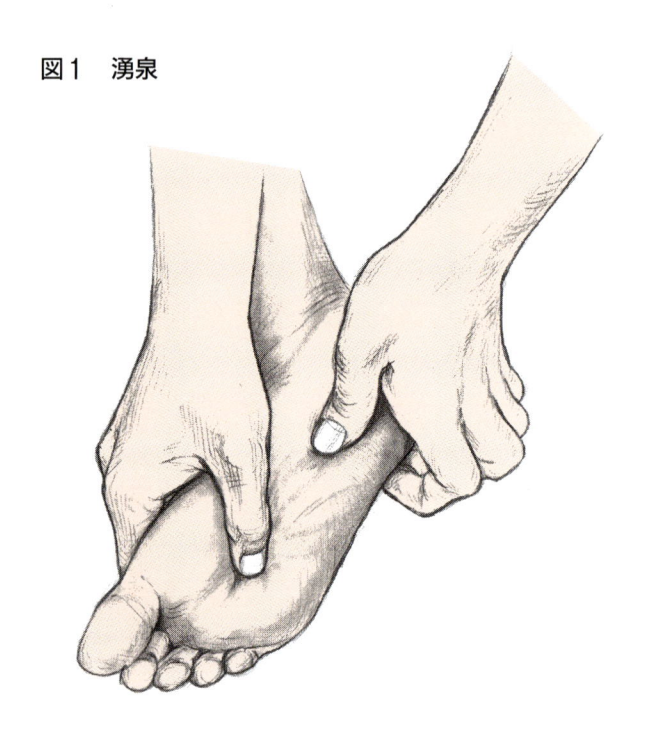

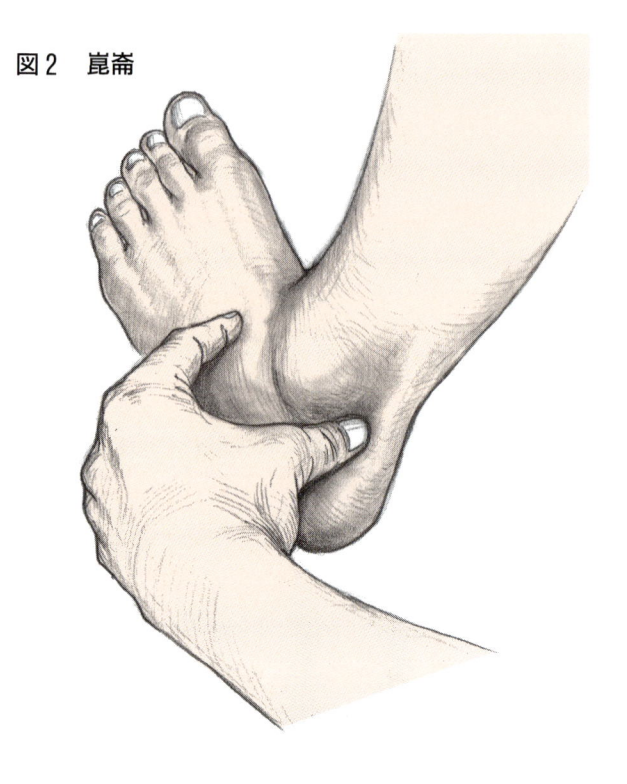

図1　湧泉

図2　崑崙

り，ひどい場合は ADL の低下にもつながります．特に高齢者の寝たきりを防ぐ意味でも普段から次のようなセルフマッサージを勧め，足腰の倦怠感を解消しておくことが必要です．
- 足腰の倦怠感があると行動が消極的になるのは看護婦さんも同様です．病室とナースセンターの往復など歩くことの多い皆さんの足腰もリフレッシュしましょう．
- 各ツボに揉捏法，圧迫法を行ないます．
- 腰部の疲れがひどい人は，腰部の腎兪，志室のツボはもちろん湧泉，承山，崑崙を重点的に行ないます．
- ふくらはぎと大腿部を順にわしづかみするようにしてマッサージするのも効果があります（図8）．
- また殿部の凹んだところを四指揉捏するのも効果的です（図9）．
- 歩き過ぎによる疲れが顕著な場合には，湧泉，解谿，承山，足三里のツボに重点をおきましょう．

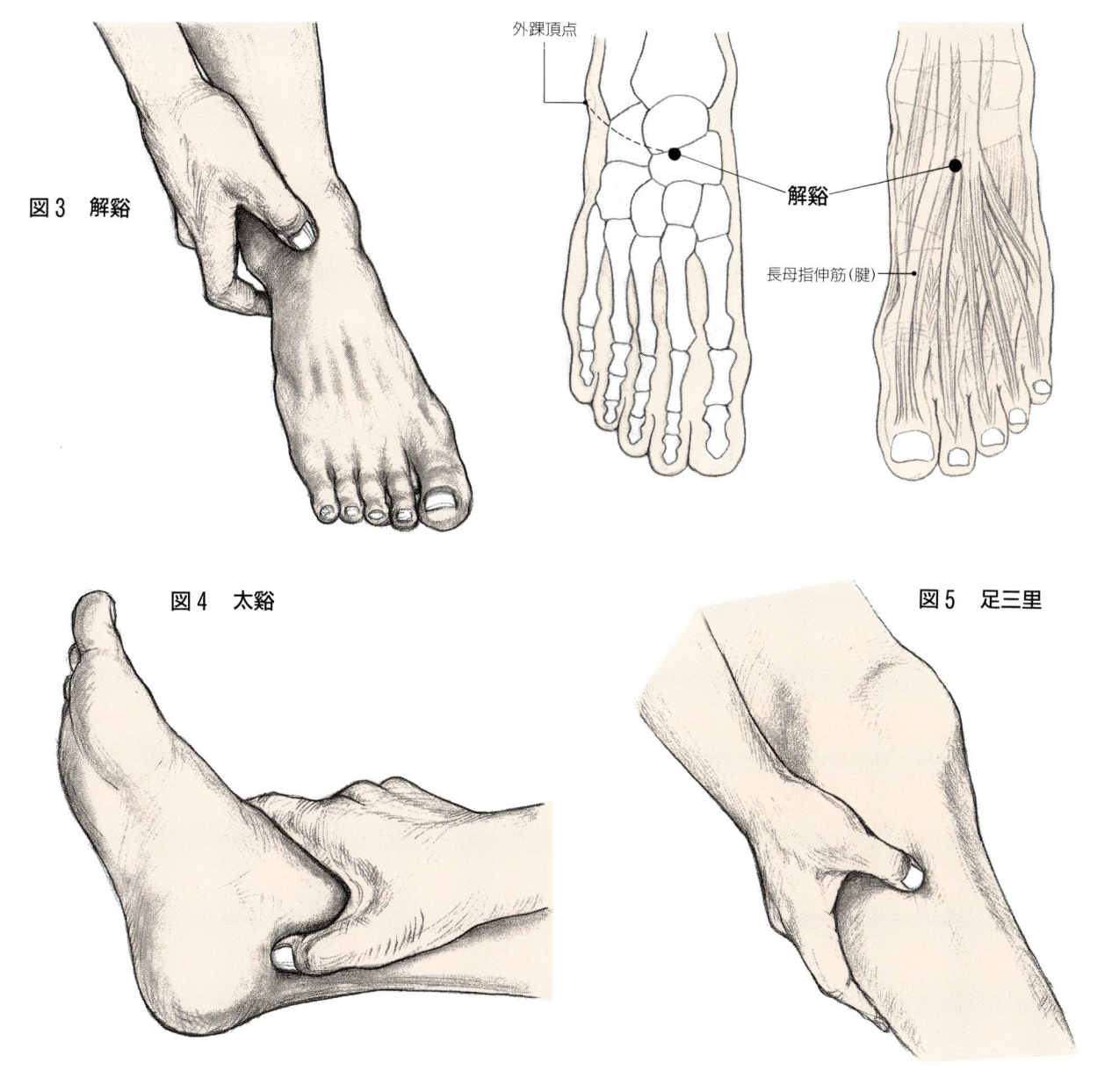

図3　解谿

外踝頂点

解谿

長母指伸筋（腱）

図4　太谿

図5　足三里

セルフマッサージ ●足腰の倦怠感

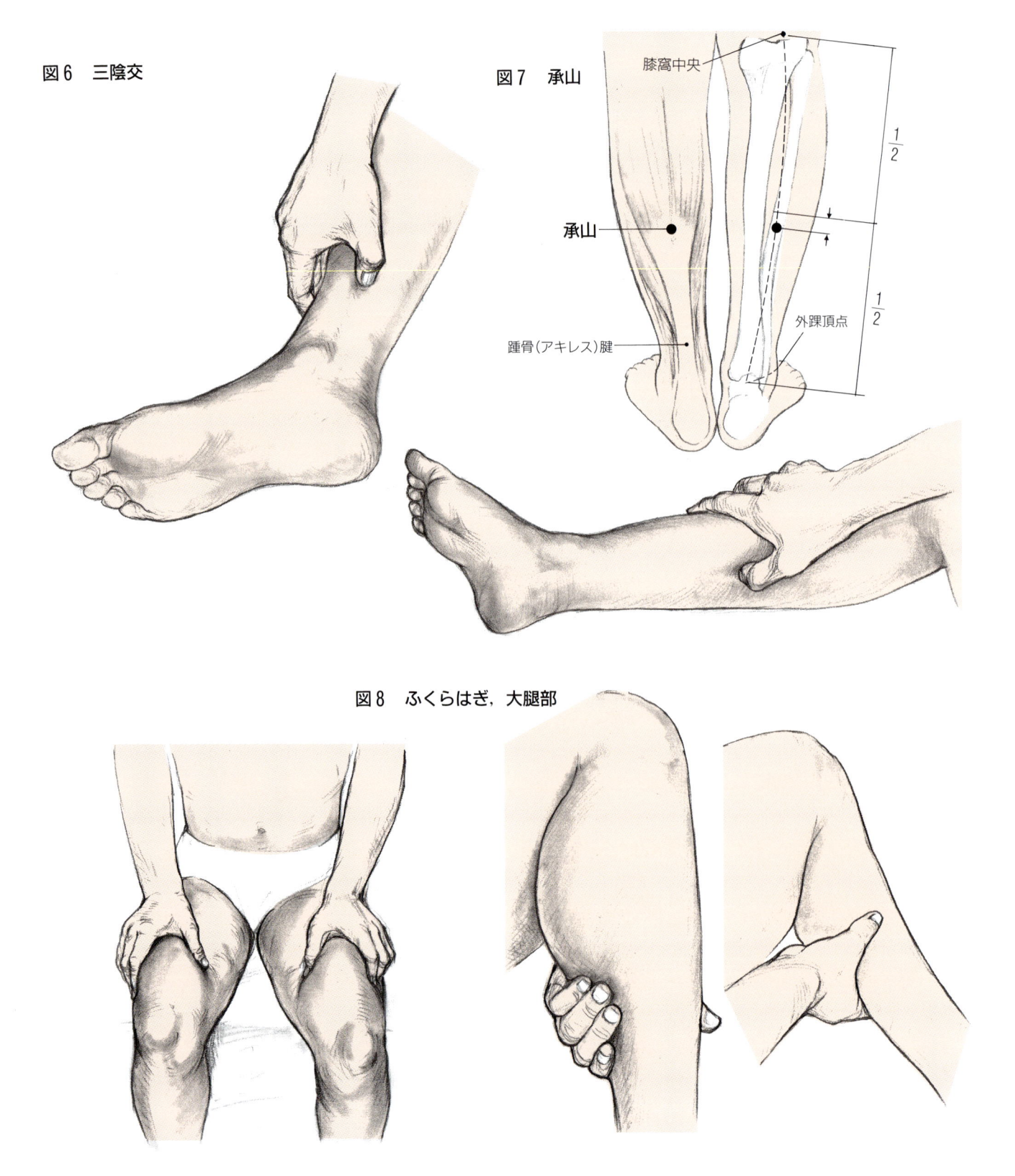

図6　三陰交

図7　承山

膝窩中央
承山
踵骨（アキレス）腱
外踝頂点
$\frac{1}{2}$
$\frac{1}{2}$

図8　ふくらはぎ，大腿部

図9　殿部，凹部の四指揉捏

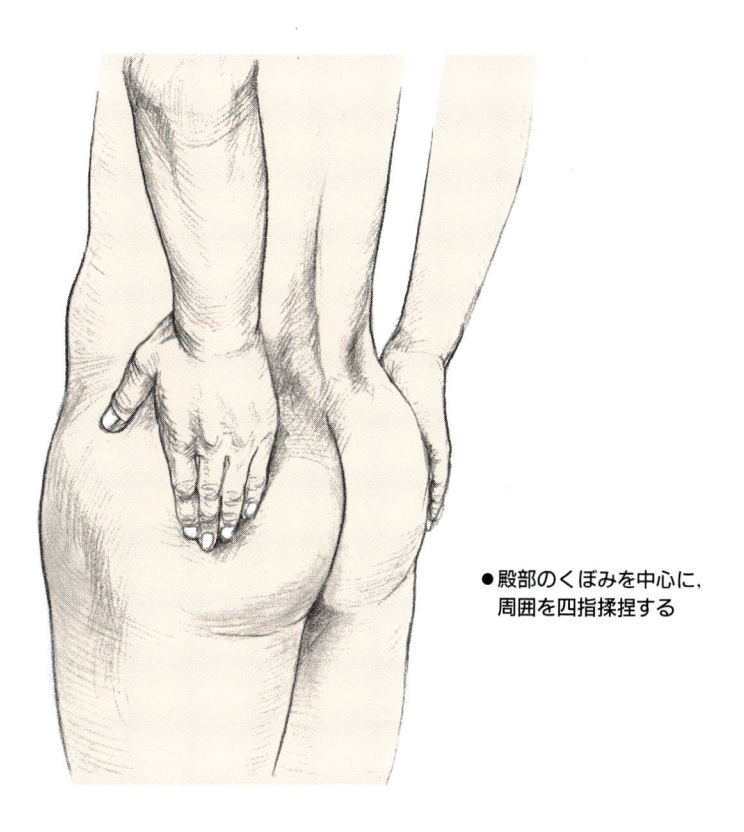

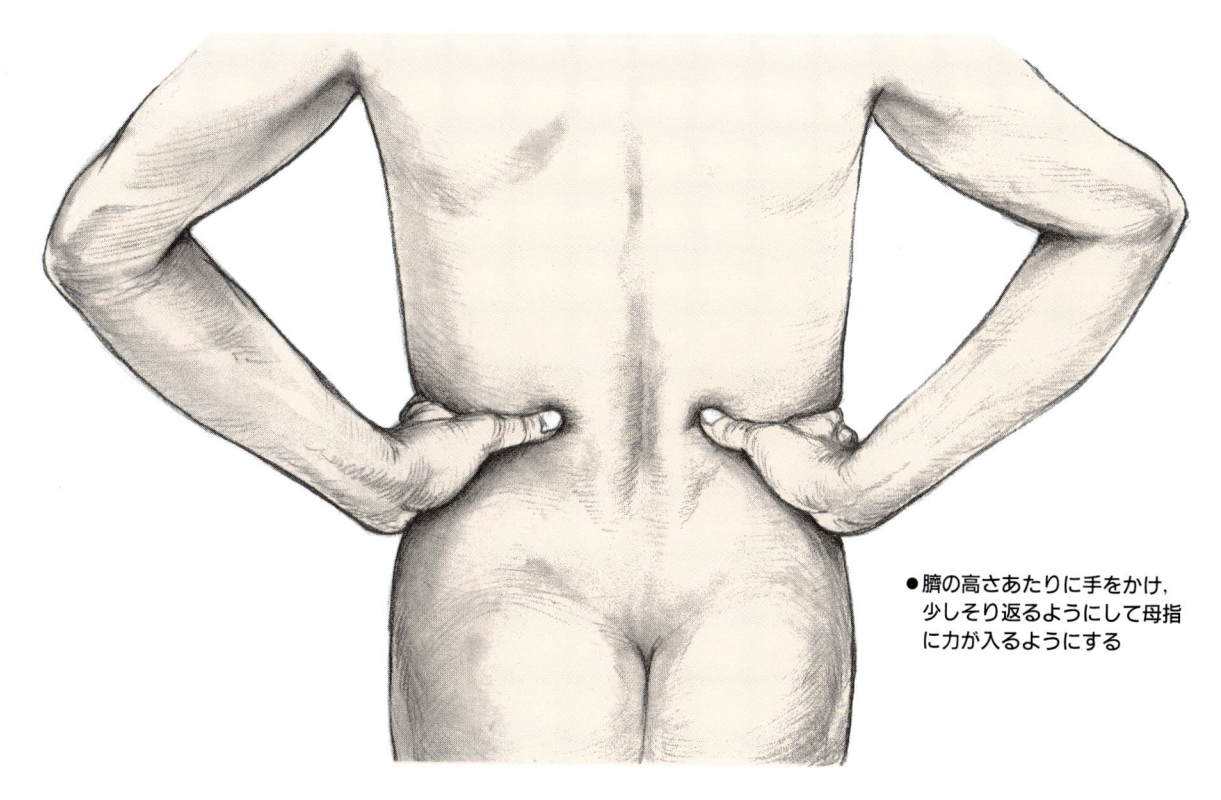

● 殿部のくぼみを中心に，周囲を四指揉捏する

● 臍の高さあたりに手をかけ，少しそり返るようにして母指に力が入るようにする

肩の凝り

使用するツボ

- **天柱**(てんちゅう,BL 10,図1,➔46):後頭骨下端の凹みから2 cm下の外側2 cmのところ.指でもむように圧迫すると頭にひびく.
- **風池**(ふうち,GB 20,図2):後頭部正中線上の後頭骨下端の凹みから4 cmほど外側のところ.下から上へ圧迫すると頭の中にひびく.
- **肩井**(けんせい,GB 21,図3,➔48):第7頸椎棘突起と肩峰外端の中間の点,肩の稜線上.
- **肩中兪**(けんちゅうゆ,SI 15,➔48):第7頸椎棘突起と第1胸椎棘突起の間の外側3横指のところ.
- **中府**(ちゅうふ,LU 1,図4,➔54):前胸部鎖骨外端の陥凹の下2 cmのところ.

手技およびポイント

- 健康な人でも多くの人が自覚する症状です.ひどくなると頭痛,めまい,吐き気などの引き金になる場合もあります.軽いうちから凝りをほぐしておくことが大切です.
- 中府のツボには,鎖骨の下に反対側の4本の指を当て四指揉捏を行ないます(図4).
- 天柱と風池のツボには親指を当て,他の4本の指で頭をつかむようにして力を入れ,圧迫法,揉捏法を行ないます(図1, 2).
- 肩井,肩中兪のツボは,反対側の示指,もしくは示指から環指までの3指を用いて圧迫,もしくは揉捏します(図3).
- その他,側頸部を示指から環指までの3指を用いて軽く揉捏します(図5).
- また上腕部を上から順につかむようにしてマッサージするのも効果があります(図6).
- 時間は全体で10分程度です.

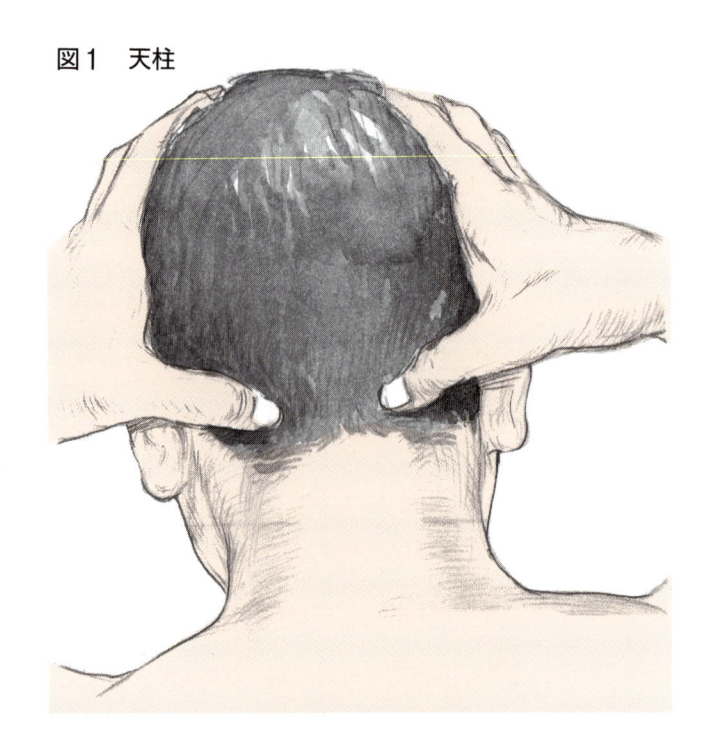

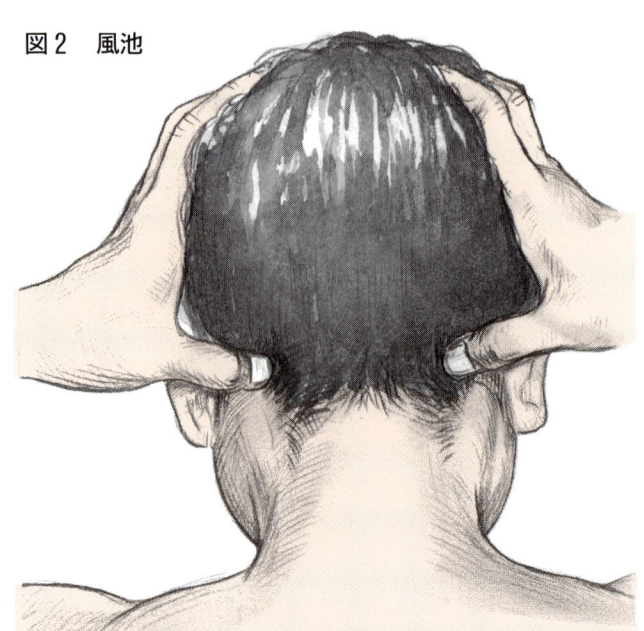

図1 天柱

図2 風池

● 親指をツボに当て,他の4本の指で頭をつかむようにして力を入れる

図3　肩井

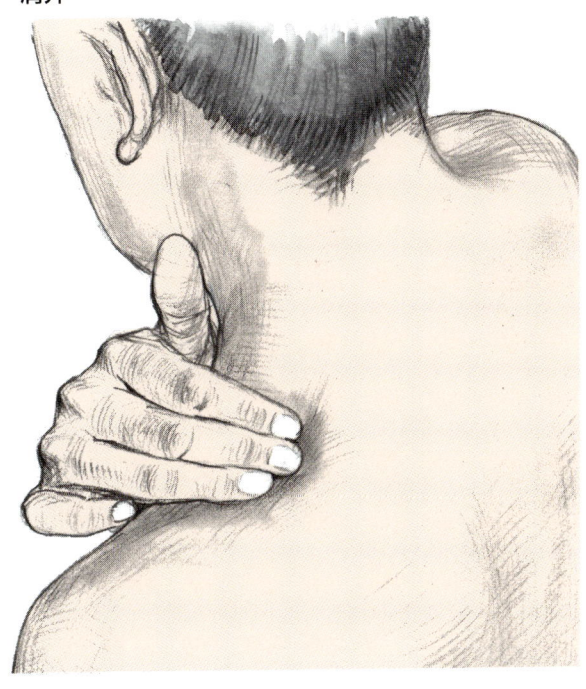

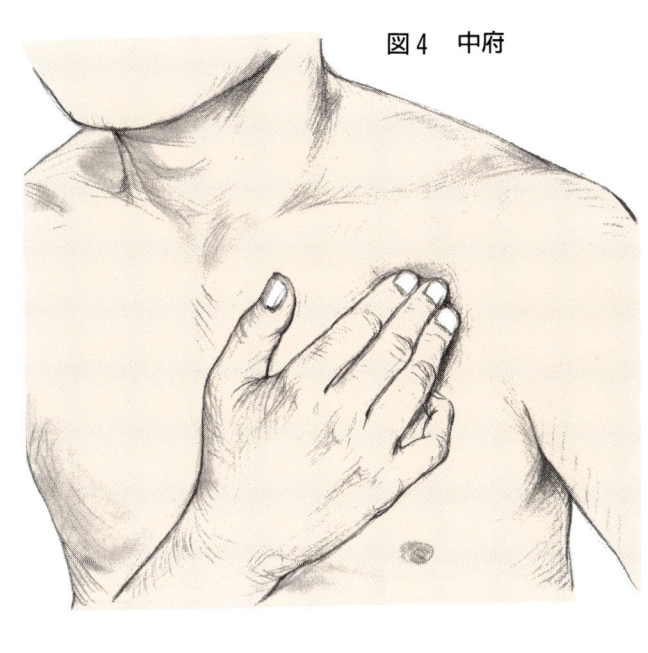

図4　中府

図5　3指による側頸部の揉捏

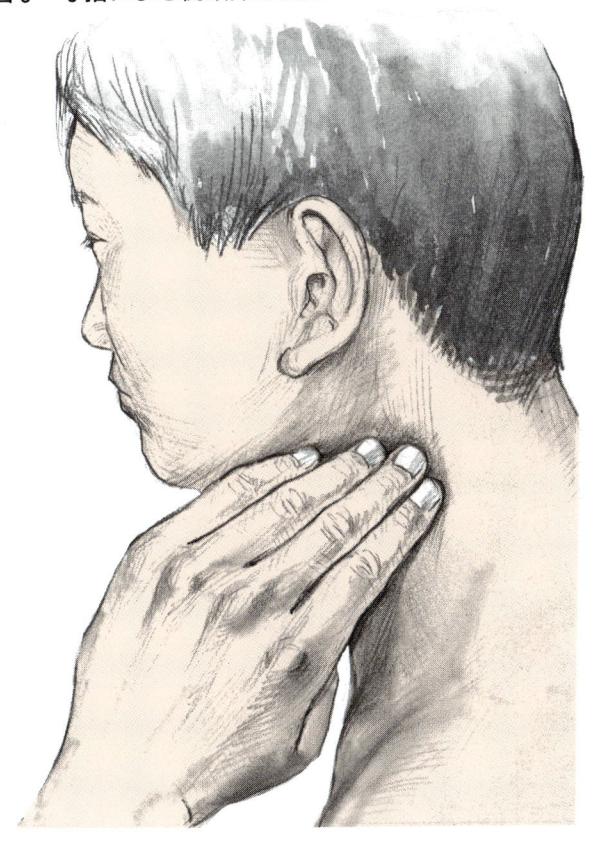

図6　上腕部を上から順につかむようにマッサージする

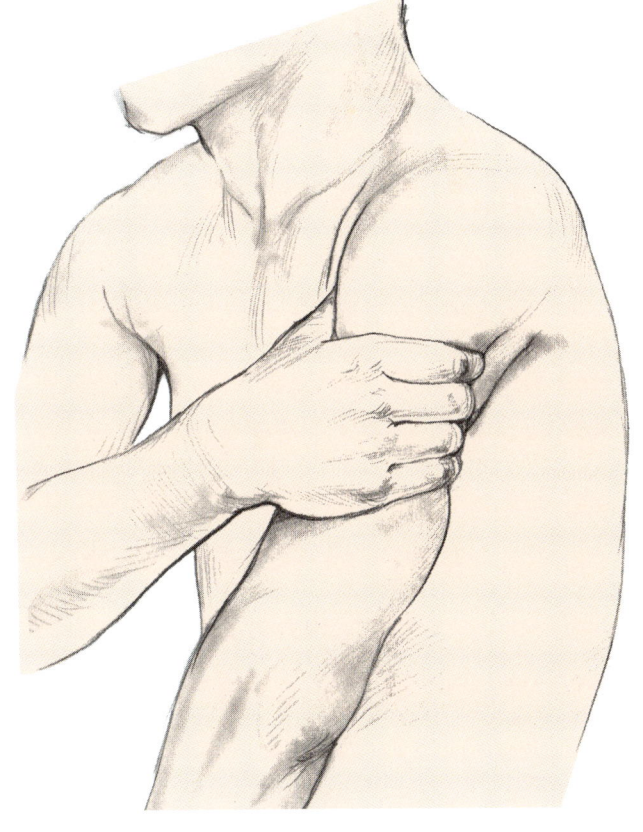

目の疲れ

使用するツボ

- **攢竹**（さんちく，BL 2，図1，2，➔44）：眉毛の内端．
- **絲竹空**（しちくくう，TE 23，図3，4，➔44）：眉毛の外端．
- **睛明**（せいめい，BL 1，図5，6，➔44）：内眼角のわずか内側のところ．
- **四白**（しはく，ST 2，図7，8，➔44）：瞳孔の直下で眼窩下縁の下1 cmのところ．
- **風池**（ふうち，GB 20，図9）：後頭部正中線上の後頭骨下端の凹みから4 cmほど外側のところ．下から上へ圧迫すると頭に響く．
- **太陽**（たいよう，Ex-HN 5，図10，➔44）：眉毛の外端の後2 cmのところ．
- **合谷**（ごうこく，LI 4，図11）：第1中手骨と第2中手骨の間で，中手骨底直下の第2中手骨側のところ．

手技およびポイント

- 眼が疲れたと感じたら，ほとんどの人は眼頭や眼の周りを無意識のうちに押さえています．眼はとても疲れやすく，ほっておくと肩凝りや頭重感にもつながります．また眼が疲れると集中力が低下してきます．
- 看護師の場合，特に夜勤中であれば眠気にもつながります．このマッサージを行なって，目と頭をすっきりさせましょう．
- 母指または示指を用い，各ツボに圧迫法もしくは揉捏法を行ないます．左右同時に行ないます．
- 合谷のツボは母指を当て，図11のように手をつかむようにして圧迫もしくは揉捏します．

図1　攢竹（1）：示指による圧迫・揉捏

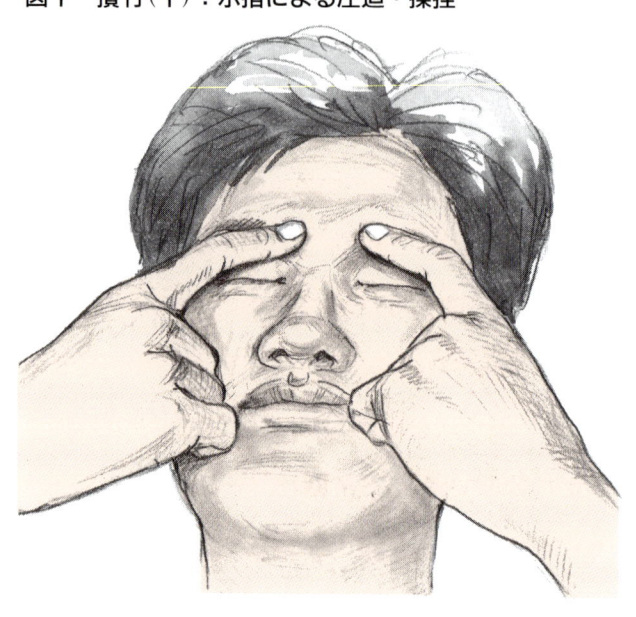

図2　攢竹（2）：母指による圧迫・揉捏

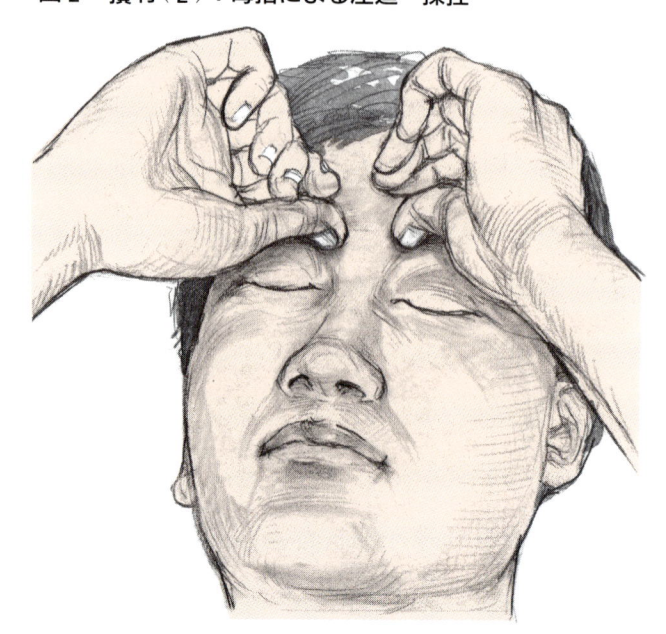

図3　絲竹空（1）：母指による圧迫・揉捏

図4　絲竹空（2）：示指による圧迫・揉捏

図5　睛明（1）：母指による圧迫・揉捏

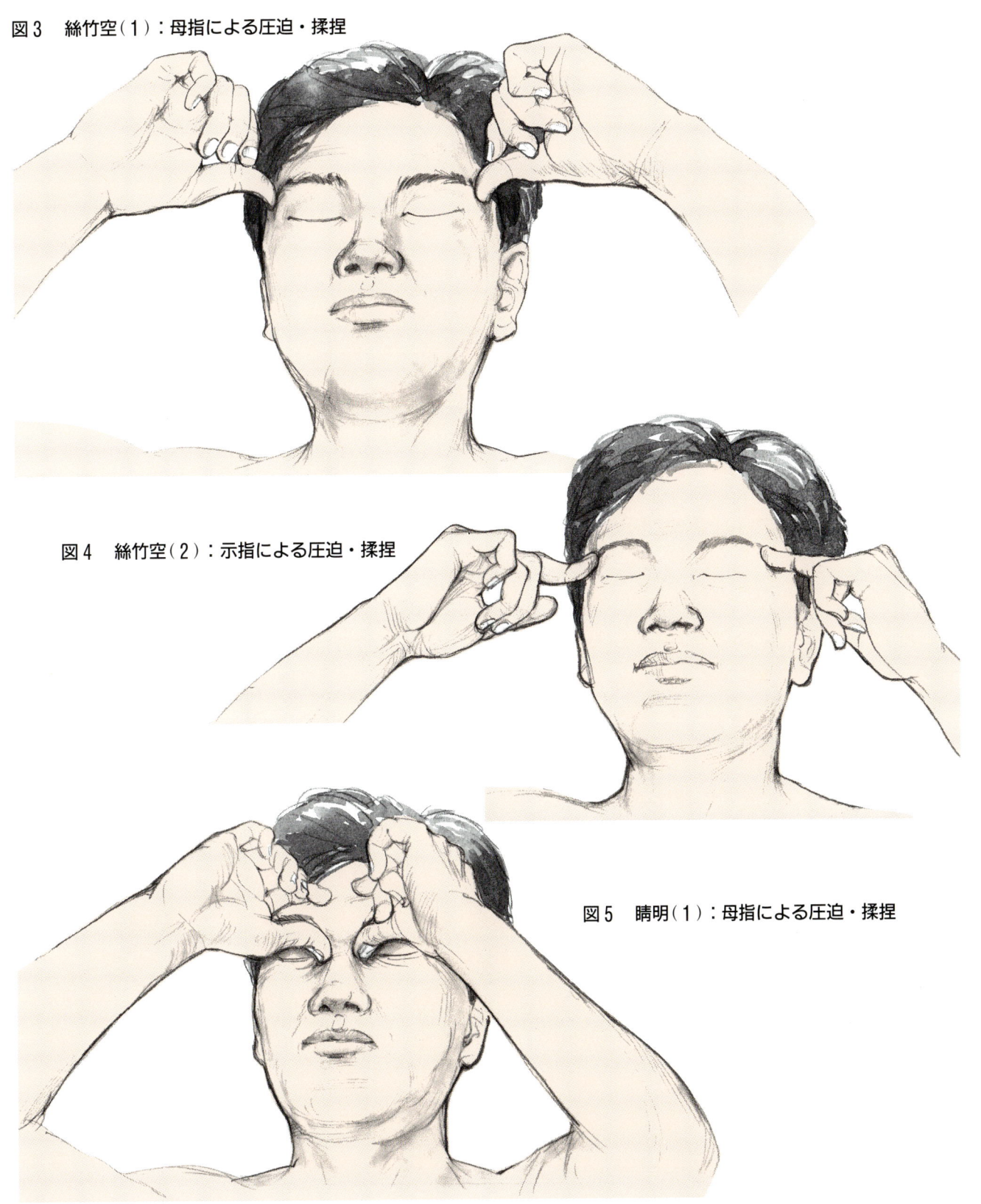

セルフマッサージ ● 目の疲れ

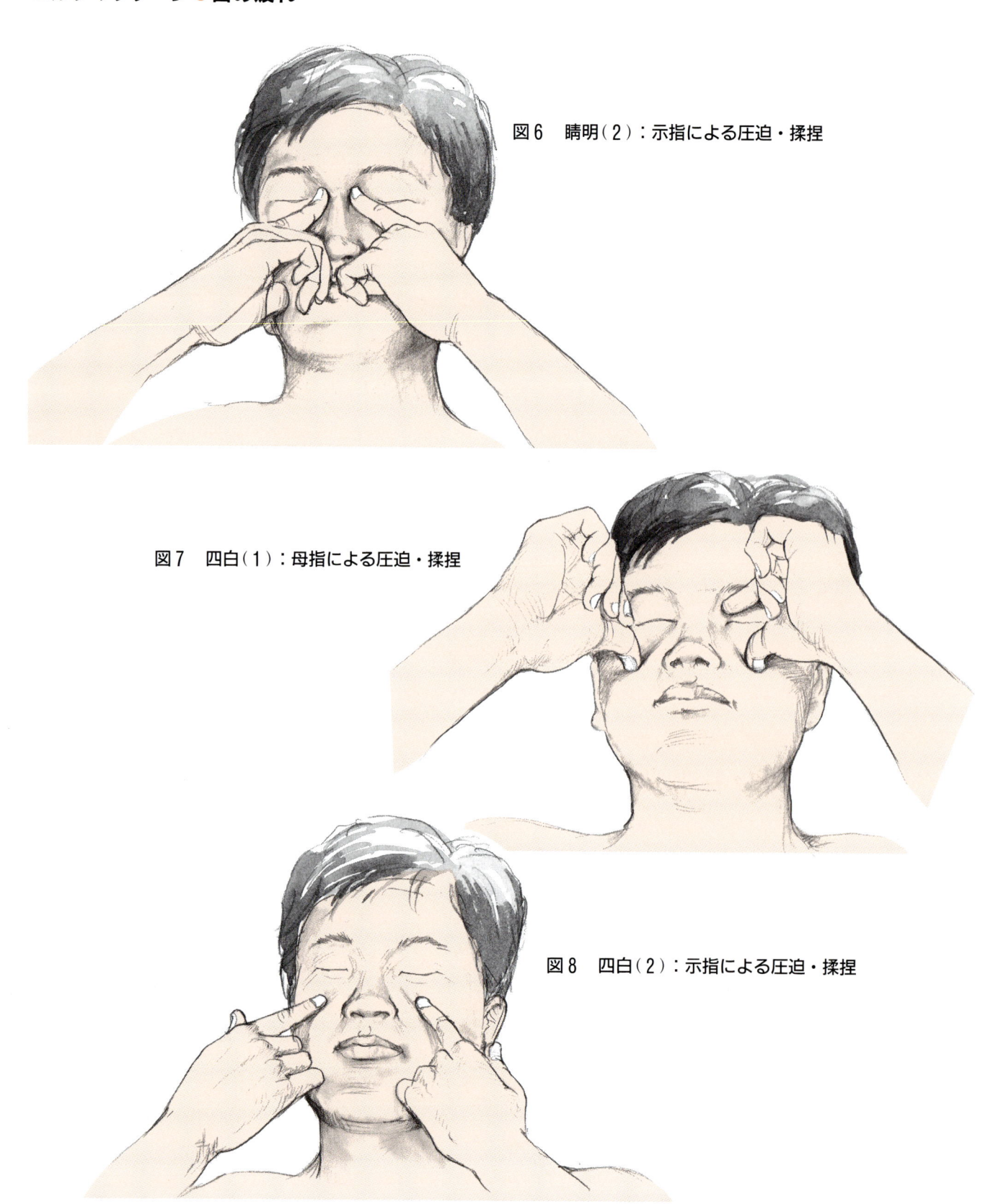

図6　睛明（2）：示指による圧迫・揉捏

図7　四白（1）：母指による圧迫・揉捏

図8　四白（2）：示指による圧迫・揉捏

図9　風池

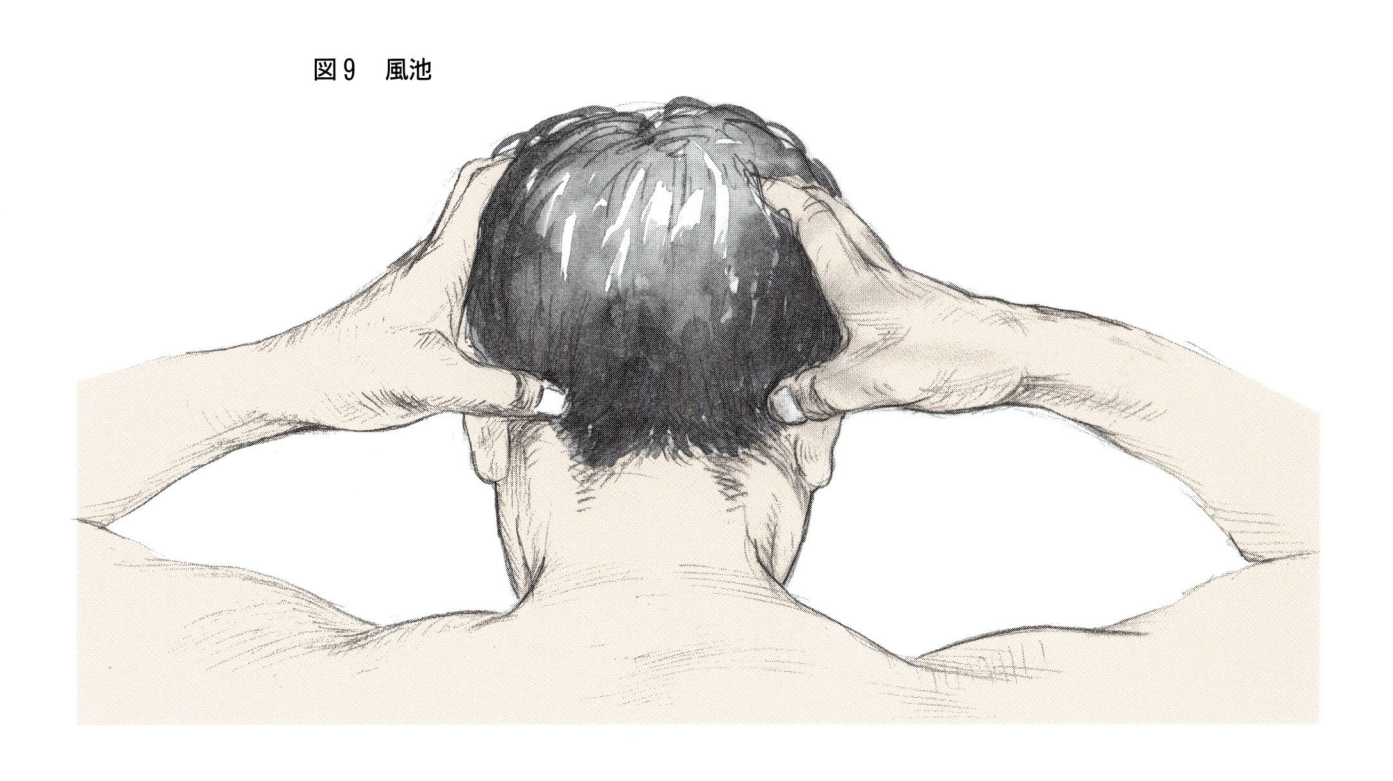

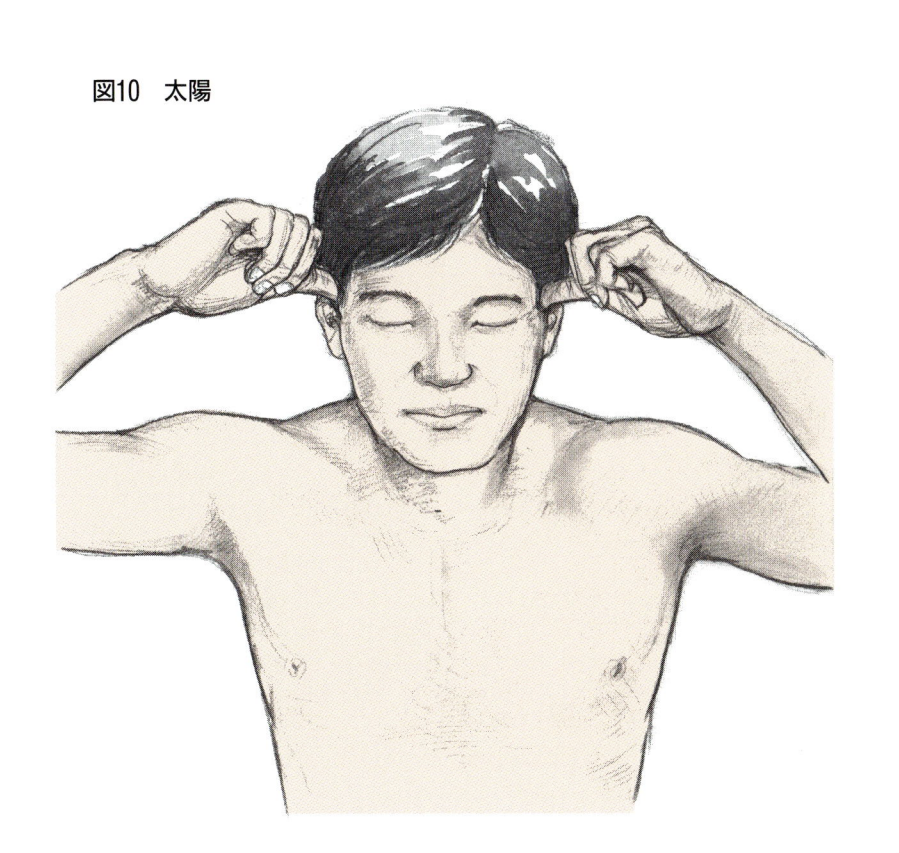

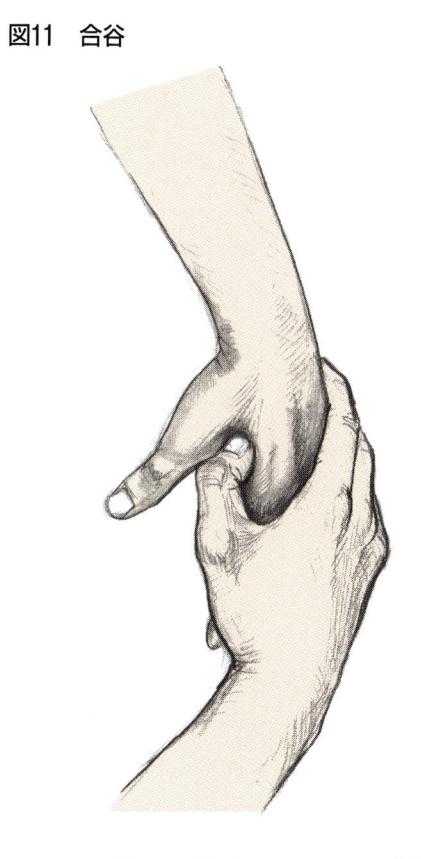

図10　太陽

図11　合谷

頭痛

使用するツボ

- **太陽**(たいよう, Ex-HN 5, 図1, ➲44)：眉毛の外端の後2cmのところ．
- **百会**(ひゃくえ, GV 20, 図2, ➲46)：頭頂部正中線と耳介の最高部を結んだ線の交点．
- **頭維**(ずい, ST 8, 図3, ➲46)：前頭部毛髪のはえ際と側頭部毛髪のはえ際の交点．
- **風池**(ふうち, GB 20, 図4)：後頭部正中線上の後頭骨下端の凹みから4cmほど外側のところ．下から上へ圧迫すると頭に響く．
- **合谷**(ごうこく, LI 4, 図5, ➲40)：第1中手骨と第2中手骨の間で，中手骨底直下の第2中手骨側のところ．
- **丘墟**(きゅうきょ, GB 40, 図6, ➲58)：外踝の前下縁のところ．

手技およびポイント

- 頭痛も多くの人が訴える症状です．頻繁にある場合や鎮痛剤を常用しているケースに次のような方法を勧めてみてください．
- 各ツボに母指または示指を用い，圧迫法もしくは揉捏法を行ないます．
- 前頭部が痛いときには合谷のツボを重点的に行ない，側頭部の場合は丘墟と頭維のツボ，後頭部が痛いときには風池のツボを重点的に行ないます．
- 頭部のツボのみを多用するとのぼせることがあるので，手足のツボ(合谷，丘墟)を必ず使います．

図1 太陽

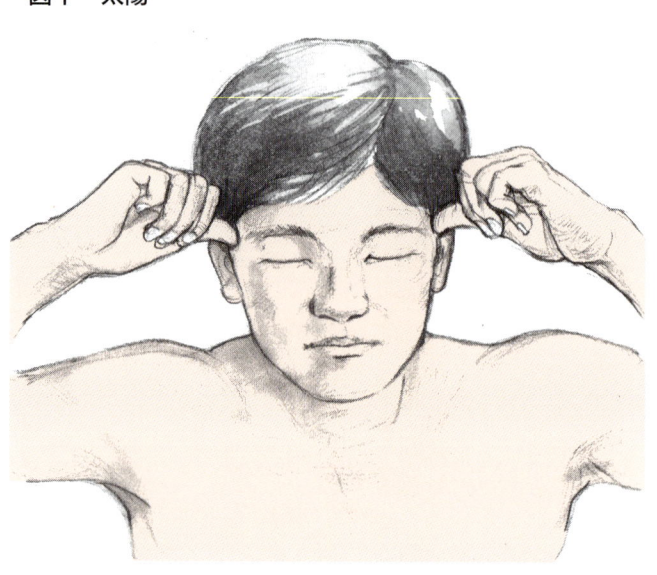

図2 百会

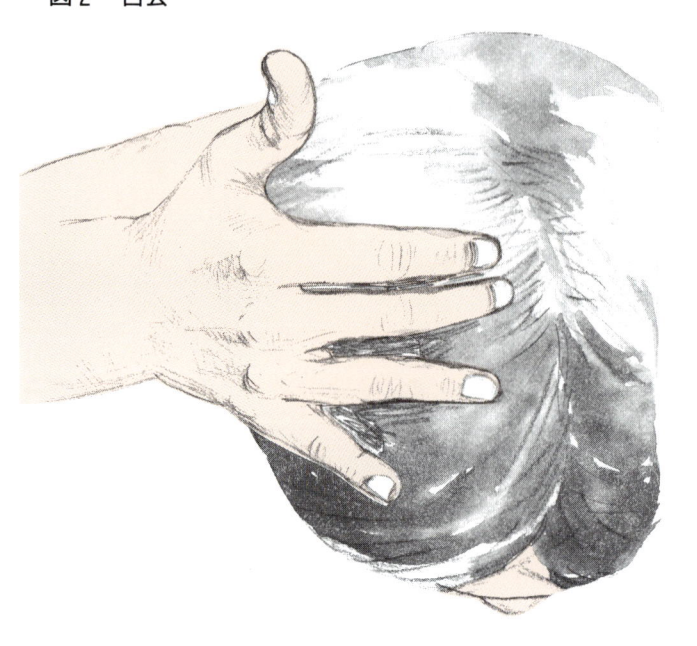

図3　頭維

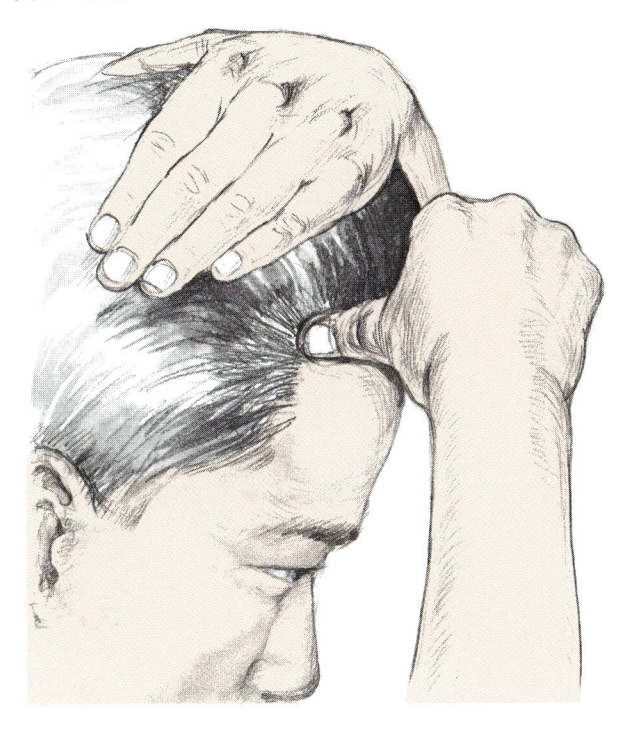

図4　風池

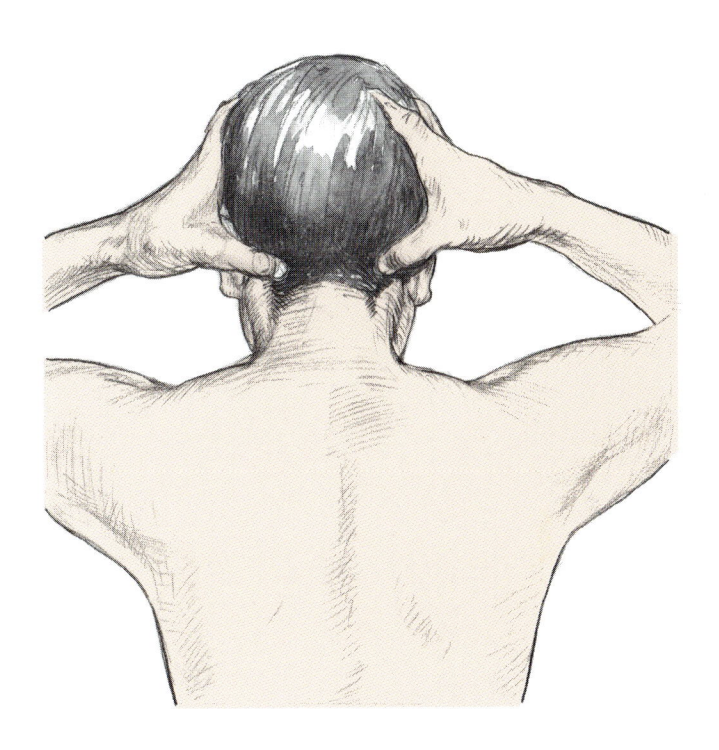

図5　合谷

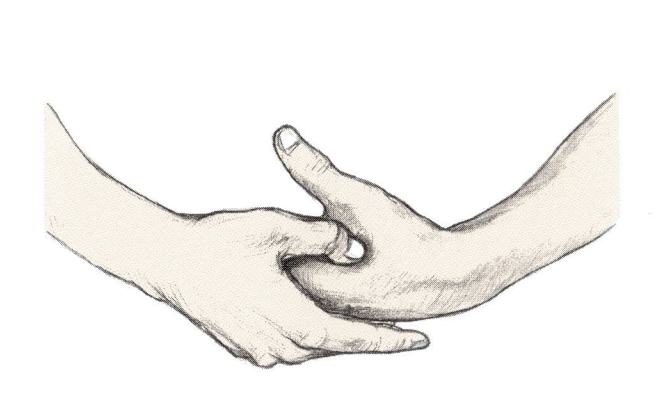

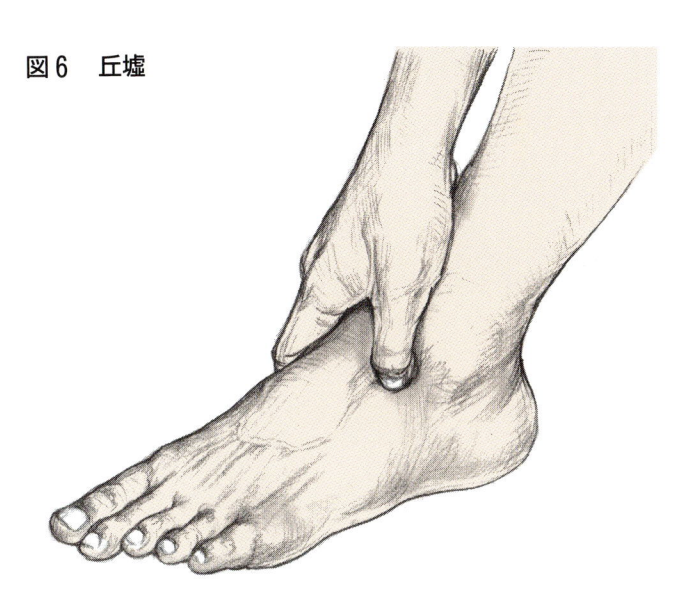

図6　丘墟

JJNブックス〈絵でみる指圧・マッサージ〉●143

めまい

使用するツボ

- **曲泉**(きょくせん,LR 8,図1,➔59):膝の内側,膝を曲げるとできるシワの端のところ.
- **大敦**(だいとん,LR 1,図2):足の母指で爪の付け根外側の角から2〜3 mmのところ.
- **風池**(ふうち,GB 20,図3):後頭部正中線上の後頭骨下端の凹みから4 cmほど外側のところ.下から上へ圧迫すると頭に響く.
- **俠谿**(きょうけい,GB 43,図4):足の第4,5指基節骨底間の前縁.

手技およびポイント

- めまいがあると不安が増強され精神的にも大きなストレスとなります.めまい感が出現したときに次のような方法で対処するように指導しておくとよいでしょう.
- 曲泉,風池,俠谿のツボは,母指または示指にて揉捏法,圧迫法を行ないます.
- 大敦のツボは母指の爪の角をつかむようにして揉捏します.

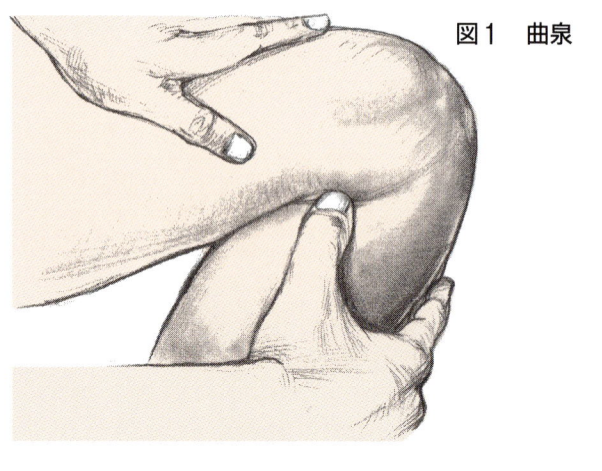

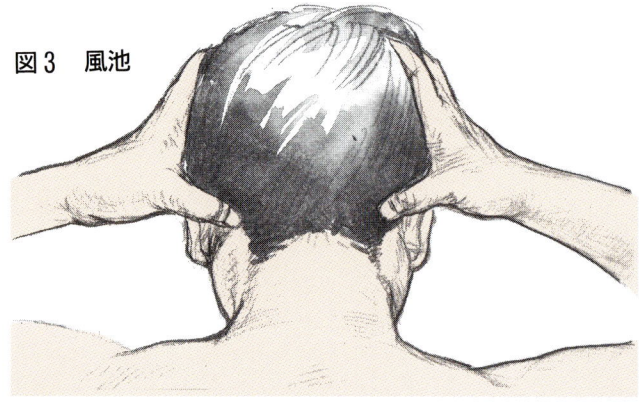

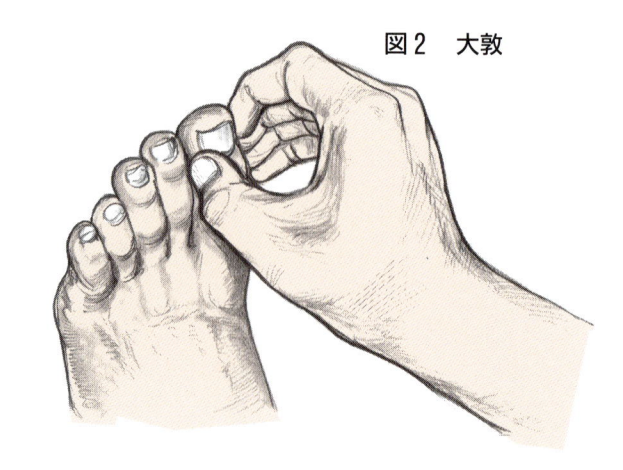

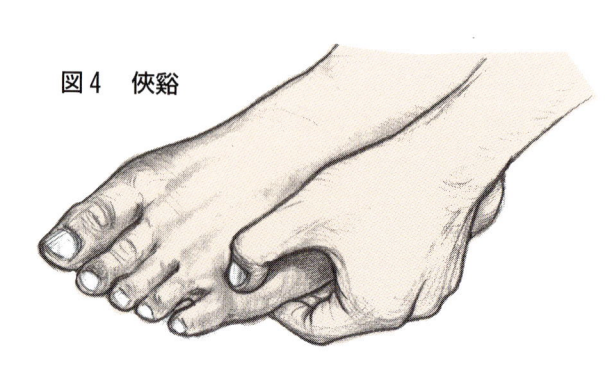

図1　曲泉

図2　大敦

図3　風池

図4　俠谿

足の冷え

使用するツボ

- **湧泉**(ゆうせん，KI 1，図1，➔60)：足の裏で足の指を屈して最も凹むところ．
- **太谿**(たいけい，KI 3，図2，➔59)：内踝の後縁とアキレス腱の間，少し内踝寄りのところ．
- **三陰交**(さんいんこう，SP 6，図3，➔59)：内踝の上4横指で脛骨後縁から1cmのところ．

手技およびポイント

- 女性に多い症状ですが，冬場は気温の低下で冷え，夏場はエアコンの影響で冷えやすいものです．冷えが強くなると生理痛や生理不順，腰痛の原因になることもあります．
- 各ツボを丹念に母指または示指で揉捏もしくは圧迫します．
- また鼠径部を4指で揉捏するのも効果的です(図4)．

図1　湧泉

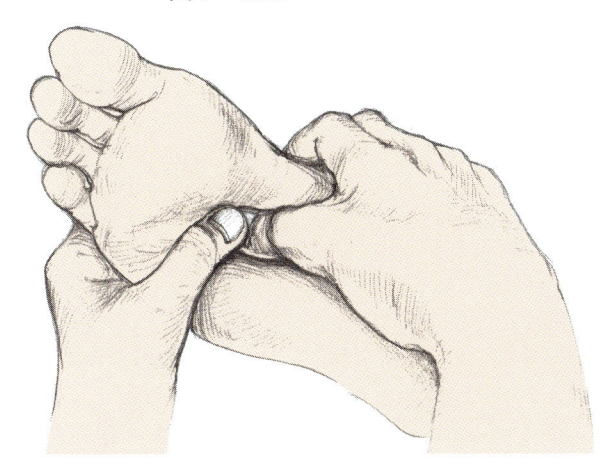

図2　太谿

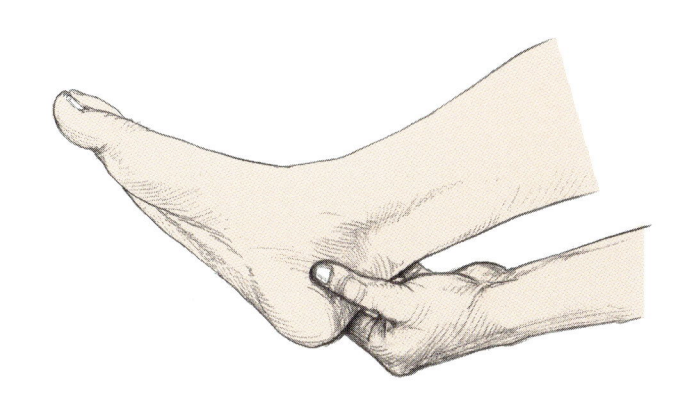

図3　三陰交

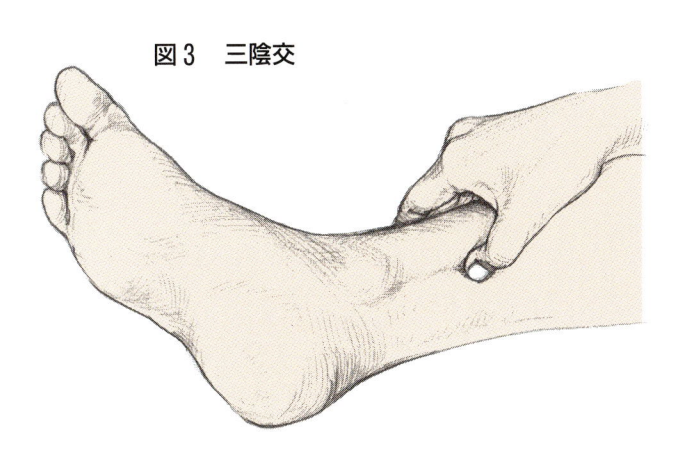

図4　鼠径部の四指揉捏

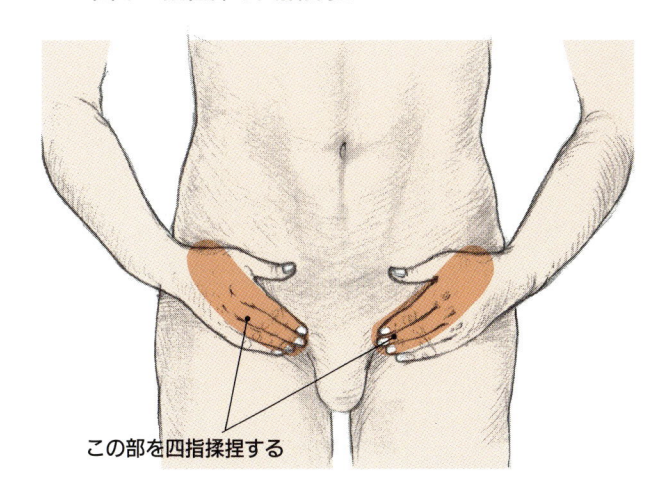

この部を四指揉捏する

生理痛

使用するツボ

- **三陰交**(さんいんこう,SP 6,図1,➔59):内踝の上4横指で脛骨後縁から1cmのところ.
- **関元**(かんげん,CV 4,図2,➔56):臍の下,正中線上4横指.
- 仙骨部

手技およびポイント

- 生理痛の多くは冷えに由来していることが多いものです.普段から冷え症の人は冷えに対する指圧・マッサージを行なっておくことをおすすめします.
- 三陰交のツボを中心に脛骨の後縁の上下を指圧します.圧痛の著明な場所があるはずです.そこを丹念にもみほぐしてください(図1).
- 次に仙骨部を4指で圧してみます.ここでも圧痛の強い場所があるはずですので,そこを丹念にもみほぐしてください(図3).
- 下腹部にある関元のツボを呼吸に合わせて,呼気時にゆっくりと4指で押します(図2).これらの方法で幾分か楽になるはずです.

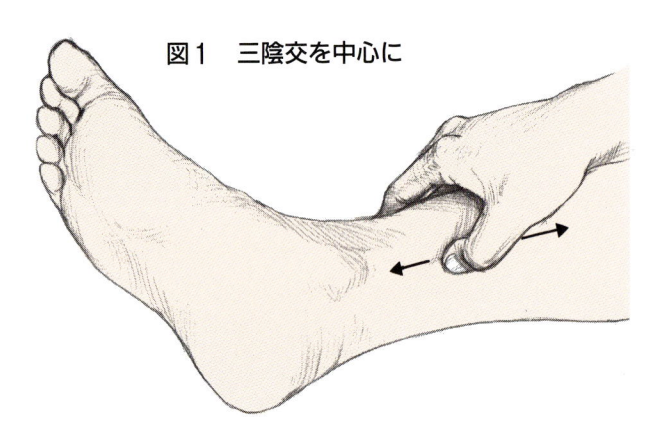

図1 三陰交を中心に

図2 関元

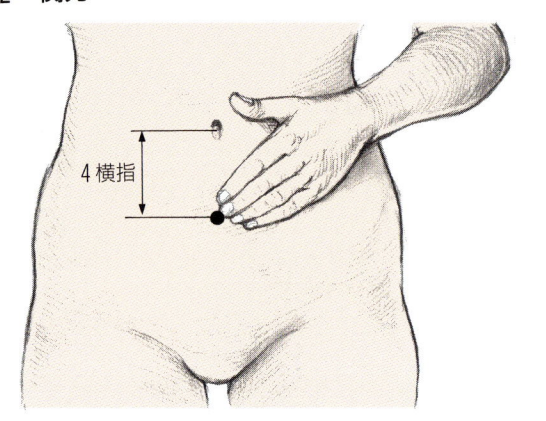

図3 仙骨部周辺

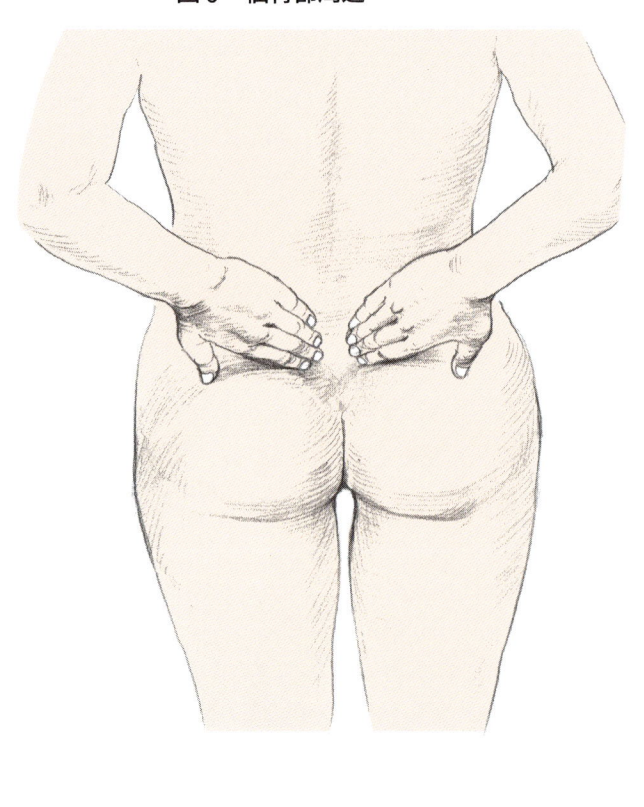

東洋医学と看護

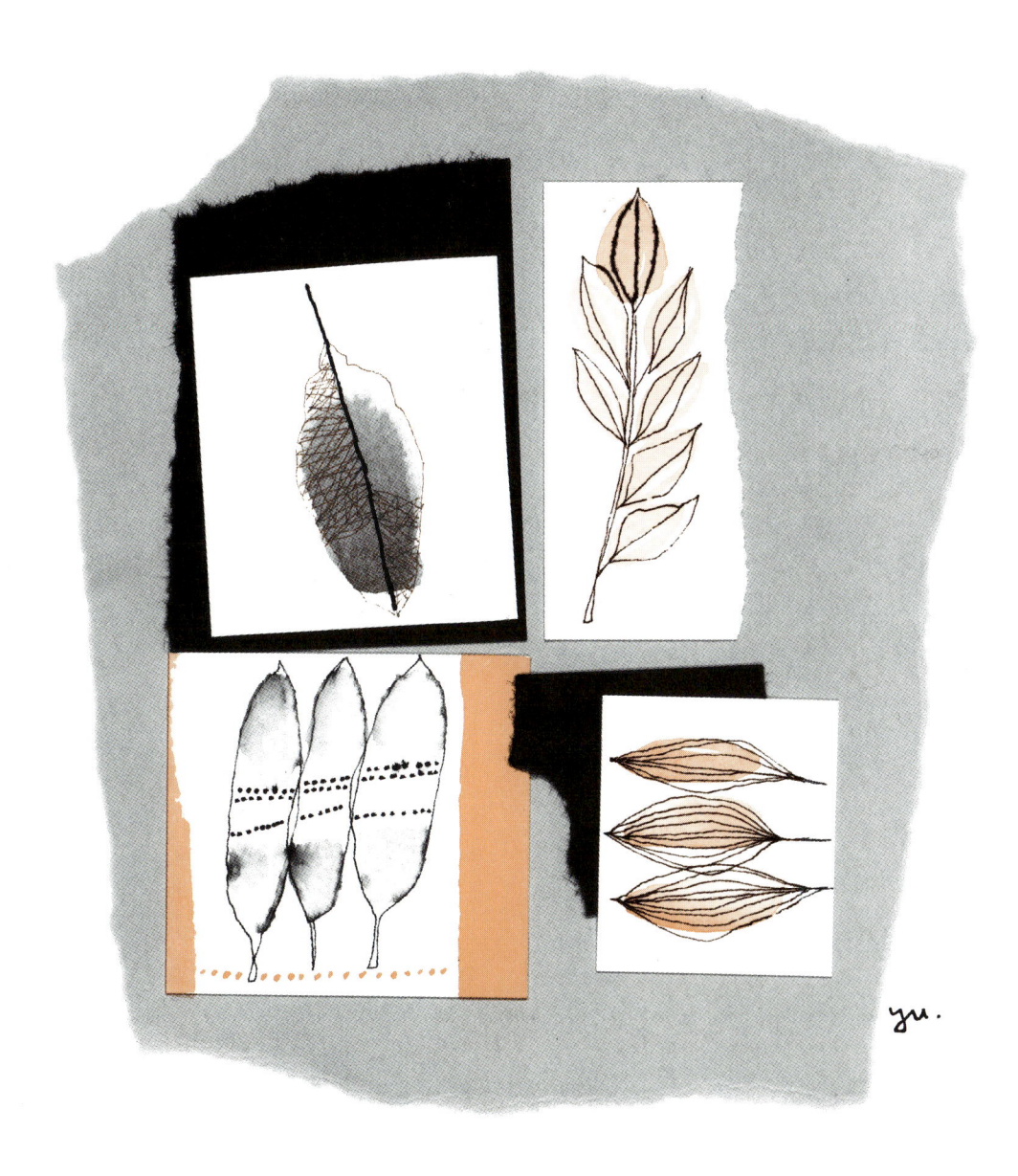

東洋医学の心は看護の心に通じる

精神も含めて人間全体をみている東洋医学

　東洋医学は2000年以上前の古代中国をその起源とし，さまざまな過程を経て伝承され，発展してきました．その中でも指圧・マッサージは痛いところに手を当てるという極めて素朴な行為から発生してきたと考えられています．治療を意味する「手当て」という日本語はこのことを語源としていると言われています．この「手当て」から系統立った治療として発展する過程で，ツボや経絡といった独自の考え方が生まれてきたと考えられています．

　東洋医学が2000年以上も伝承されてきた大きな要因の1つに，病気という現象のみを対象とするのではなく，環境や生活，精神状態も含めた人間を対象にしてきたということがあげられます．2000年前と現在では，人々を取り巻く社会環境や医療の発達などにより病気の質には違いがあると思われますが，病んでいる人間という点では全く違いはありません．

病んでいる人間にアプローチしている看護

　一方，現代医学はこれまで病気を分析的，機械的にとらえてきた傾向があります．近年になって医学においても病気だけをみるのではなく，病人を取り巻く環境や社会生活までをも考慮した大きな視点でアプローチするようになってきています．このような現代医学の中にあって，常に病人を「病む人間」としてとらえ，対応してきたのは，看護だったのです．

　東洋医学の中で今回取り上げた指圧・マッサージの源は，痛いところに手を当てるという極めて素朴な行為ですが，その根底には，母親のわが子に対する愛情のような，慈愛に満ちた人間本来の姿，心があるように思えます．

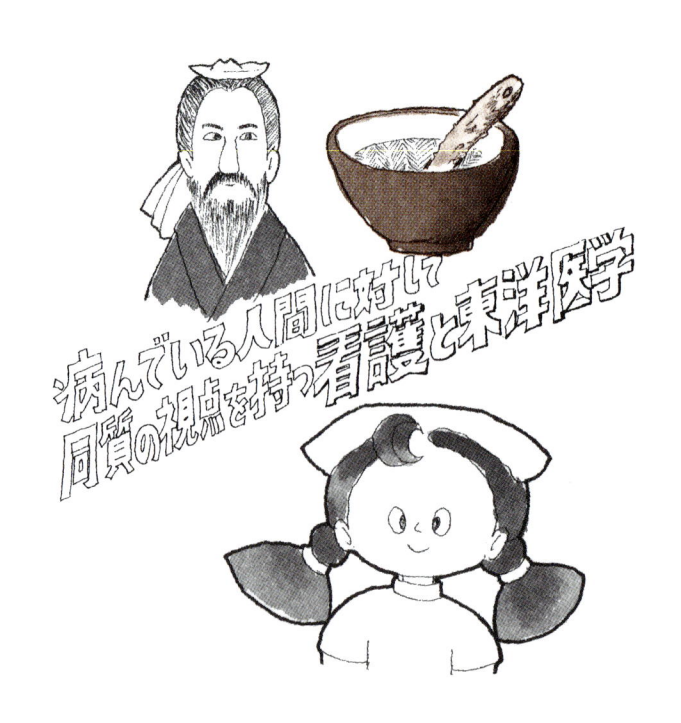

　病む人の病気の部分だけをみるのではなく，その人全体を，さらにはその人の生活している家庭や社会環境にまで視点を広げてアプローチする東洋医学のあり方は，実に看護本来のあり方に通ずるところがあるように思えます．

　患者さんへのアプローチの方法は異なりますが，基本的に看護と東洋医学は同質の視点を持っていると考えてもよいのではないでしょうか．

　一方，どんなに心豊かでも，心だけでは病んで苦痛を抱えている人を救うには不十分です．看護師として臨床に携わる以上，正しい知識に基づいた優れた技術を身につけていなければ，本当に質の高い看護を提供することはできません．

　この指圧・マッサージにしても，実際的な知識やテクニックを身につけてはじめて十分な効果をあげることができるのです．

心身一如

切り離せない心と身体

　現代医学では人間を物質と非物質（身体と精神）に分け，さらに身体の中でも各々の器官を細分化し，分析して取り扱っていきます．一方，東洋医学では人間を物質と非物質のひとまとまりとして考えていきます．精神と身体は切り離せないものとしているため，どちらかが重んじられ，どちらかが軽んじられることはありません．つまり現代の医学は身体の病気のみを診察し治療していく傾向がありますが，東洋医学では病気を持った人間を対象にしていることが大きな特徴です．

　これは東洋医学の中で最も重要な概念である「気」の考え方に由来しています．東洋医学では人間は身体（物質）と精神（非物質），さらにそれらを統括し，間を取り持つ「気」（エネルギー）からなっていると考えています．精神と身体はどちらも気によって大きな影響を受け，精神的な気の状態は身体の気にも影響を及ぼし，逆に身体の気の状態に変化があれば当然精神の気にも大きな影響を及ぼします．実際に身体に痛みや不快感があれば精神状態も決して壮快ではありません．同じように気持ちの上でつかえるものがあれば，当然身体にも影響が及びます．

　例えば，とてもうれしかったときのことを思い出してみてください．身体中に力がみなぎり，身体はとても軽やかに感じられます．ところが急に精神的なショックを受けた場合は，顔は青ざめ手足は冷たくなり，動くのがつらく，身体が重く感じられます．極端な例ですが，感情の起伏が身体にはっきりとした影響を与えていることがわかるでしょう．

病は気から

　私たちは毎日の生活の中で，さまざまな気持ちをもって生きています．情動が身体に大きな影響を与えていることは，私たちが意識するしないにかかわらず，日常的に起こっていることなのです．この感情や感覚の変化が，痛み，不快感，恐れ，怒り，憎しみといった否定的なものであれば，ストレスという言葉に代表されるような身体に好ましくない影響を与えます．健康人のみならず，病んでいる人であればなおさらこの影響は大きくなることは間違いありません．

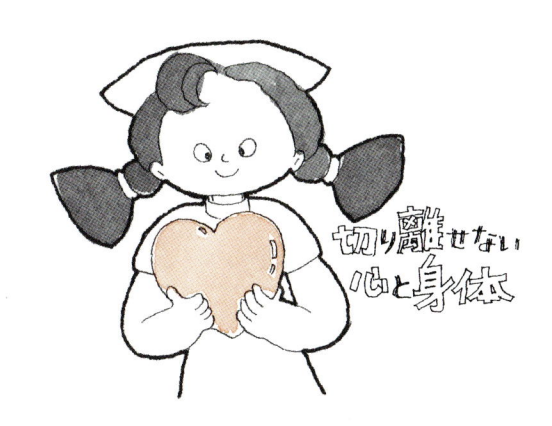

　近年，現代医学においてもこの方面の研究が進み，情動が自律神経系や免疫系，内分泌系に大きな影響を与えていることがわかってきています．「痛み，不快感，怒り，恐怖，憎悪，抑うつ，苛立ち」といった否定的な感覚や感情は，自律神経系や免疫系，内分泌系の生理状態を変化させ，病気になりやすくしたり，病気を悪化させやすくするといった報告があります．一方「快感，爽快さ，希望，喜び，愛，陽気な気分」といった肯定的な感覚や感情は生理状態によい影響をもたらし，病気になりにくくし，病気を改善の方向へ導くといったことが報告されています．

　人間は気持ちも身体もひとまとまりであってこそ人間である，ということはだれもが認めることです．素朴な認識から発達してきた東洋医学は，このことを認めながら，精神と身体の相互関係を観察し，それを治療に応用してきました．指圧・マッサージが身体の凝りや痛みを取り除き，その心地よい刺激や施術による爽快さが，同時に精神の凝りも癒し，さらには身体の内部の環境にも好ましい影響を与えていくことを理解しておいてください．

知っておきたい東洋医学

東洋医学の身体観

●「先天の気」と「後天の気」

　東洋医学では身体の中に「気」という目に見えないエネルギーが流れていると考えています。人は例外なく両親からその生命を受けてこの世に誕生してきます。まずこの両親から受け継がれた生命が、「気」として受胎時から身体の中に宿ります。これを「先天の気」といいます。

　そして、誕生時より大気を呼吸し、母親の母乳や食物を口から取り入れ、両親から受け継いだ生命を育みます。呼吸によって取り入れる大気を「天の気」、食物を「地の気」といい、この両者をまとめて「後天の気」といいます。

　人は生まれてから死ぬまで、この先天の気と後天の気が身体の中を循環して生きていきます。人の死とは「気」の消失を意味します。言い換えれば生命＝「気」と考えられます。

　「気」は全身をくまなく流れています。内臓（東洋医学では五臓六腑とよぶ）は気によって働き、さまざまな身体の動き、精神活動、免疫系、神経系、といった生命活動のどれ一つをとっても、「気」によって営まれていないものはないのです。そして、身体の中のある部位が機能するためには、身体中のどの部位にも「気」が滞りなく流れていることが必要なのです。この「気」が全身をくまなく流れるメインルートを「経絡」とよんでいます。

●経絡に沿って身体中をめぐる「気」

　経絡に沿って流れる「気」は、1日の昼夜や1年の四季といった時間の経過によって変化し、大自然のリズムと呼応しています。「先天の気」として親から受け継いだ生命の中には顔や体形、性格なども含まれています。そして親から受け継いださまざまな資質を基礎として、「後天の気」の力によって成長していくのです。

　東洋医学では体内の「気」は、大自然、日々の生活習慣、社会生活など、人を取り巻く環境に呼応し、これらが有機的につながり移ろいでいく過程で実に巧妙に変動していくと考えているのです。

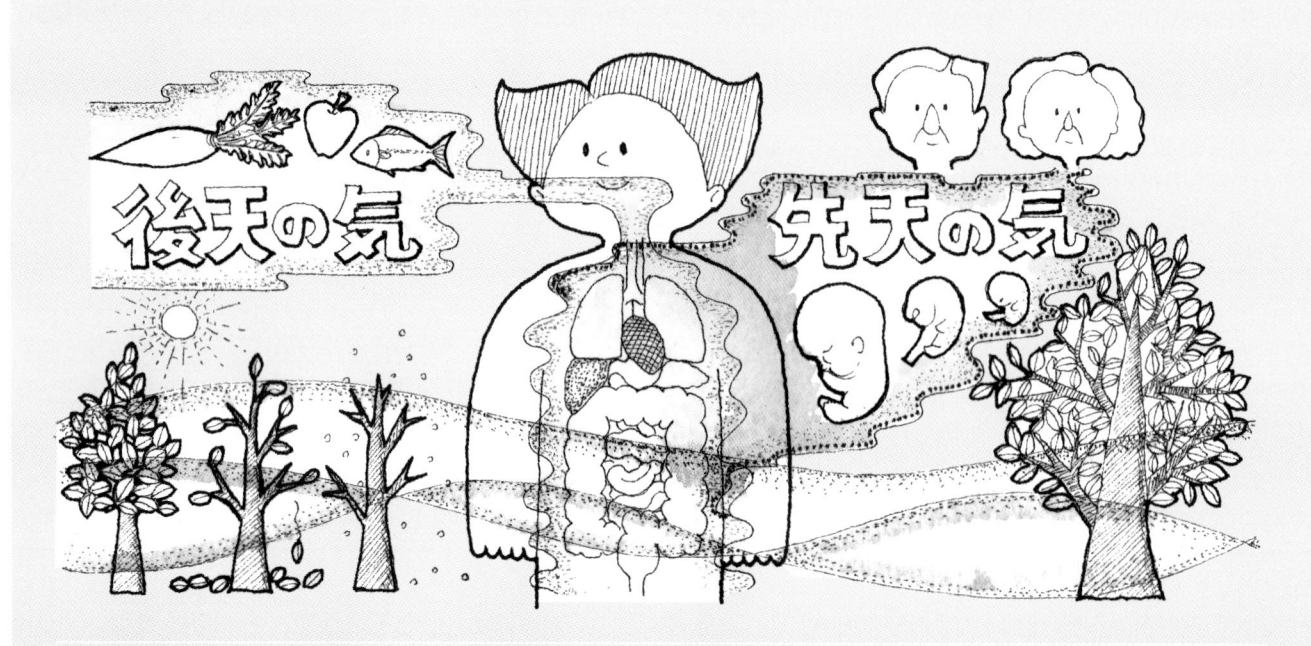

「未病治」

●東洋医学における病気の原因に対する考え方

　東洋医学では病気の根本的な原因を大きく2つに分けて考えています。まず人間を取り巻く物理的な環境を取り上げています。具体的には「寒，熱，風，暑，燥，湿」の6つに分類されます。つまり熱，冷え（寒），湿気，乾燥，風といった環境が原因になると考えています。

　次に人間の精神，情緒を取り上げています。具体的には「喜，怒，憂，思，悲，恐，驚」の7つに分類しています。これらの情動が大きく変動する，あるいは偏り続けると，体内の「気」の働きに変調を来し，経絡や臓腑（東洋医学でいう内臓）に異状が起こります。

　これを東洋医学では「気が病む」，つまり「病気」と認識しています。このような異常はさまざまな形で表出してきます。症状はもちろんのこと，顔色，舌，腹，脈，情緒などの変化や「気」の出入り口であるツボにも認められます。

　これらは，明らかに現代医学的にも

異変と認められる程度はもちろんのこと，現代医学的には取るに足らない微妙な変化をも「気」の変化としてとらえられます．「気」の変化は初期段階では軽微な変化にすぎませんが，これが度重なったり継続すると病みがより深く重くなり，顕著な症状や所見を現わすようになるのです．

●予防医学こそが求められる最善のもの

東洋医学ではこのような「気」の異常を軽微なうちから察知し，深く重くならないように対処していくことが，病を治療する上で最も大切であるとしています．これを東洋医学では「未病治」，つまり「未だ病にならざるを治す」といい，最善の治療法としています．

肩凝りや疲労といった病気とは言い難い，ほとんど日常的な身体の変化にも気の変動が認められ，そのような軽微な状態のうちに治すことが，病気を治療する上で最も大切なことであるといえます．予防医学こそが病を治療する最善の方法なのです．

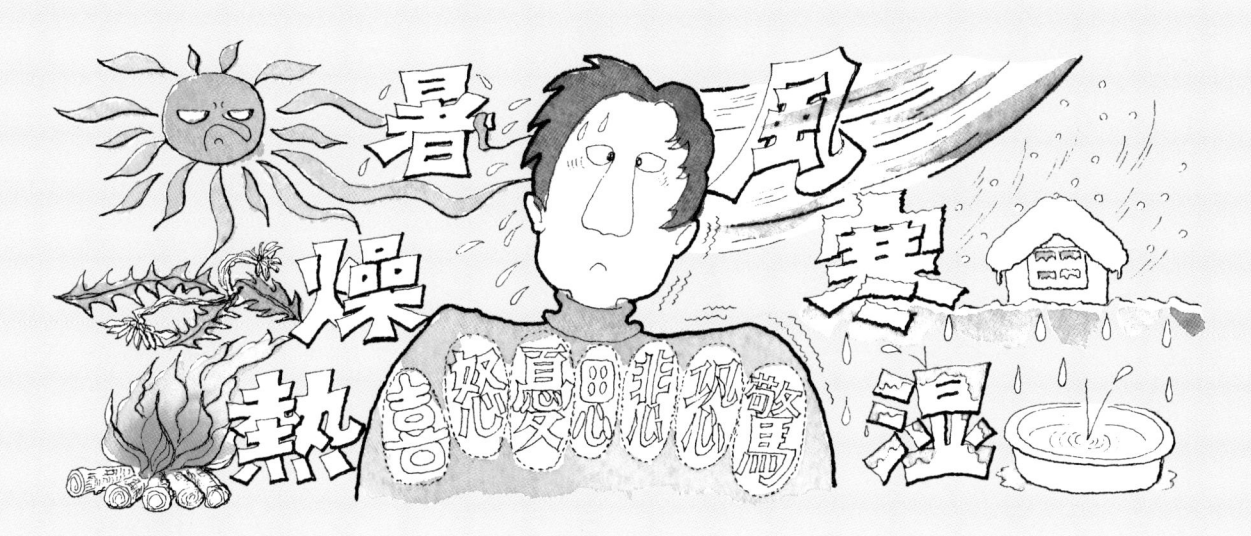

東洋医学の診察法

東洋医学の診察法は「望診」「聞診」「問診」「切診」の4つに分類され，「四診」とよばれています．

「望診」は現代医学の視診に相当しますが，それに加え患者の持っている「気」を見ることで観察します．つまり，患者の姿形や顔，皮膚，目の色調など客観的にくみ取れる情報のほか，患者の持っている雰囲気や表情，生気の有無なども対象となります．

「聞診」は患者の発する声や臭いを観察します．

「問診」は現代医学の問診に相当しますが，その内容は東洋医学の概念に沿ったものとなり，現代医学の理論に沿わないような患者の自覚的な感覚や主観的な感覚も重要視されます．

「切診」は現代の触診に相当しますが，独特な脈診や腹診が含まれます．これらの診察法を通して，患者の状態を総合的に判断していくのです．

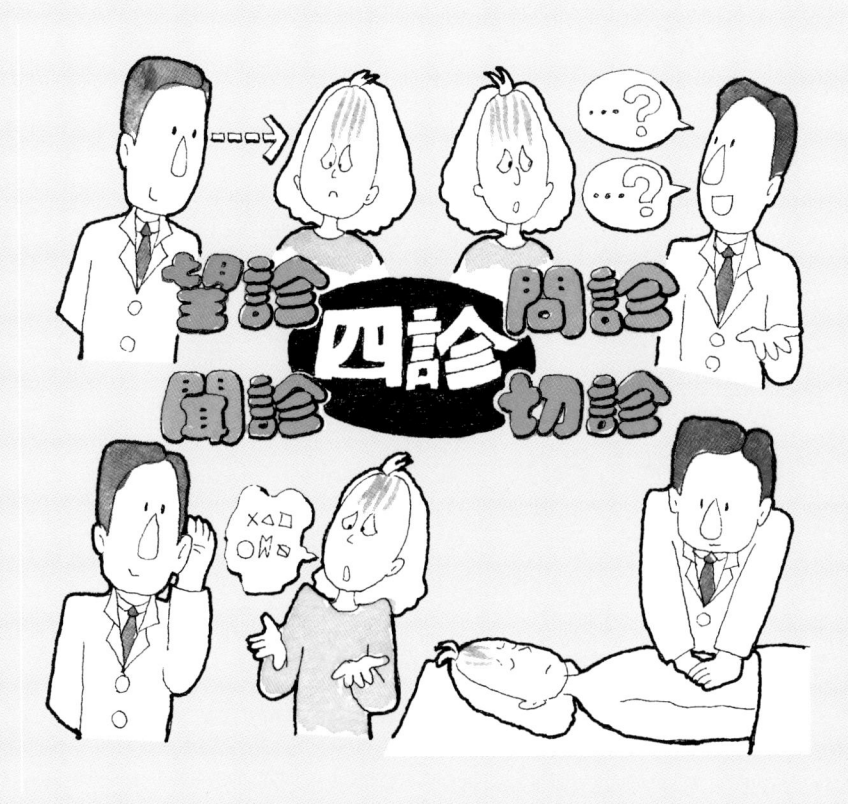

タッチングに東洋医学の知恵を応用しよう

タッチングでコミュニケーションを

　タッチングがどれほど重要な意味を持っているかは看護師である皆さんが一番よくご存じです．しかし，一般に臨床看護の現場でタッチングが行なわれるのは苦痛の程度がよほどひどいケースに限られているようです．また，対象となる苦痛の種類も限られているのが現状のようです．さらに臨床上タッチングが必要なことはわかっていても，軽度の愁訴しかない場合は，なかなかタッチングという行動にはでられないようです．

　そこで，この本で取り上げた指圧・マッサージを患者さんに触れるきっかけにしてみてはいかがでしょうか．指圧・マッサージを看護に取り入れたことを患者さんに話し，タッチングを行なえば，取り組む方にも受け入れる方にも抵抗がなく，タッチングがより日常的なものになるはずです．

　また指圧・マッサージの技術を利用することにより，これまでに対応できなかったケースにもアプローチできるようになるかもしれません．指圧・マッサージを行なうことで患者さんの「気」が和み，心の交流ができれば，コミュニケーションのうまくいかなかったケースでもアプローチが可能になるはずです．

「看護の知恵」としての指圧・マッサージ

　当然，タッチングとしての意義だけではなく，実際に症状を改善する方法として指圧・マッサージが利用できるわけです．そして，さまざまな愁訴を改善することができれば，入院の原因となっている疾患に直接関係のない愁訴であっても，その人の身体全体からいえば健康に一歩近づいたことになります．また仮にそれが一時的であっても，患者さんの症状の中に改善する部分があれば，それが大きな希望となることもあります．

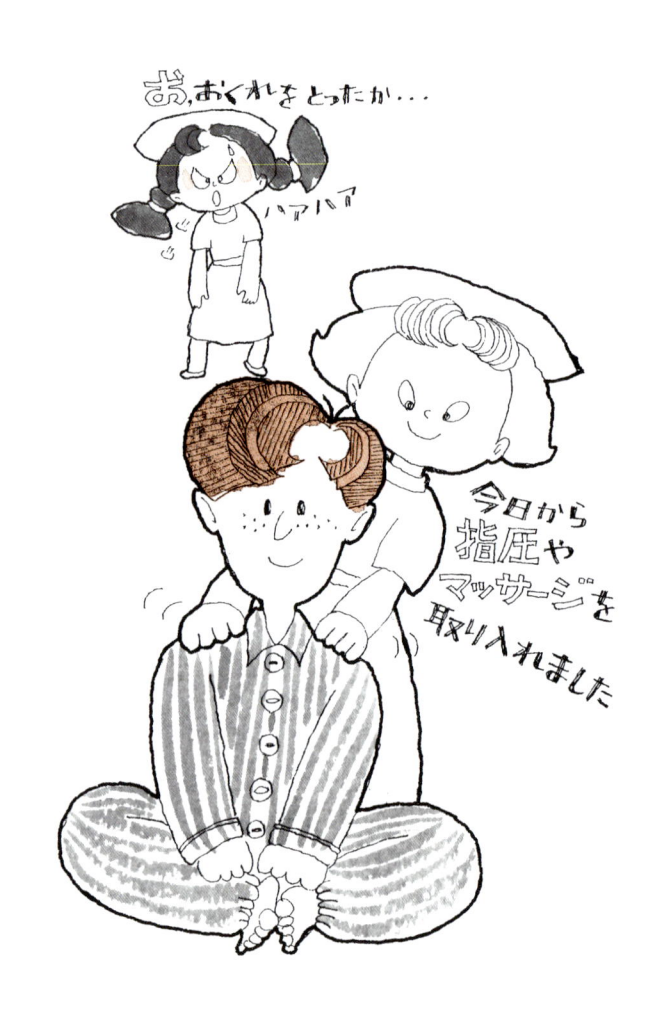

　その他，普段触れることのないところやより広範な部位に触れることで，これまでになかった身体の情報が得られるというメリットもあります．

　指圧・マッサージをはじめとする東洋医学の知恵が，単に愁訴を改善する方法としてだけではなく，皆さんが看護を実践する中で困ったことが起こったときに対処する方法，つまり「看護の知恵」としておおいに利用し，活用していってほしいものです．

「気」とは

誰にでもわかる「気」の状態

■日本語の中の「気」

　日本語の中には「気」という字のつく言葉や表現がとてもたくさんあります．気持ち，気分，天気，空気，雰囲気，元気，病気，電気，磁気，気合い，気心，本気，浮気，気晴し，気がきく，その気，気がぬける，気を失う等々，枚挙にいとまがありません．日本人であるわれわれは意識するしないにかかわらず，日常生活で「気」と密接にかかわっているようです．

　日本語の中の「気」という表現にはいくつかの意味があります．まず第1にはエネルギーとしての「気」があります．「電気」「磁気」は物理的なエネルギーを表わし，身体にエネルギーが満ちていることを「元気」といい，病んでいることを「病気」，集中することを「気合い」といいます．第2には「雰囲気」「空気」という言葉に代表されるような，目には見えないけれどその場を支配しているものを指します．第3には「気持ち」「気心」「気分」など，精神を表わす場合があります．

　どの場合も，目には見えないけれど作用はあるということを言い表わしています．そう考えると「気」という言葉は，1番目にあげた「エネルギー」という言葉に集約されるように思われます．

　日常の生活の中で誰もがこのエネルギーとしての「気」の感触を感じて生活しています．例えば雰囲気という言葉は，さまざまな人々が寄り合ったときには，その1人1人が持っているエネルギーが集まり，その場の雰囲気を作り出します．暗い雰囲気のところへ明るい「気」を持った人が行くと，ただそれだけでその場の雰囲気が明るくなるもの

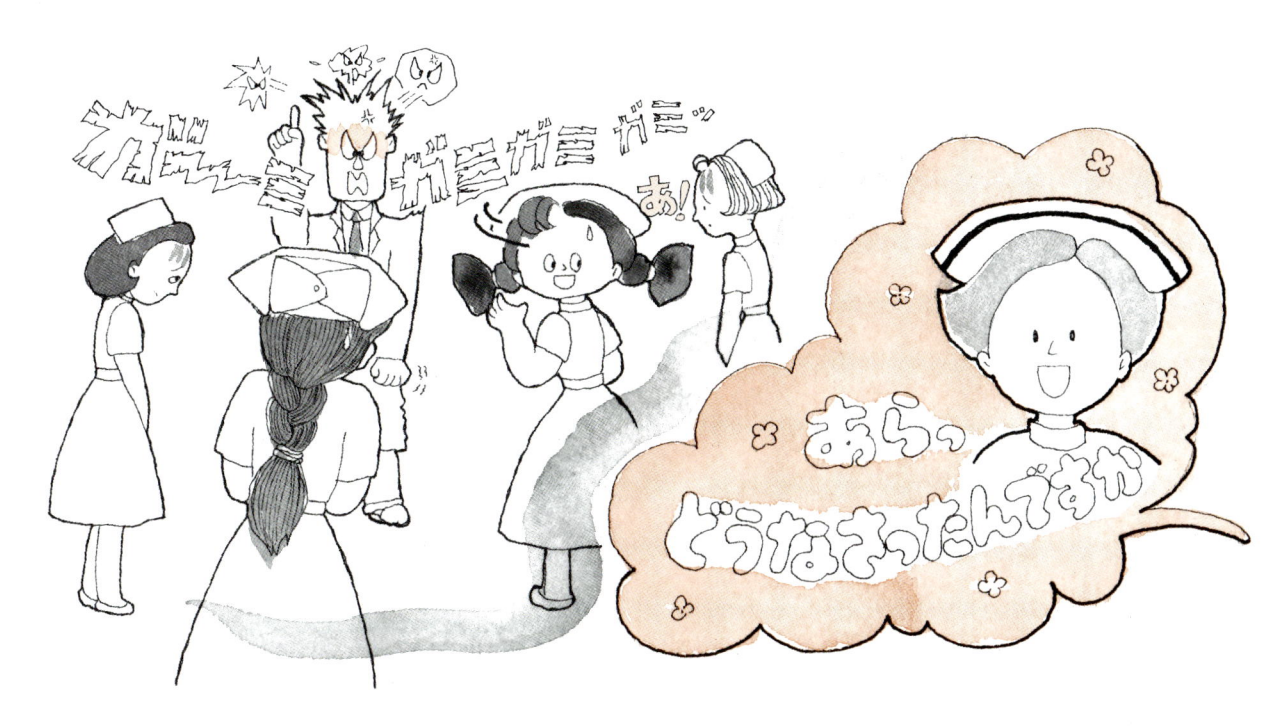

東洋医学と看護 ● 「気」とは

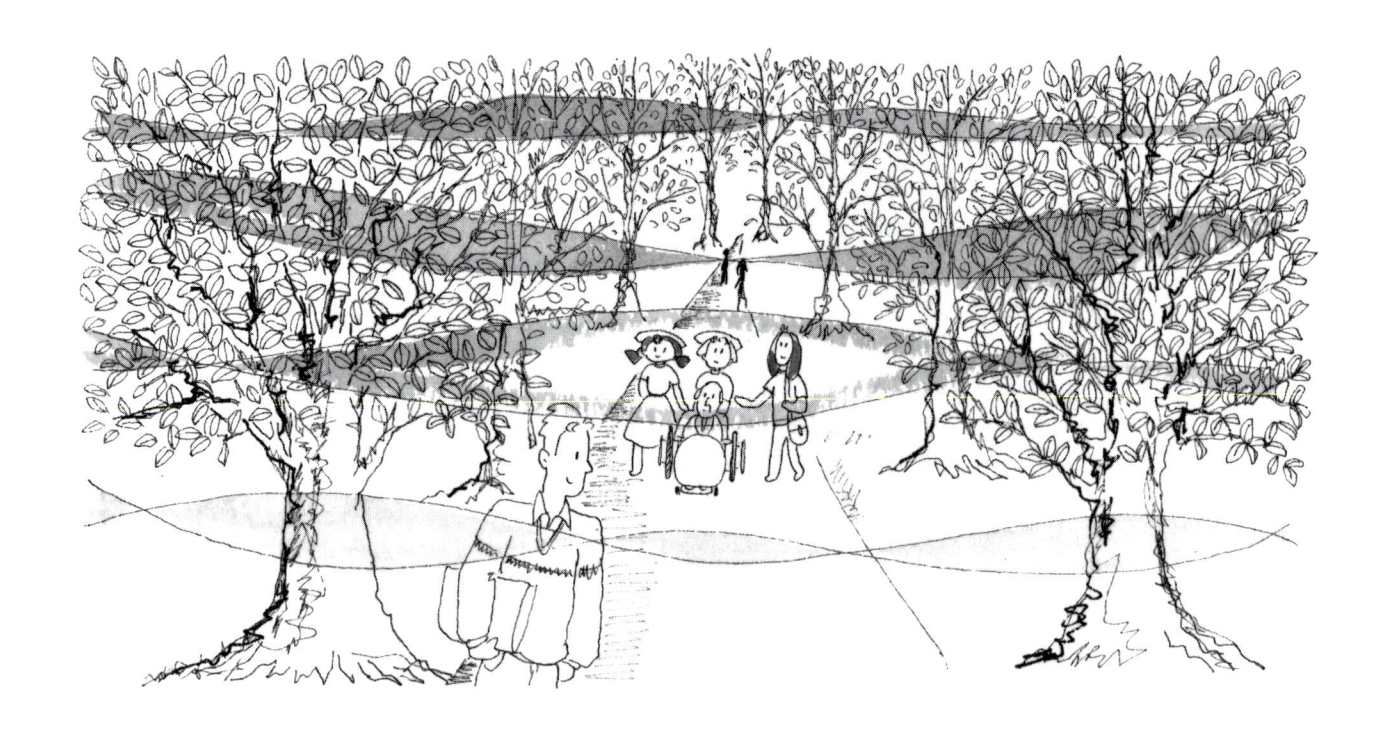

です．

■ **日常生活の中で少し「気」を意識してみよう**

　看護師である皆さんは，患者さんを目にしたときに，何とはなしに調子がいいか悪いか，つまり「元気」かどうかわかることがあるはずです．何となく気が乗らないときは，文字どおりあなたの「気」はうまくめぐっていません．

　私たちの自国の文化に深く根ざしている「気」について，知らないうちに感じ，使いこなしているようです．誰もが「気」についてわかっているのです．もっとはっきりと真実味をもって感じられるか否かは感受性の問題です．常に「気」を意識して，その「気」になって，指圧・マッサージに取り組み，看護することによって，「気」に対する感受性は自然と高まり，さまざまな場面で「気」を実感できるようになるでしょう．

人体における「気」の役割

　人の身体の中で「気」はどのような働きをしているのでしょうか．「気」は身体の隅々までめぐり，身体を養い，運動や知覚，精神活動，内臓の働き，外邪から身体を守る免疫等々，すべての働きの源になっています．そして，人間の内部と外部は「気」によって連絡され，交流しています．自然界や外部からの刺激などの環境に適応するために，その働きは刻々と変化していきます．

　一方で自然界の「気」や外部の環境の「気」に影響され，身体の内部の「気」も変化します．例えば，美しい自然の環境の中でゆっくり時間を過ごすと，身体の中が洗われたように爽快になりますが，これは自然界の澄んだ「気」の影響が身体の中の「気」に及ぶからです．人々が時に自然に触れたくなるのは，自然の「気」を身体の中に取り入れることを欲しているのです．

　自然の中だけではなく日常生活でも同様です．「朱に染まれば赤くなる」という諺がありますが，これは人と人の関係においても，おのずと他の人の「気」の影響を受けることを言い表わしています．人体内部の「気」はそれ自体が孤立してめぐっているのではなく，外部の「気」，つまり大自然の「気」や日常生活をしていく上でかかわりあっている人や環境の「気」と交流し，相互に影響しながら時間とともに変化していくのです．つまり人体の「気」は，人体内部のエネルギー（生命力）として循環しながら，外部の「気」とコミュニケーションする触手として働いているのです．

看護師の「気」が患者を癒す

　ある人が入院したとします．その医療機関の中でその患者さんのことを一番よく理解しているのは，看護師ではないでしょうか．その日の患者さんの気分から病状，病室が大部屋ならば部屋の雰囲気まで，看護記録に記録されないような些細なことも，とてもよく知っています．1日中ナースセンターとベッドサイドを行き来し，患者さんに一番よく接しているのが皆さんだからです．皆さんは，医学的な治療がスムーズに効果的に行なえるように患者の情報を収集し，周辺の環境を調え，治療の介助を行なっていることが多いと思われています．

　しかし，東洋医学の立場から考えると，患者さんに一番密に接している皆さんこそが，患者さんの感情や周囲の環境も含めた「気」の状態を理解し，患者さんの「気」に直接アプローチしている，治療の主役であるといえるのです．さらに実践的に指圧・マッサージを臨床に取り入れていけば，なおさらのこと皆さんの「気」が患者さんを癒していることになります．

　患者さんに心地よい環境を提供し，笑顔で接し，指圧・マッサージなどの心地よいタッチングを行なうことが，どのようなことにも増して患者の治癒力を発揮させる原動力となりうるのです．そして医学的な治療がより効果的になるよう，その土台を作っているのが皆さんの「やる気」と「元気」であるといえるのです．

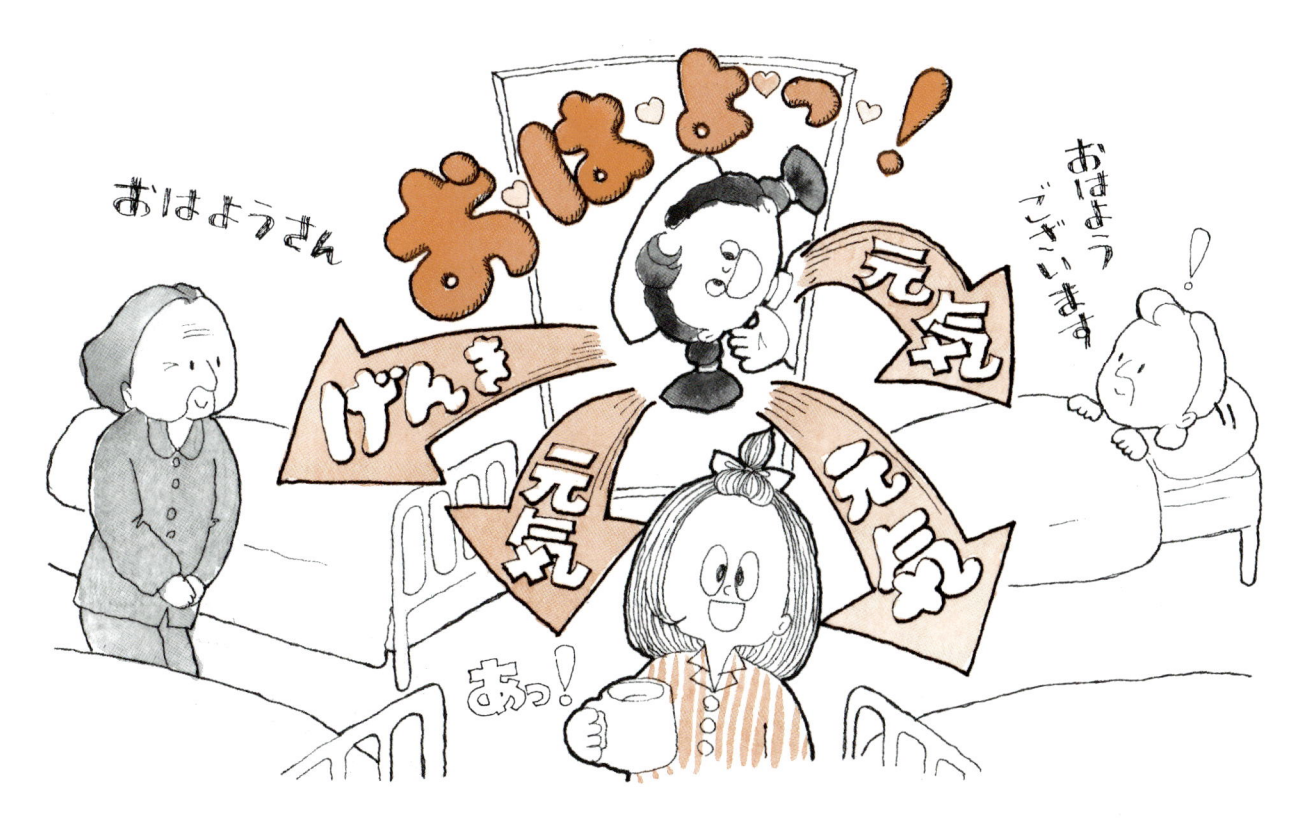

看護は「気」のチャッチボール

言葉も「気」の1つの表現

　キャッチボールをしたことがありますか．ボールを相手に向かって投げ，相手がボールを受け取りまた投げ返す．単純な遊びですがなかなか楽しいものです．投げられたボールをしっかり受け取ってから，相手が受け取りやすいボールを投げ返すことが，ボールを後ろにそらさずに楽しく続けるコツです．

　人と人のコミュニケーションはキャッチボールに似ています．「気」というボールを投げたり受け取ったりしながら，会話やふれあいなどのコミュニケーションを行なっています．

　言葉も広い意味では「気」の1つの表現と考えられます．言葉には発する人のエネルギーがこもっており，大きな力があります．発せられた言葉によって人は「気」がみなぎり，元気になったり，気持ちよくなったりします．つまりは発した人の「気」に影響されるのです．

大切にしよう「気」のキャッチボール

　何となくコミュニケーションがうまくいかずギクシャクしてしまうことがありますが，それはキャッチボールがうまくいっていないのです．会話の場合，相手から投げかけられた言葉は，必ず「はい」といったん受け取り，それから相手に自分の気持ちを投げ返します．相手に投げ返す言葉がたとえ否定的なものであっても，一度きちんと受け取ることが大切です．受け取らなければ，相手から発した「気」は中に浮いてしまい気まずくなってしまいます．違うなと感じてもいったん受け取り，その後に相手に受け取りやすいようなボール，つまり相手にわかりやすいように工夫して，意見や説明を投げ返していくことが大切です．

　注意すべきことは，相手をやり込めようとか無理矢理わからせようとしないことです．こうなるとキャッチボールではなくドッジボールになってしまいます．

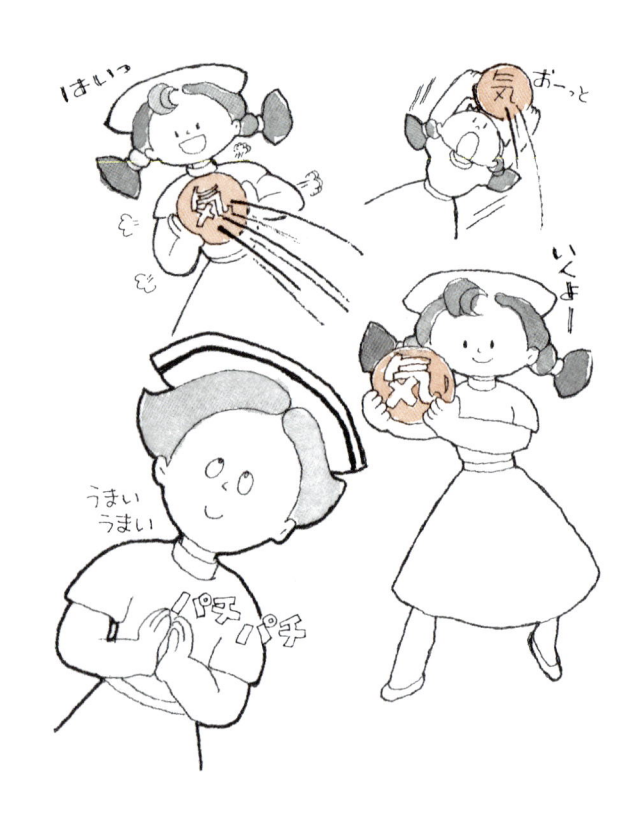

　臨床看護が通常，人と人とのコミュニケーションを介して行なわれ，それが非常に大切であることは皆さんが一番知っています．言葉やふれあい，その他の方法による「気」のキャッチボールは，いつも行なわれています．投げたボールが受け取ってもらえないこともあるでしょうが，相手に受け取りやすいボールを工夫し，そして投げ続けることが大切です．また，相手のとんでもないボールを受け取るために，飛び上がらなくてはならない場合もあるでしょう．

　よい看護を実践していくために，患者さんとの間で，また同僚との間でも，意識して「気」のキャッチボールをやってみてはいかがでしょう．

資料 1-1　症状からみたツボ一覧

症状のある部位		症状	効果のあるツボ（読み，掲載ページ）		
●頭・顔面部	〈神経系〉	●頭痛	●合谷（ごうこく，40）	手三里（てさんり，40）	曲池（きょくち，40）
			四瀆（しとく，40）	外関（がいかん，40）	太陽（たいよう，44）
			頭維（ずい，46）	天柱（てんちゅう，46）	百会（ひゃくえ，46）
			崑崙（こんろん，60）	丘墟（きゅうきょ，58）	太衝（たいしょう，58）
			風池（ふうち，68）		
		●片頭痛	●角孫（かくそん，46）	完骨（かんこつ，46）	
		●のぼせ	●太衝（たいしょう，58）	足三里（あしさんり，58）	三陰交（さんいんこう，59）
			湧泉（ゆうせん，60）		
		●イライラ	●神門（しんもん，41）	膻中（だんちゅう，54）	百会（ひゃくえ，46）
			曲泉（きょくせん，59）	肝兪（かんゆ，50）	
		●神経症	●内関（ないかん，41）	厥陰兪（けついんゆ，50）	心兪（しんゆ，50）
			膻中（だんちゅう，54）	湧泉（ゆうせん，60）	身柱（しんちゅう，50）
			中封（ちゅうほう，59）		
		●鎮静効果	●神門（しんもん，41）	百会（ひゃくえ，46）	
		●不安感	●百会（ひゃくえ，46）	神門（しんもん，41）	膻中（だんちゅう，54）
			心兪（しんゆ，50）	厥陰兪（けついんゆ，50）	
		●不眠症	●神門（しんもん，41）	膻中（だんちゅう，54）	百会（ひゃくえ，46）
			肝兪（かんゆ，50）	内関（ないかん，41）	攅竹（さんちく，44）
			太陽（たいよう，44）	完骨（かんこつ，46）	
		●めまい	●曲泉（きょくせん，59）	大敦（だいとん，99）	天柱（てんちゅう，46）
			風池（ふうち，68）	侠谿（きょうけい，99）	
	〈眼〉	●眼疾患	●合谷（ごうこく，40）	曲池（きょくち，40）	晴明（せいめい，44）
			攅竹（さんちく，44）	絲竹空（しちくくう，44）	瞳子髎（どうしりょう，44）
			太陽（たいよう，44）	肝兪（かんゆ，50）	解谿（かいけい，58）
		●目の疲れ	●四白（しはく，44）	晴明（せいめい，44）	攅竹（さんちく，44）
			絲竹空（しちくくう，44）	瞳子髎（どうしりょう，44）	太陽（たいよう，44）
			風池（ふうち，68）		
		●まぶたの痙れん	●絲竹空（しちくくう，44）		
	〈耳〉	●耳疾患一般	●照海（しょうかい，59）	聴宮（ちょうきゅう，44）	
		●中耳炎	●聴宮（ちょうきゅう，44）		
		●難聴	●聴宮（ちょうきゅう，44）		
		●耳鳴り	●外関（がいかん，41）	聴宮（ちょうきゅう，44）	腎兪（じんゆ，52）
	〈鼻〉	●鼻の疾患一般	●手三里（てさんり，40）	肺兪（はいゆ，50）	足三里（あしさんり，58）
		●嗅覚障害	●迎香（げいこう，44）		
		●鼻汁・鼻づまり	●迎香（げいこう，44）	上星（じょうせい，46）	足三里（あしさんり，58）
		●副鼻腔炎	●四白（しはく，44）	上星（じょうせい，46）	
	〈その他〉	●顔面神経麻痺	●頬車（きょうしゃ，44）	合谷（ごうこく，40）	
		●歯の痛み	●合谷（ごうこく，40）	曲池（きょくち，40）	四瀆（しとく，40）
			下関（げかん，44）	頬車（きょうしゃ，44）	内庭（ないてい，58）
		●顎関節の痛み	●下関（げかん，44）	頬車（きょうしゃ，44）	
●首・肩背部	〈首〉	●咽頭部異常感	●天突（てんとつ，54）		
		●のどの痛み	●尺沢（しゃくたく，41）	合谷（ごうこく，40）	缺盆（けつぼん，54）
			兪府（ゆふ，54）	照海（しょうかい，59）	然谷（ねんこく，59）
		●寝違い	●後谿（こうけい，40）	肩中兪（けんちゅうゆ，48）	大杼（だいじょ，48）
			肩井（けんせい，48）	缺盆（けつぼん，54）	懸鐘（けんしょう，58）
	〈肩〉	●うなじ～肩の凝り	●四瀆（しとく，40）	天中（てんちゅう，46）	肩外兪（けんがいゆ，48）
			肩中兪（けんちゅうゆ，48）	天宗（てんそう，48）	臑兪（じゅゆ，48）
			大杼（だいじょ，48）	風門（ふうもん，48）	肩井（けんせい，48）
			肺兪（はいゆ，50）	中府（ちゅうふ，54）	缺盆（けつぼん，54）
			丘墟（きゅうきょ，58）	風池（ふうち，68）	膏肓（こうこう，68）
		●肩の痛み	●曲池（きょくち，40）		
		●肩関節の痛み	●肩髃（けんぐう，40）	極泉（きょくせん，40）	外関（がいかん，40）
			肩外兪（けんがいゆ，48）	天宗（てんそう，48）	臑兪（じゅゆ，48）
		●五十肩	●中府（ちゅうふ，54）		
	〈背〉	●背部痛	●天宗（てんそう，48）	厥陰兪（けついんゆ，50）	膈兪（かくゆ，50）
			肝兪（かんゆ，50）	胆兪（たんゆ，50）	脾兪（ひゆ，50）
			胃兪（いゆ，50）	膏肓（こうこう，68）	

資料1-2　症状からみたツボ一覧

症状のある部位		症状	効果のあるツボ（読み，掲載ページ）		
●胸部	〈呼吸器〉	●呼吸器疾患一般	●孔最（こうさい，40） 身柱（しんちゅう，50）	風門（ふうもん，48）	肺兪（はいゆ，50）
		●咳嗽	●尺沢（しゃくたく，41） 缺盆（けつぼん，54）	太淵（たいえん，41） 兪府（ゆふ，54）	中府（ちゅうふ，54） 天突（てんとつ，54）
		●喘息	●尺沢（しゃくたく，41）	中府（ちゅうふ，54）	
		●呼吸困難	●太淵（たいえん，41）	膻中（だんちゅう，54）	
	〈心臓〉	●心臓疾患	●心兪（しんゆ，50）		
		●心悸亢進	●郄門（げきもん，41）	湧泉（ゆうせん，60）	
	〈その他〉	●胸部痛	●内関（ないかん，41） 胆兪（たんゆ，50）	厥陰兪（けついんゆ，50） 期門（きもん，54）	肝兪（かんゆ，50）
		●胸悶感	●郄門（げきもん，41）		
		●肋間神経痛	●乳根（にゅうこん，54）		
●上腹部	〈胃〉	●胃疾患	●胃兪（いゆ，50）	脾兪（ひゆ，50）	中脘（ちゅうかん，56）
		●胃酸過多	●陽陵泉（ようりょうせん，58）	中封（ちゅうほう，59）	
		●胃の痛み	●内庭（ないてい，58）		
		●食あたり	●内庭（ないてい，58）		
		●食欲不振	●脾兪（ひゆ，50） 不容（ふよう，56） 内庭（ないてい，58）	胃兪（いゆ，50） 中脘（ちゅうかん，56） 足三里（あしさんり，58）	膈兪（かくゆ，50） 下脘（げかん，56）
		●悪心・嘔吐	●内関（ないかん，41） 下脘（げかん，56） 足三里（あしさんり，58）	不容（ふよう，56） 膈兪（かくゆ，50）	中脘（ちゅうかん，56） 肝兪（かんゆ，50））
	〈その他〉	●消化器疾患一般	●中脘（ちゅうかん，56）	下脘（げかん，56）	
		●肝・胆疾患	●肝兪（かんゆ，50） 太衝（たいしょう，58）	胆兪（たんゆ，50） 陽陵泉（ようりょうせん，58）	脾兪（ひゆ，50）
		●消化不良	●胃兪（いゆ，50）	脾兪（ひゆ，50）	天枢（てんすう，56）
		●腹部不快感	●膈兪（かくゆ，50） 脾兪（ひゆ，50） 天枢（てんすう，56）	肝兪（かんゆ，50） 胃兪（いゆ，50） 中脘（ちゅうかん，56）	胆兪（ひゆ，50） 不容（ふよう，56） 下脘（げかん，56）
●下腹部	〈消化器〉	●腹痛	●肓兪（こうゆ，56） 足三里（あしさんり，58）	関元（かんげん，56） 陰陵泉（いんりょうせん，59）	梁丘（りょうきゅう，58）
		●下痢	●脾兪（ひゆ，50） 肓兪（こうゆ，56） 足三里（あしさんり，58）	胃兪（いゆ，50） 下関（げかん，56）	天枢（てんすう，56） 梁丘（りょうきゅう，58）
		●便秘	●神門（しんもん，41） 便秘点（べんぴてん，81）	天枢（てんすう，56） 大腸兪（だいちょうゆ，82）	肓兪（こうゆ，56） 足三里（あしさんり，58）
		●痔	●孔最（こうさい，40） 中髎（ちゅうりょう，52）	上髎（じょうりょう，52） 下髎（げりょう，52）	次髎（じりょう，52） 腰兪（ようゆ，52）
		●脱肛	●百会（ひゃくえ，46）		
		●大腸疾患	●天枢（てんすう，56）		
		●虫垂炎の頓挫	●気海（きかい，56）		
	〈泌尿器〉	●泌尿器疾患一般	●腎兪（じんゆ，52） 次髎（じりょう，52） 関元（かんげん，56）	志室（ししつ，52） 中髎（ちゅうりょう，52） 中極（ちゅうきょく，56）	上髎（じょうりょう，52） 下髎（げりょう，52） 三陰交（さんいんこう，59）
		●腎疾患	●腎兪（じんゆ，52） 照海（しょうかい，59）	志室（ししつ，52）	肓兪（こうゆ，56）
		●遺尿	●関元（かんげん，56）	中極（ちゅうきょく，56）	
		●頻尿	●関元（かんげん，56）	曲泉（きょくせん，59）	
		●尿道炎・膀胱炎	●中極（ちゅうきょく，56）		
●上肢		●上肢の痛み	●曲池（きょくち，40） 郄門（げきもん，41） 臑兪（じゅゆ，48）	肩髃（けんぐう，40） 四瀆（しとく，40） 缺盆（けつぼん，54）	極泉（きょくせん，41） 外関（がいかん，40）
		●上肢の冷え	●極泉（きょくせん，40）	労宮（ろうきゅう，41）	
		●上肢の麻痺	●肩髃（けんぐう，40）		
		●前腕の痛み	●孔最（こうさい，41）	神門（しんもん，41）	
		●前腕のしびれ	●神門（しんもん，41）		
		●肘関節の痛み	●尺沢（しゃくたく，41）	手三里（てさんり，40）	外関（がいかん，40）
		●手首の痛み	●太淵（たいえん，40）	陽池（ようち，40）	
		●腱鞘炎	●陽池（ようち，40）		
		●弾発指	●労宮（ろうきゅう，41）		

資料1-3　症状からみたツボ一覧

症状のある部位		症状	効果のあるツボ(読み，掲載ページ)		
●腰・下肢	〈腰〉	●腰痛	●肝兪(かんゆ, 50)	脾兪(ひゆ, 50)	胃兪(いゆ, 50)
			腎兪(じんゆ, 50)	志室(ししつ, 52)	次髎(じりょう, 52)
			中髎(ちゅうりょう, 52)	下髎(げりょう, 52)	命門(めいもん, 52)
			腰陽関(こしようかん, 52)	腰兪(ようゆ, 52)	中極(ちゅうきょく, 56)
			陽陵泉(ようりょうせん, 58)	居髎(きょりょう, 60)	承扶(しょうふ, 60)
			委中(いちゅう, 60)	承山(しょうざん, 60)	崑崙(こんろん, 60)
			築賓(ちくひん, 59)	中封(ちゅうほう, 59)	復溜(ふくりゅう, 59)
			照海(しょうかい, 59)		
		●仙骨部痛	●上髎(じょうりょう, 52)	次髎(じりょう, 52)	中髎(ちゅうりょう, 52)
			下髎(げりょう, 52)		
		●坐骨神経痛	●足三里(あしさんり, 58)	承扶(しょうふ, 60)	殷門(いんもん, 60)
			委中(いちゅう, 60)	次髎(じりょう, 52)	
		●股関節の痛み	●居髎(きょりょう, 60)		
		●腰・下肢の冷え	●腎兪(じんゆ, 50)	関元(かんげん, 56)	復溜(ふくりゅう, 59)
			三陰交(さんいんこう, 59)	太谿(たいけい, 59)	湧泉(ゆうせん, 60)
	〈脚部〉	●下肢の痛み	●上髎(じょうりょう, 52)	次髎(じりょう, 52)	中髎(ちゅうりょう, 52)
			下髎(げりょう, 52)	陽陵泉(ようりょうせん, 58)	風市(ふうし, 60)
		●下肢の運動障害	●懸鐘(けんしょう, 58)	丘墟(きゅうきょ, 58)	陽陵泉(ようりょうせん, 58)
			風市(ふうし, 60)	殷門(いんもん, 60)	足三里(あしさんり, 58)
		●下肢の倦怠感	●腎兪(じんゆ, 52)	志室(ししつ, 52)	足三里(あしさんり, 58)
			解谿(かいけい, 58)	湧泉(ゆうせん, 60)	承山(しょうざん, 60)
			崑崙(こんろん, 60)	太谿(たいけい, 59)	三陰交(さんいんこう, 59)
		●下肢の浮腫	●陰陵泉(いんりょうせん, 59)		
		●膝関節の痛み	●腰陽関(こしようかん, 52)	梁丘(りょうきゅう, 58)	委中(いちゅう, 60)
			血海(けっかい, 59)	曲泉(きょくせん, 59)	陰陵泉(いんりょうせん, 59)
		●こむらがえり	●承山(しょうざん, 60)	曲泉(きょくせん, 59)	築賓(ちくひん, 59)
		●足関節の痛み	●懸鐘(けんしょう, 58)	丘墟(きゅうきょ, 58)	解谿(かいけい, 58)
			崑崙(こんろん, 60)	中封(ちゅうほう, 59)	
		●アキレス腱の痛み	●太谿(たいけい, 59)		
		●足の裏の痛み	●太衝(たいしょう, 58)	太谿(たいけい, 59)	照海(しょうかい, 59)
			然谷(ねんこく, 59)		
●全身・その他		●感冒・悪寒	●太淵(たいえん, 41)	大杼(だいじょ, 48)	厥陰兪(けついんゆ, 50)
		●虚弱	●気海(きかい, 56)	関元(かんげん, 56)	足三里(あしさんり, 58)
		●解毒	●築賓(ちくひん, 59)		
		●脳卒中後遺症	●臑兪(じゅゆ, 48)	曲池(きょくち, 40)	合谷(ごうこく, 40)
			足三里(あしさんり, 58)	太衝(たいしょう, 58)	
		●皮膚のかゆみ	●肩髃(けんぐう, 40)	築賓(ちくひん, 59)	
●婦人科系		●婦人科疾患全般	●次髎(じりょう, 52)	腰陽関(こしようかん, 52)	血海(けっかい, 59)
			三陰交(さんいんこう, 59)		
		●生理痛	●上髎(じょうりょう, 52)	次髎(じりょう, 52)	中髎(ちゅうりょう, 52)
			下髎(げりょう, 52)	関元(かんげん, 56)	太衝(たいしょう, 58)
			曲泉(きょくせん, 59)	三陰交(さんいんこう, 59)	血海(けっかい, 59)
		●生理不順	●血海(けっかい, 59)	三陰交(さんいんこう, 59)	
		●不妊症	●関元(かんげん, 56)	三陰交(さんいんこう, 59)	
		●つわり	●内関(ないかん, 41)	陽池(ようち, 40)	膻中(だんちゅう, 54)
			中脘(ちゅうかん, 56)	足三里(あしさんり, 58)	
		●乳汁分泌不全	●陽池(ようち, 41)	天宗(てんそう, 48)	乳根(にゅうこん, 54)
			膻中(だんちゅう, 54)	膏肓(こうこう, 108)	
		●冷え性	●湧泉(ゆうせん, 60)	三陰交(さんいんこう, 59)	太谿(たいけい, 59)
		●更年期障害	●三陰交(さんいんこう, 59)		
●小児科系		●小児疾患一般	●身柱(しんちゅう, 50)	命門(めいもん, 52)	
		●癇のむし	●身柱(しんちゅう, 50)		
		●夜尿症	●命門(めいもん, 52)	関元(かんげん, 56)	三陰交(さんいんこう, 59)

事項索引

欧文
WHOとツボ 125

あ
足のマッサージ 80, 123
阿是穴 10
圧迫法 20
　——，四指 20
　——，手掌 20, 21
　——，母指 20, 21, 66, 67
　——の効用 20
　——の対象 20
按摩 13

い, お
癒し 6, 148, 154, 155
陰経 33
陰陽 106
横指 31

き
気 10, 32, 149～151, 153～156
　——の感触 13
奇穴 10
虚実 106
禁忌，指圧・マッサージの 27

け
経穴 10
軽擦法 17, 64, 66, 71
　——の効用 19
　——の対象 17
　——，腹部 83
経絡 10, 32～39, 125, 150
　——の機能 32
　——の名称 33
厥陰 33

こ
五行 106
　——色体表 107
心と体の相互関係 149

コツ 21, 23, 26～30, 67, 68, 70, 72, 73, 75, 106
　——，上達の 8, 11
コミュニケーション 150, 156

さ, し
作用，循環系への 15, 16
作用，神経系への 15, 125
指圧 14, 20
　——の効果発現の機序 14, 125
　——の定義 14
時間，施術の 28, 66, 67, 71, 72, 136
姿勢 21～27
自然治癒力 6, 7
十二経絡 33
揉捏法 19
　——，四指 18, 74
　——，手根 18, 20, 65, 66, 67
　——，母指 18, 19, 65, 67, 71
　——の効用 19
　——の対象 19
手厥陰心包経 38
手少陰心経 36
手少陽三焦経 38
手太陽小腸経 36
手太陰肺経 34
手陽明大腸経 34
少陰 33
小児のマッサージ 124
少陽 33
新穴 10
心身一如 149

せ, そ
正穴 10
正中線 49
切診 151
セルフマッサージ 127
相互関係，精神と身体の 149
臓腑 33
足厥陰肝経 39
足少陰腎経 37
足少陽胆経 39
足太陽膀胱経 37
足太陰脾経 35
足陽明胃経 35

た
体位，患者の 21, 23～27

体質のとらえ方，東洋医学による 106
太陽 33
太陰 33
タッチング 6, 7, 28, 152

ち, つ
力の入れ方 28, 29, 66, 67, 71
注意，指圧・マッサージの 27, 64, 67, 68, 84, 106, 130
ツボ 10
　——，下肢の 58～62
　——，顔面部の 44, 45
　——，胸部の 54, 55
　——，肩背部の 48, 49
　——，上肢の 40～43
　——，全身の 34～39
　——，頭部の 46, 47
　——，背部の 50, 51
　——，腹部の 56, 57
　——，腰部の 52, 53
　——のとり方 11, 31
　——の表情 11, 12

て, と
定義，指圧の 14
定義，マッサージの 14
手当て 7, 148
手の温もり 6
手のマッサージ 80, 123
東洋医学の考え方 106, 125, 148～151, 154
東洋医学の診察法 151

は行
背外線 49
背内線 49
病気 149, 150
望診 151

ま行
マッサージの定義 14
未病治 150
問診 151
聞診 151

や行, ら行
俞穴 73
陽経 33
陽明 33
リズム，施術の 30, 66, 67, 71, 72